大医传承文库·名老中医经验传承系列

吕仁和经验传承

——创新思维诊治糖尿病与肾病实录

主编 傅 强

全国百佳图书出版单位
中国中医药出版社
·北京·

图书在版编目（CIP）数据

吕仁和经验传承：创新思维诊治糖尿病与肾病实录 /
傅强主编 . —北京：中国中医药出版社，2024.1
（大医传承文库 . 名老中医经验传承系列）
ISBN 978-7-5132-7972-7

Ⅰ . ①吕… Ⅱ . ①傅… Ⅲ . ①糖尿病—中医临床—经
验—中国—现代②肾病（中医）—中医临床—经验—中国—
现代 Ⅳ . ① R259.871 ② R256.5

中国版本图书馆 CIP 数据核字（2022）第 239683 号

中国中医药出版社出版

北京经济技术开发区科创十三街 31 号院二区 8 号楼
邮政编码　100176
传真　010-64405721
保定市中画美凯印刷有限公司印刷
各地新华书店经销

开本 710×1000　1/16　印张 15.75　字数 227 千字
2024 年 1 月第 1 版　2024 年 1 月第 1 次印刷
书号　ISBN 978 - 7 - 5132 - 7972 - 7

定价　69.00 元
网址　www.cptcm.com

服 务 热 线　010-64405510
购 书 热 线　010-89535836
维 权 打 假　010-64405753

微信服务号　zgzyycbs
微商城网址　https://kdt.im/LIdUGr
官 方 微 博　http://e.weibo.com/cptcm
天猫旗舰店网址　https://zgzyycbs.tmall.com

如有印装质量问题请与本社出版部联系（010-64405510）

《大医传承文库》

顾　问

顾　问（按姓氏笔画排序）

丁　樱　丁书文　马　骏　王　烈　王　琦　王小云　王永炎
王光辉　王庆国　王素梅　王晞星　王辉武　王道坤　王新陆
王毅刚　韦企平　尹常健　孔光一　艾儒棣　石印玉　石学敏
田金洲　田振国　田维柱　田德禄　白长川　冯建华　皮持衡
吕仁和　朱宗元　伍炳彩　全炳烈　危北海　刘大新　刘伟胜
刘茂才　刘尚义　刘宝厚　刘柏龄　刘铁军　刘瑞芬　刘嘉湘
刘德玉　刘燕池　米子良　孙申田　孙树椿　严世芸　杜怀棠
李　莹　李　培　李曰庆　李中宇　李世增　李立新　李佃贵
李济仁　李素卿　李景华　杨积武　杨霓芝　肖承悰　何立人
何成瑶　何晓晖　谷世喆　沈舒文　宋爱莉　张　震　张士卿
张大宁　张小萍　张之文　张发荣　张西俭　张伯礼　张鸣鹤
张学文　张炳厚　张晓云　张静生　陈彤云　陈学忠　陈绍宏
武维屏　范永升　林　兰　林　毅　尚德俊　罗　玲　罗才贵
周建华　周耀庭　郑卫琴　郑绍周　项　颗　赵学印　赵振昌
赵继福　胡天成　南　征　段亚亭　姜良铎　洪治平　姚乃礼
柴嵩岩　晁恩祥　钱　英　徐经世　高彦彬　高益民　郭志强
郭振武　郭恩绵　郭维琴　黄文政　黄永生　梅国强　曹玉山
崔述生　商宪敏　彭建中　韩明向　曾定伦　路志正　蔡　淦
臧福科　廖志峰　廖品正　熊大经　颜正华　禤国维

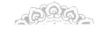

总 前 言

　　名老中医经验是中华医药宝库里的璀璨明珠，必须要保护好、传承好、发扬好。做好名老中医的传承创新工作，就是对习近平总书记所提出的"传承精华，守正创新"的具体实践。国家重点研发计划"基于'道术结合'思路与多元融合方法的名老中医经验传承创新研究"项目（项目编号：2018YFC1704100）首次通过扎根理论、病例系列、队列研究以及数据挖掘等定性定量相结合的多元融合研究方法开展名老中医的全人研究，构建了名老中医道术传承研究新范式，有效地解决了此前传承名老中医经验时重术轻道、缺乏全面挖掘和传承的方法学体系和研究范式等问题，有利于全面传承名老中医的道术精华。

　　在项目组成员共同努力下，最终形成了系列专著成果。《名老中医传承学》致力于"方法学体系和范式"的构建，是该项目名老中医传承方法学代表作。本书首次提出了从"道"与"术"两方面来进行名老中医全人研究，并解析了道术的科学内涵；介绍了多元融合研究方法，阐述了研究实施中的要点，并列举了研究范例，为不同领域的传承工作提供范式与方法。期待未来更多名老中医的道术传承能够应用该书所提出的方法，使更多名老中医的道术全人精华得以总结并传承。本书除了应用于名老中医传承，对于相关领域的全人研究与传承也有参考借鉴作用。基于扎根理论、病例系列等多元研究方法，项目研究了包括国医大师、院士、全国名中医、全国师承指导老师等在内的 136 位全国名老中医的道与术，产出了多个系列专著。在"大医传承文库·对话名老中医系列"中，我们邀请名老中医讲述成才故事、深入解析名老中医道术形成过程，让读者体会大医精诚，与名老中医隔空对话，仿佛大师就在身边，领略不同大医风采。《走近国医》由课题组负责人、课题组骨干、室站骨干、研究生等组成的编写团队完成，阐述从事本研究工作中的心得体会，展现名老中医带给研究者本人的收获，以期从侧面展现名老中医的道术风采，并为中医科研工作者提供启示与思考。《全国名老中医效方名论》汇集了 79 位全国名老中医的效方验方名论，是每位名老中医擅治病种的集中体现，荟萃了名老中医本人的道术大成。"大医传承文库·疑难病名老中医经验集萃系列"荟萃了以下重大难治病种著作：《脑卒中全国名老中医治验集萃》《儿科病全国名老中医治验集萃》《慢性肾炎全国名老中医治验集萃》《慢性肾衰竭全国名老中医治验集萃》《2 型糖尿病全国名老中医治验集萃》《慢性肝病全国名老中医治验集萃》《慢性阻塞性肺疾病全国名老中医治验集萃》《免疫性疾病全国名老中医治验集萃》《失眠全国名老中医治验集萃》《高血压全国名老中医治验集萃》《冠心病全国名老中医治验集萃》《溃疡性结肠炎全国名老中医治验集萃》《胃炎全国名老中医治验集萃》《肺癌全国名老中医治验集萃》《颈椎病全国名老中医治验集萃》。这些著作集中体现了名老中医擅治病种的精粹，既包括学术思想、学术观点、临证经验，又有典型病例及解读，可以从书中领略不同名老中医对于同一重大难治病的不同观点和经验。"大医传承文库·名老中医带教问答录系列"通过名老中医与带教弟子一问一答的形式，逐层递进，层层剖析名老中医诊疗思维。在师徒的一问一答中，常见问题和疑难问题均得以解析，读者如身临其境，深入领会名老中医临证思辨过程与解决实际问题的思路和方法，犹如跟师临证，印象深刻、领悟透彻。"大医传承文库·名老中医经验传承系列"在扎根理论、处方挖掘、典型病例等研究结果的基础上，生动还原了名老中医的全人道术，既包含名老中医学医及从医过程中的所思所想，突出其成才之路，充分展现了其学术思想形成的过程及临床诊疗专病的经验，又讲述了名老中医的医德医风等经典故事，总结其擅治病种的经验和典型医案。"大医传承文库·名老中医特色诊疗技术系列"展示了名老中医的特色诊法、推拿、针灸等特色诊疗技术。

以上各个系列的成果，期待为读者生动系统地了解名老中医的道术开辟新天地，并为名老中医传承事业做出一份贡献。

以上系列专著在大家协同、团结奋斗下终得以呈现，在此，感谢科技部重点研发计划的支持，并代表项目组向各位日夜呕心沥血的作者团队、出版社编辑人员一并致谢！

总主编　谷晓红

2023 年 3 月

序

国医大师吕仁和教授出生于山西原平，自幼秉承忠厚家风，受父母及行医的外祖父影响，不仅热心助人，而且酷爱读书。少年时期，他受解放区进步思想影响，6岁就参加儿童团，并被评为原平县"模范儿童"，高小读书期间即加入共青团，并在中学期间光荣入党。学习中医之后，他更把振兴中医作为自己学习、工作、生活的动力。其后为解决糖尿病及其并发症与肾脏病对人民健康带来的巨大威胁，先生更是殚精竭虑，焚膏继晷，青灯黄卷，艰苦攻关。为促进中医药学术交流、走向世界，先生积极筹备创建中华中医药学会糖尿病分会与世界中医药学会联合会糖尿病专业委员会。其为中医糖尿病防治事业付出了大量心血。其日所思、夜所想，都是传承与创新中医学术，提高中医药临床疗效。生活、学习、工作阅历以及所受的教育，还有来自师长榜样的力量，最终铸就了先生乐于奉献、大爱无疆的崇高思想境界。

"敬天地富贵，孝父母平安"，从字面讲，不仅体现了人与天地和谐相处、"天人相应"的内涵，也在强调"百善孝为先"的传统伦理观念，但先生对此更有其独特的理解。不能只敬上不顾下，上上下下都要敬到。先生曾经对从事行政管理工作的学生说：作为管理人员，不但要敬业爱岗，尊重上级领导，更要联系群众，多为群众利益着想。只有提高服务意识，行政管理工作才能顺利。实际上，先生为人处事，很多方面都值得学习。比如尊师敬长，念念不忘施今墨、秦伯未、祝谌予诸位先生教诲，而且确实能够自觉地把老师的教诲落实到学习、生活与工作当中，热心传承学术，勇于学术创新。其对学生则是有教无类，诲人不倦，殷殷期望常溢于言表。先生为人处事，就像其名字一样，用一颗仁爱之心、谦和之心，完美诠释着中华民族"仁者爱人""以和为贵"的崇高精神境界。

先生受施今墨、秦伯未等诸位前辈影响，非常重视学习文史哲知识，以提高文化修养。耄耋之年，他依然还在学习《老子》以及唐宋诗词等，时有心悟即传授给跟诊弟子。"发于点滴，行于心田，融于交流，盛于久远"。先生告诉我们，做人、处事、做学问都应该从小处着眼，在细节上下功夫，尽心尽力，并善于与他人分享，重视交流，以保证事业拥有无限生命力，保证学术长青。先生最常提及的古诗是初唐虞世南诵《蝉》："垂绥饮清露，流响出疏桐。居高声自远，非是借秋风。"只有保持高洁的品行，才能保证歌声响亮，声播四方。这种"居高声自远"完全来自高尚的人格力量，而不是借助其他势力的影响。先生是这么说的，也是这么做的，让人心生敬意。

先生好习书法，诸种书体之中尤其擅长隶书。隶书字形方方正正，笔画沉稳凝重，最能体现出先生为人处事的风格，一笔一画皆透露出先生"中正仁和"之风。"陶铸群英，溥益群伦，木铎扬声，功宏化育"，诚哉斯言！

传承名老中医学术，培养德艺双馨的现代中医药人才，是中医振兴的关键。而名老中医学术传承，不仅限于临床经验的传承，还包含治学做人、修身处世的人文思想和精神境界的传承。本书从"道术结合"的角度对国医大师吕仁和教授的成长历程和学术思想与临床经验进行总结，可为后学者学习中医、应用中医，提供重要的指导。

2023 年 9 月

前　言

目前中医药发展正处于天时、地利、人和的大好时机，我辈应不断传承精华、守正创新，努力开启传承创新发展的新征程。当代名老中医对中医药学术发展研究具有突出贡献。把中医理论与临床实践相结合，兼收并蓄前人经验，善于抓住疾病的本质，思维严谨，处方用药精准，其为医之道、为学之术是中医药事业的宝贵财富。传承与守正名老中医学术经验是中医学不断前进发展的原动力，也是培养新一代名中医的重要途径。名老中医经验传承历史悠久，在中医药人才培养、科学研究、医疗服务、成果转化等方面取得了显著的成绩。名老中医的经验传承对于促进中医学的传承与发展具有重要意义。

吕仁和（1934 年 9 月 2 日—2023 年 4 月 21 日），教授，主任医师，博士研究生导师，中央保健局专家，享受国务院政府特殊津贴专家。国家中医药管理局中医内分泌重点学科和国家中医药管理局中医肾病重点专科学术带头人，世界中医药学会联合会糖尿病专业委员会名誉会长，中华中医药学会糖尿病分会名誉主任委员、肾病专业委员会顾问，药品审评委员会委员。1962 年毕业于北京中医学院，为新中国首届中医专业本科毕业生。师从著名中医施今墨、秦伯未、祝谌予等大家，并曾随西医名家张乃峥教授等临床。曾任北京中医学院东直门医院内科副主任、医院副院长等职。2017 年，83 岁高龄的吕仁和获评国医大师荣誉称号。其带领的国家中医药管理局吕仁和名医传承工作室、北京市薪火传承"3+3"吕仁和名医工作站以及国医大师吕仁和传承工作室不断培育中医优秀人才，壮大中医传承队伍，培养了一批中医优秀后备人才。

吕仁和老师曾跟随北京四大名医之一施今墨先生学习。施今墨先生认为中医治学应在继承学习前人理论的基础上勇于突破，不能"各承家技，始终顺旧"。在传承与创新方面，施今墨先生强调"古为今用，洋为中用"，继承古代的理论方法应当重视为现在所用，学习现代的科学技术重在取其精华去其糟粕。治学不应囿于门户之见，不管是古代还是现代，中医还是西医，只要能解决实际医疗问题就应当将其为我们所用。吕仁和老师秉承施今墨先生训导，强调"承古求用，纳新求好"，善于博采古今医家所论，勤于学习现代医学的研究成果与方法，其博纳古今、中西并重的治学态度值得后辈学习思考。

吕仁和老师尊崇经典，重视临床实践，形成了一系列创新性观点与特色技术。理论创新如提出"消渴病"对应糖尿病，糖尿病"脾瘅""消渴""消瘅"分期辨证思想，糖尿病微血管并发症"'微型癥瘕'形成"病理学说与散结消癥治法。形成系列诊疗方案如糖尿病及其并发症"二五八"防治方案、"六对论治"辨病辨证论治术、"三自如意表"患者自我调整术、"十八段锦"自我锻炼功法等。系列诊疗方案中，以"二五八"制定宏观防治方案，以"六对论治"进行具体的中医药治疗指导，同时应用"三自如意表"调动患者主观能动性，提升患者配合度参与治疗意愿，配以"十八段锦"操，以强身健体、养生保健。这一系列诊疗方案，已被推广至其他疾病的诊治中。

吕仁和老师积极投身科研工作，产出成果众多。曾任国家"七五""九五""十五"科技攻关计划项目负责人，国家中医药管理局、国家教委博士学科点、国家科委生命科学技术发展中心等多项课题负责人，指导学生开展"十一五"科技支撑计划项目、国家重点研发计划项目、国家自然科学基金项目研究。研究成果多次获得国家级、省部级、校级以及学会的科技进步奖。发表及指导学生发表文章共 600 余篇，主编《糖尿病及其并发症中西医诊治学》等学术专著 10 部。其中《糖尿病及其并发症中西医诊治学》一书获中华中医药学会 2001 年度"康莱特杯"科技著作一等奖。吕老师及其领导的团队提出的《糖尿病及其并发症中医辨证标准》《糖尿病中药新药临床研究指导原则》以及糖尿病肾病的中医临床路径及诊疗方案都已作为行业标准在全国推广。

吕仁和老师重视学术交流，致力于将肾病内分泌学科领域的研究成果与学术理论不断发扬光大，牵头创立了世界中医药学会联合会糖尿病专业委员会、中华中医药学会糖尿病分会、北京中医药学会糖尿病专业委员会、北京中医药学会肾病专业委员会，是我国中医药防治糖尿病及其并发症和肾病领域重要的开拓者与奠基人之一。

吕老师还十分重视国际学术交流活动。多次应邀到日本、韩国等地讲学和医疗；前往阿拉伯联合酋长国、印度尼西亚、新加坡等国诊疗；与德国洪堡大学内分泌学科专家研讨；学术成果糖尿病防治"二五八"方案曾在韩国当地杂志发表，对促进中医药防治糖尿病及其并发症领域的国际学术交流和推动中医药走向世界作出了重要贡献。

吕老师从事一线临床工作多年，学术思想及临床经验丰富，是我们后辈传承学习的宝贵财富。本书汇集了访谈吕老师及其妻子、弟子的真实内容、参阅了既往吕老师及其弟子的著作和期刊，收录了吕老师晚年时期的临床案例，终而形成了这本"道"与"术"相结合的吕仁和名老中医经验集。本书上篇为"大医之道"，从生平小传讲起，介绍吕老师为医、为师、治学的经历，以及临证思维的形成。下篇为"大医之术"，详论吕老师的临证技法，收录整理吕老师晚年临床治疗糖尿病、肾病及各科杂病的真实验案，并附按语。本书临证思维、临证技法、验案评析相互印证，理论联系实际，继承创新并重，希望能帮助中医学者及临床工作者，为实现"健康中国"的目标作出贡献。本书为国家重点研发计划——基于"道术结合"思路与多元融合方法的名老中医经验传承创新研究（项目编号：2018YFC1704100）课题一"名老中医经验挖掘与传承的方法学体系和范式"（课题编号：2018YFC1704101）的研究成果，受到科技部及北京康仁堂药业有限公司的资助，在此一并致谢。

傅　强

2023 年 8 月

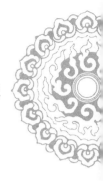

目　录

下篇　大医之术

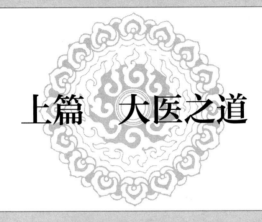

上篇　大医之道

第一章　精神境界

第一节　求学玉汝于成

1934年9月，吕老师出生于山西省原平县的一个小山村。他的父亲年少时因患伤寒而听力减退，平日里少言少语、踏实本分，时常默默无闻地帮助村里体弱、行动不便的乡亲们干农活，村里人人见了都要夸一句"老好人"。外祖父是当地一方名医，家中小有积蓄，母亲从小好学，不仅擅长女红、煮饭做菜，还继承家学，学习了针灸按摩和简易药方，是村里的大夫。吕老师耳濡目染，温良友善的简朴家风熏陶着他。

原平县是抗日革命根据地，20世纪30年代战火纷飞，经常有日军侵略者来扫荡。吕老师回忆，一到秋收，日军就来村里抢粮，全村的粮食几乎被抢得一干二净，他即使年纪尚幼，也要常常冒着危险采野菜，爬树摘嫩柳芽、榆树叶，冬天还要上山砍柴。艰苦的环境更让他无比珍惜上学的机会。吕老师就读于解放区由党组织开办的小学。读书识字的同时，他参加了儿童团，接受着党组织的乐观主义教育，"爱国抗日、保卫家乡"的斗志扎根在他心里。战争不断，环境动乱，小学也时常受阻停课，除了跟着父亲下地干农活，吕老师还扛起了一项重任——拿着红缨枪站岗放哨，观察着敌人的动向，一旦发现敌人的踪迹，就要赶紧放出信号提醒村民们上山躲避日军的扫荡。环境虽然紧张艰苦，他的内心却是充实坚定的，他和小伙伴们高唱革命歌曲，喊着嘹亮的口号，坚信胜利迟早会到来。过年时，吕老师跟着父亲写对联，其中最常写的一联是"能忍心自安知足人长乐，敬天地富贵孝父母平安"，横批是"家和万事兴"。苦中有乐，知足常乐，这大概是吕老师对童年生活最深刻的印象。

小学毕业后，吕老师在党的关怀和培养下，有了读初中的机会。学校是县里的重点学校范亭中学，离他家所在的山村有十几里路，那时没有任何交通工具，全靠两条腿走。这十几里崎岖的山路，吕老师走了不是一两天，而是整整三年。每天早晨天还没亮他就背上书包从家里出发，晚上从学校回来天已经黑了。披星戴月，无论寒暑。中午学校里没有餐食，午餐需要从家里带来，吕老师就着白开水吃着粗糙的窝头和咸菜。学校要求严格，吕老师学习勤奋，不曾落下。刚上初中时，村子里还有一同搭伴儿走路上学的小伙伴，渐渐地，人越来越少，或是因为路途太过艰辛坚持不下去了，或是因为家中经济困难难以为继，到初中生活结束时，这条山路上只剩吕老师一人的身影。这样的求学路虽苦，但吕老师觉得自己是幸运的，他发自内心地珍惜这个走出山村、读书学习知识的机会。一路坚持下来，吕老师优秀地完成了初中的学业。他没有去高中，而是去了卫生学校，这是受外祖父和母亲从小对他的影响，他选择做一名医生。

无论是儿时站岗放哨抗战，还是中学时跋山涉水求学，吕老师都能苦中寻乐，珍惜当下的光阴，持之以恒地努力向前。这样的成长环境，练就了吕老师吃苦耐劳、敢于攻坚克难的品格，也为吕老师一生的行医、教学、治学之路奠定了基础。从小的吃苦经历也培养了吕老师独特的苦乐观，他不怕苦，能吃苦，能受苦，而且能主动地寻找苦吃，做苦事的时候还挺高兴。他说，习惯了也不觉得苦不能接受，也不因为累就怨天尤人。所以在工作当中，吕老师总是主动找苦吃，攻坚克难，而不是被动地完成任务。

（朱荔炜整理）

第二节 医道践行仁和

一、志存济世，六十年如一日

（一）勤奋学医，好学上进

走上从医道路的契机是吕老师幼年患严重传染病的经历："我小时候得了白喉，我的外祖父给我看了以后，用中药内服和外用治好了，我对中医有这么个印象，觉得挺好，所以我决心也要学中医。"白喉是由白喉杆菌引起的急性呼吸道传染病，儿童易感性最高。自我国广泛推行新生儿百白破疫苗接种，尤其是计划免疫推行以来，白喉的发病率已经极低，但在吕老师幼时，它可以轻易夺走一个孩子的生命。这次中医中药救命的经历，在吕老师心里埋下了"从医"的种子，并在日后深深地扎下了根。吕老师的母亲和舅舅都是村里的医生，他从小看着长辈行医，也学了一些民间简单的治病方法。母亲出生于大家族，从小好学，不仅跟着家里佣人学习做饭、做菜、做针线，长大一些后，还经常跟着身为当地名医的外祖父学治疗疾病的土方法。吕老师小时候常见到母亲给人刮痧：对风寒感冒发热，先在前胸、后背，后在印堂穴、太阳穴、尺泽穴、委中穴刮痧，嘱回家煮白萝卜、生姜、红糖水喝，盖被子发汗；遇咽喉肿痛，用手捏一斗米穴和列缺穴，按摩手太阴肺经；见脘腹疼痛，在尺泽穴或十宣穴放血；小儿消化不良则捏脊，揉腹部，按摩四肢；遇小儿口疮，按摩脚心，揉肚脐。这是吕老师的中医启蒙课，这些方法如今也为吕老师诊病所常用。邻居身体有点小毛病，吕老师就去试一试学到的方法，没想到有很好的疗效。就是在这种邻里互助的初期实践中，吕老师逐渐将医生作为自己的职业目标。于是，初中毕业后吕老师到当地卫生学校学习。卫生学校里有一位会针灸的老师，吕老师便虚心求教，在学校中开始接触中医理论与针灸技法。那时正值国家发展教育事业、培养国家建设的后进力量，不仅有了全国统一高考，还选拔有工作经验的优秀青年保送上大学。1956 年，从卫生学校毕业的吕老师，因成绩优异，被保送至北京中医学院。在北京中医学院学习期间，吕老师跟随多位中医大家学习，这些前辈的医德与医术在他身上得到传承，而他又将这些珍宝尽己所能地传于后人。时任卫生部中医顾问的秦伯未先生常在病房查房，他最喜欢讲《内经》的阴阳平衡学说，总是背诵"阴阳者，天地之道也，万物之纲纪，变化之父母，生杀之本始，神明之府也，治病必求于本"，还要求学生们熟读理解并背诵。这对吕老师重视学习中医经典理论，并从经典引申出消渴病三期观点产生了一定的影响。

在学校学习期间，吕老师不满足于课程安排的学习任务，经常主动地对自己感兴趣的内容自行钻研。无论这个知识技能是不是考试的内容，只要他感兴趣就一定要去学习，而且是深入的学习。比如当时吕老师对按摩气功很有兴趣，但这在学校的课程安排里属于小科目，几节课就讲完了。于是吕老师自己阅读大量的书籍钻研，临床实习阶段，他拿出工作之余的时间在西苑医院拜访老师跟诊学习。因为小时候成长环境艰苦，营养供给不足，吕老师的身体并不是很好，但经过日复一日的练习，他的体魄越发强健。在孜孜不倦的学习与探索中，吕老师也对气功按摩有了自己的独立思考与理解。吕老师同为医者的夫人曾评价："吕老师下的这般功夫，在他的成功之路上起到了相当的作用，这也都是他艰苦付出的结果，而且是他自发的，不是学校客观要求的。"学生时代的主动学习与积累，为吕老师提倡气功运动防治糖尿病及并发症，在传统气功的基础上创立十八段锦奠定了基础。吕老师后来很多的学术与临床成果，也都离不开这个阶段的学习积累。

（二）敬业爱岗，不断精进

吕老师毕业后被分配到东直门医院工作，他是第一届从北京中医学院毕业到医院工作的学生，也是毕业学生中为数不多学中医出身的大夫。那时，医院里人手紧张，医生既要出门诊，又要管理病房的住院患者，还有一定的教学任务，吕老师作为最年轻的医生，要承担更多的工作。那时的夜班频次非常高，别的医生要是时间上有困难，吕老师就主动替上。当时，东直门医院医务处精兵简政，只有一个处长，实在忙不过来就从年轻医生中抽调人员协助处长的工作，吕老师就被抽调到医务处协助工作。医务处需要负责组织东直门医院病区大查房的工作，也就是现在的院长、专家查房。按说医务处只要组织好这件事就可以，但吕老师凡是组织大查房都要现场参与。他不仅站在旁边听，而且一字一句地在本子上认真记录。这无疑增加了自身的工作量，但这一段认真工作的经历也成就了吕老师。他不仅和老专家们学到了不少临床诊疗方面的知识，也锻炼了组织与管理方面的能力。虽然那时工作多，压力也比较大，但是吕老师的夫人回忆："他每天都乐呵呵的，工作多也心甘情愿，觉得工作多正好是锻炼的机会，全心投入，乐此不疲。"

吕老师工作后的很长一段时间，生活仍是比较拮据。吕老师和夫人魏执真老师都全身心地投入临床工作中，兢兢业业。在爱人生产前后，吕老师在保质保量完成医院工作的同时，兼顾家庭的重任。魏执真老师临近产期时，也是一直坚守在岗位上。生产的那天，天降大雨，吕老师骑着三轮车送爱人去医院后，又第一时间回到了工作中，一分钟也没有耽误。工作之余，吕老师还用夫妻二人的旧衣服给刚出生的孩子缝好了小衣服、小帽子，一下班，就骑着三轮车把衣服送了过去。爱人坐月子期间，正是吕老师在医务处工作的时期，工作非常繁忙，每日早出晚归。吕老师就趁着中午休息的两个小时从食堂带回爱人最喜欢的蛋糕，回到家把衣服洗好晾起来，照顾好爱人和孩子，再继续出门上班。那个不足 8m^2 的宿舍，是一个充满爱的小家。虽然条件十分简陋，但是夫妻二人都很满足。工作时间，吕老师没有一分钟离开自己的岗位，凭自己的努力付出，同时兼顾了工作与家庭。

20 世纪 60 年代初期，卫生条件还不是很好，国内传染病比较盛行。地方出现疫情，经常需要一线城市的医院派医疗队前往支援。在东直门医院的医疗队中，总能看到吕老师的身影，无论是出现病毒性肝炎还是流行性脑脊髓膜炎，只要需要支援，他从来都是扛起背包就出发，毫不犹豫。到了 70 年代，在周恩来总理的亲自关怀下，原对外贸易经济委员会、卫生部于广西桂林南溪山组建了国家级抗美援越后方医院，旨在为战争伤病员提供医疗服务。国家号召北京市的医护人员前往支援，这既是保家卫国的举措，又体现了国际主义精神。吕老师接下重任，带着夫人南迁桂林，一去就是8年。南溪山医院的工作任务既是很大的挑战，又是磨炼西医诊疗技术的最佳机会。在这里，来自北京协和医学院的西医专家张乃峥、汪家瑞指导吕老师系统接受西医住院医师的规范培训，帮他打下良好的西医临床功底。"张乃峥教授会把年轻大夫的病例全都收集起来，与年轻大夫交流。患者得病以后在哪里接受治疗、怎么诊断的、用什么办法治疗、效果怎样，这些都必须搞清楚。在这一过程中，年轻大夫能学到很多。"援建南溪山医院的任务圆满完成，在此过程中，吕老师不仅精进了自身的技术，更是见证了中越两国人民之间肝胆相照的诚挚友谊。

正是吕老师勇往直前、不怕吃苦的品格，他将人生中每一个挑战都转化为学习进步的机会。不积跬步，无以至千里。吕老师扎实地走好从医之路上的每一步，不断沉淀与积累，最终成为一位受人尊敬爱戴的大医。

（三）不忘初心，坚守一线

吕老师从捧起中医典籍的那一天起，就没有离开临床。吕老师的学生曾十分佩服地说："老师生命中的第一要务就是出门诊服务患者。"从1962年他从医学院校毕业，到2021年，这60年的时间里，无论遇到什么事情，门诊的时间是雷打不动的。吕老师认为患者选择了自己，是对自己的信任，门诊的时间也是自己和患者的约定，不能随意爽约。2020年新冠疫情暴发，吕老师仍奋战在临床一线。因为吕老师深知慢性肾病患者需要长期服药，停药会导致肾功能恶化，所以坚持出诊，为患者服务。据吕老师的学生回忆："吕老师几次在疫情期间冒着风险出去，尽管全部人都反对，包括医院的各级领导，包括师母魏执真老师，甚至远在美国的儿子、儿媳都打电话劝，不让吕老师去出诊，但是吕老师始终坚持出诊。"此时，耄耋之年的吕老师走路已有些不稳，需要学生搀扶，但是他在诊室一坐就是一下午，专注投入地为患者看病。

2021年，吕老师因脑梗死住院，这是吕老师第一次停门诊。虽在医院治疗，但吕老师依然心系患者，病情稍有好转，就要求出院恢复门诊。他不顾家人、学生的阻拦，回到诊室里接待患者。吕老师这一举动，令学生和患者们动容，同时也十分担心他的身体。诊室是吕老师倾注了一生心血的地方，似乎回到这里，他才真正心安。吕老师曾淡淡地说："我没做什么，看了一辈子病。看病是我的职业。"不负患者的期待，继续守护他们的健康，是吕老师的使命。对于吕老师来说，这不只是一份职业，更是他一生的热情所在。

（四）忘我工作，奉献一生

吕老师将全部身心都投入中医药事业中，在糖尿病与肾病两个领域取得了不小的成就。吕老师不仅一直奋战在临床一线，始终坚持出诊，为患者服务，而且他还是世界中医药学会联合会糖尿病专业委员会、中华中医药学会糖尿病分会、北京中医药学会糖尿病专业委员会等学术组织的创始人。吕老师的学生回忆道："老师特别具有斗争精神，真的是'老骥伏枥，志在千里，烈士暮年，壮心不已'。吕老师时刻站在时代的前列，总是保持着一颗积极向上、好学上进的心，愿意直面工作和生活中的坎坷、困难，有勇气去战胜困难，走过坎坷，取得成果。"

吕老师一生都在不断学习，以追求新知为乐。走进吕老师的办公室，桌子上摊开的既有中医古籍，也有最前沿的医学研究期刊。几年前，慢性肾脏病肾功能分级标准一出来，吕老师就迅速编好了歌诀来帮助学生学习记忆。每一次见到学生们，他总是要谈一谈怎么学好中医，应该去研究什么。吕老师的学生说："现在，你找老先生谈一些他生活上的事儿，他都不是很感兴趣。但是你要找他谈关于人才培养、学术交流的问题，他立刻就兴致高昂。"吕老师的同事及学生都对其做事专注投入印象深刻。这种专注与投入，正是吕老师在临床与科研两方面都能取得巨大成功的原因。

从在中医学院挑灯夜战，一点点弥补知识短板，到工作中一丝不苟，全心全意服务患者，再到暮年满头白发，求知的快乐、直面困难的勇气与专注投入的付出贯穿了吕老师60年的从医生涯。因整理材料需要，吕老师的博士后王世东教授曾去医院人事处调阅吕老师的档案。他发现，档案的最后附着一封信，是吕老师写给医院领导的。在信中，吕老师提出，希望过世之后将遗体捐献给北京中医药大学供教学和研究使用。看着这封信，王世东教授的内心久久不能平静。他觉得，老师真真正正为医学人才的培养尽到了生命中最后一份力量。

近 70 年孜孜不倦的学习与探索，从那个充满斗志的少年，到一代国医，吕老师不仅找到了自己一生的热爱，也把自己的全部奉献给一生所爱。生命不息，这份热忱不止。

二、关爱患者，着眼健康长寿

（一）热情服务，诲而不倦

吕老师对待患者十分有耐心，始终以"解除患者痛苦，挽救患者生命"为己任，从不计较个人时间与得失。吕老师从不拒绝加号的患者。有时学生担心老师的身体，希望不要太晚下诊，想要拦住加号的患者，吕老师总会批评学生："怎么可以把患者拦在门外呢。"每每遇到患者不远千里来看病，总会延长诊时，耐心地给患者诊疗。吕老师的学生说："直到老先生八十多岁都不会拒绝任何加号的患者，不管是很小的小朋友还是很老的老人家，不管是国外的还是国内的，永远都以最好的状态、最和蔼可亲的状态，面对所有的患者。"

吕老师的问诊总是细致入微，对每位患者都会仔细询问其症状，对初诊患者更是全方面地细致询问，从身高、体重问到一天三顿饭吃什么。有的患者精神恍惚，说话语无伦次，他从不催促；有的患者一股脑倾泻出来，一说病情就是十几分钟，他从不打断，只是耐心倾听。随着年岁越来越大，吕老师的听力开始一点点下降。青年学生们会按照老师的要求把患者的情况写在病历本上，交到吕老师手中，方便他了解病情。吕老师每每都会仔细阅读，如果患者掏出来一叠厚厚的病历资料，即便关键内容已经由学生誊抄在病历本上，吕老师还是会认真地看一遍患者的资料，生怕漏过了什么。吕老师的患者说："吕大夫对我们患者态度很认真，还记得我第一次看的时候，他反复看了我的病历、化验单，甚至号脉都号了两次。开完方子以后还叮嘱我下次应当做什么检查，带什么化验单来，吕老的态度总是十分认真，他对每位患者都很负责，这是我非常满意的地方。"还有的患者说："吕老始终以患者的感受为第一位，特别有经验，给你感觉就是在他这看病就很踏实，终于找对了大夫。"吕老师翻看患者的资料时，诊室里十分安静，无论是学生还是患者，都被如此专注的老师吸引，生怕呼吸声大一些会打扰到他。

作为我国中医药防治糖尿病及其并发症领域重要的开拓者和奠基人之一，吕老师将"健康"与"长寿"作为糖尿病治疗的目标，非常注重健康的生活方式对病情的影响。"不能抽烟，也不能喝酒。""少吃肉类，每天控制在 50～100g。""家里有秤吗？每天称一称体重，争取减到 70kg。"吕老师看完病后总是对患者反复叮嘱生活习惯方面的注意事项，希望可以真正帮助到患者。很多患者是从外地远道而来，关于自己的病情充满疑问，不断地向吕老师递上写着自己问题的纸条。而吕老师总是有问必答，直到患者心中再无疑问为止。患者离开时，总能看到他们的脸上的笑容。

吕老师是最忙的人，却拿出最多的时间与耐心对待患者，这是一种责任感，更是他仁爱之心的最好体现。曾有一位患者左肾检查发现有大量积水，跑了好多家大医院，都没有得到很好的治疗方案。在一筹莫展之际，有人向她推荐了吕老师。吕老师耐心地听完患者的诉说后，画了肾的结构图，讲述了治疗原理。"只要残留尿不超过 100mL，就不会回流到肾，就不用带尿袋子。"吕老师驱散了患者心头的阴云。第一次门诊给患者留下深刻的印象，吕老师还给她在处方的背面写了 3 句话：不能过劳，自己不觉得累；不能着急生气；饮食适度（不太饿、不太饱）。"吕大夫的句句话都说到了我的心坎上。"患者说。治疗两个月后，患者复查 B 超，肾积水竟完全消除。"你用精湛的医术解除了我的忧虑，用真挚的关怀温暖我的心……谢谢你，我尊敬的医生！"患者写了一长段话表达对吕老师的感激之情。

吕老师常说，"患者是老师"。活到老学到老，向老师学，向能人学（能者为师），作为一个医生，更重要的是向患者学习，对治疗方案好坏的评定主要靠患者，只有患者的反映才更为真实。所以说，患者是老师，患者是父母兄弟姐妹，在情感上、道义上、工作上，这些都是十分重要的。在诊治过程中要根据患者的情况和需要，力争使其满意，特别是初诊患者，要允许患者提问、反问、提不同意见，对合理的部分应接受，不合理的部分要有充分的理由给患者讲清楚，要用讨论的口气，千万不能用教训的口气。当把疾病按西医的要求诊断清楚后，还要用中医的辨证方法讲清楚。

（二）态度和蔼，受人爱戴

吕老师在患者心目中一直是和蔼可亲的。从医六十余载，他帮助无数患者有尊严地对抗病魔。吕老师说话总是慢条斯理的，语气十分温和。有的患者说，听吕老说话总像是很亲的人在关心自己一般，没有一般医生的压迫感，可以很亲切地聊天。有的患者多年前看过病，再来复诊，吕老师依然能记得患者的症状。每次看到老患者，他总会亲切地问候"你又来了啊"，许多患者惊叹吕老师的记忆力，同时也因为吕老师这样的关心而感动。一位患者说："吕老一直记着我，也记得我是什么病。"问诊期间，吕老师的言语之中满是对患者细腻的关爱与牵挂。

吕老师在诊室里不仅守护健康，还传递快乐和幸福。遇到精神心理状况欠佳的患者，总会"话疗"，用语言"治愈"患者，减轻患者的精神负担。遇到闷闷不乐的患者，吕老师就会从生活、工作、家庭等各个方面进行开导，说完之后不放心，还会在病历本上写下一行"多找快乐，助人为乐，知足常乐，劳动找乐，感恩常乐，用心按摩找乐"，生怕患者回到家就忘记了。有时会遇到夫妻关系不好的患者，两个人在就诊时便互相指责，吕老师就会适时地传授一些按摩技法。"你看她每天胃不舒服，你给她按摩这个地方啊，来，你也来试试……"说着就把丈夫的手拉过来放在妻子的后背上，开始教他怎么按揉穴位，"学会了吗？你们得互相监督着按摩啊。"既教会了按摩，也改善了患者和家人的关系。遇到脾气暴躁的小朋友，吕老师也会传授调整情绪的独家心法。"你下次想发脾气了，你就像我这样，1，2，3，4，5，6，7，从1数到7，再数回来，然后从1数到6，再数回来，依次递减，数完这一串数字，你的气儿就消了。"说完就带着小朋友数起数来，小朋友和家长的脸上也洋溢着笑容。

吕老师从医 60 余年，从未与患者起过争执。患者们给予吕老师最多的评价就是和蔼可亲、慈祥、谦和。长期跟吕老师学习的学生说："大家如果能看到，都会感受到吕老师对待患者始终如一的亲切与耐心。这件事 1 年这样做容易啊，10 年也还容易，你要 60 年都是这样的，每天都这样，我并不认为这是一件非常容易的事情。"

（三）心系患者，不计得失

吕老师十分关心患者的经济情况，从不希望患者因为经济问题耽误治病。吕老师在年轻的时候，就曾不让家境贫寒的患者挂号。有些患者因为种种原因，无法在他固定的门诊时间就诊，他就专门安排时间在办公室里接诊。吕老师的学生们说："我们去办公室找老师时，经常发现他的对面就坐着患者。"吕老师可以说是一片真心为患者。吕老师在用药时，也尽量不开太大的方子，不用太贵的药，一切着眼于患者的利益。能挂便宜的号，就不让患者挂贵的号，不希望患者多出钱，总是担心患者挂不上号。因此，即使被评为国医大师之后的一段时间，他的挂号费仍维持在相对低的价格。特别是吕老师学生辈儿的大夫，挂号费都已经达到 500 元的标准，吕老师的挂号费还是 200 元。慢性疾病患者常需要多次复诊调方，吕老师考虑挂号费可能成为较大的负担，因此复诊的挂号费价格要更低一些。他的博士后、东直门医院肾病内分泌科二区主任王世东说："有一天老师对我说，他年纪大了，患者太多看不过来，想把一些老患者转给我。我说没问题啊。他叮嘱我，这些老患者大多经济条件不好，别让他们挂专家号，就挂普通号。"

60 年过去了，吕老师从一名主治大夫到国医大师，从未忘记为患者消除疾苦的初心，切实地为患者考虑。孙思邈在《大医精诚》中说到，大医治病，要"先发大慈恻隐之心，誓愿普救含灵之苦"。正是这一颗恻隐之仁心成就了一代国医大师，使吕老师成为真正受到同行、晚辈和患者尊敬的大医。

（四）传授功法，教人有术

运动是糖尿病防治措施中极为重要的一环。吕老师强调，每个人必须根据自己的实际情况选择适合自己的运动方式、运动量和运动时间。吕老师将"八段锦""太极拳"和近代一些健身运动方法相结合，编制了一套"十八段锦"，通过全身各部位轻缓而有力度的活动，起到健身防病的作用。每天早晨，吕老师都会练一遍"十八段锦"后再吃早餐，这一习惯已经坚持了30多年。"十八段锦"的运动量不大，但每次练完后，全身轻松而有力，很适合体质较弱、没有条件做大运动量锻炼的群体，对糖尿病患者尤为实用。

吕老师诊病之余，还经常给患者传授按摩技法，帮助解决患者的不适症状。这种非药物的治疗方式，很受患者喜爱。"吕老师告诉我的那几个降糖的穴位，至今每天都会按摩。""吕老师跟我说按揉这个（穴位），脾气就不大了，就不容易生气了，我经常按。"患者们如是说。每当吕老师开始教授功法与按摩技法，诊室里的患者、家属、学生，无不站起身来练习，整个诊室其乐融融。

吕老师在看病时十分重视引导患者了解、思考自身病情。吕老师说："我要教他们对自己的疾病有个认识，要他知道这个病怎么就轻了，怎么就重了，自己查，查了症状出来了，再自己找原因。"正所谓"知己知彼，百战不殆"，想要做好自己的医生，首先必须了解自己的健康状况。但是到医院去做检查费事又花钱，一般老百姓没有条件经常去医院检查。吕老师通过多年的临床观察，总结出一套可以在家做的检查，与其对应的记录表叫作"三自如意表"。三自，即通过患者自查、自找、自调来寻找规律，直到即使不查也可凭借意识感知自己的血糖、血压、体重是否正常，而且会通过饮食、运动、药物、精神调控，从而达到"如意"的程度。自己检测血压、血糖、尿蛋白，自己学会找原因，自己尝试从生活方式上调整，这是简单易行又行之有效的糖尿病自我防治方法，也是吕老师为患者长远的健康与利益考虑的体现。医院虽是为患者解除病痛的地方，但是难以随时关注患者的各个方面。糖尿病患者需要自行控制饮食、加强锻炼，这需要患者自律与坚持执行才可能实现。三自如意表，正是让患者开始关注自己的身体，了解一天之中身体的变化，思考如何可以使指标更加稳定，让患者对自己的身体负责，具备基本的医学常识。这样做不仅有利于患者坚持配合治疗，长久以往更可以调整其生活方式，延长寿命的同时提高生活质量，可谓一举多得。

吕老师说，他诊治疾病中用的"二五八"方案、"六对论治"、"三自如意表"，不仅适用于糖尿病及其并发症，用于其他疾病效果也很好。因为这个方案，除了内涵的丰富，更重要的是反映了一种看病的方法，不论诊断和治疗，既有全面性又有系统性，还有灵活性，最终能够发挥患者和医生甚至患者家属的积极性。特别是慢性疾病患者，最终能学会自己监测病情的变化，并能掌握很多自己处理疾病的办法。

（赵予整理）

第三节　为师宽严相济

一、严格要求，诲人不倦

（一）用心教学，志在至善

跟随吕老师学习的研究生都有跟吕老师出门诊的机会，这是珍贵的学习经历，同学们都十分期待。但是想要跟门诊，必须通过师门统一组织的考核，这个考核就是病历书写。早年在南溪山医院援越时，吕老师曾与来自北京协和医院的西医专家张乃峥教授共同工作，张教授会把年轻大夫写的病历收集起来，跟他们交流。吕老师回忆，张教授特别强调现病史的记录，得病以后在哪里接受治疗、怎么诊断的、用什么办法治疗、效果怎么样，这些都必须记录清楚。在这一过程中，年轻大夫能学到很多东西。受张乃峥教授的影响，吕老师也十分重视病历书写。首先是格式要规范。初诊病历需要写主诉、现病史、刻下症、既往史、个人史、月经婚育史和家族史等，身高、体重、BMI（身体质量指数）与关键的检查结果也要记录；辅助检查要标注清楚检查日期、医院、具体项目名称和单位，某项数值过高或过低要标好指示箭头；最后写好患者的诊断、目前使用的药物名称和用量。这样的一份门诊初诊病历已经达到住院病历的标准，往往要书写20～30分钟。格式规范后，病史内容的详略和逻辑也十分重要。初诊病历的现病史需要紧扣主要病情、逻辑清晰；复诊病历要依次写清上次处方的剂量，服药以后血压、血糖等的变化，患者上次提到的主要症状的变化，有没有新增的症状及可能的诱因，等等。在病历的最后，研究生还要签上自己的名字。门诊结束后，吕老师会点评病历。谁的病历质量不够好，谁的段前空格没对齐，谁的术语使用不规范，就会受到吕老师的批评；而病历写得好也会被吕老师点名表扬。

"不以规矩，不能成方圆。"每名新入门的学生第一次跟吕老师门诊之前，都会被学长、学姐叮嘱："来吕老师门诊一定要守时，千万不要迟到或者早退。"如果学生参加跟诊等活动不守时，或者回复吕老师不及时，常常会被吕老师批评。"守时"是吕老师很重视的品质，也是他对学生的基本要求。早年间他带的研究生偶尔有睡过头的，吕老师就会严肃对待。吕老师认为在跟师学习的过程中，学生应该做到"眼勤、手勤、嘴勤、笔勤、腿勤"，意思是眼要多观察，手要多操作，嘴要多提问，笔要多记录，腿要跑得快。中医学子们应该主动学习、创造性地学习，这样才能更快、更好地掌握书本知识和老师传授的知识。

提及自己的学生，吕老师说："我对他们要求很严格。"指导研究生时，吕老师每天早晨给学生布置任务，一般是通过打电话的方式，告诉学生今天要做什么、明天要做什么。有时甚至会连续打两三个电话，一个电话言未尽意，接着又会打第二个、第三个。吕老师的学术继承人赵进喜老师说，自己多年来早上接到的第一个电话都是吕老师的电话，"这就是日常的督促，每天鞭策你，让你进步。这个一般人理解不了，一般人也做不到，我觉得中医界的老师，没有像吕老师这么严格的老师了"。如果布置的工作、学习任务进度不佳，吕老师也会不留情面地批评，即便是对已经独当一面，成为主任、教授级别的弟子们，批评督促起来也还和当初读书时一样。

　　撰写学术论文是研究生的必修课，修改学生的论文是吕老师最重视的事情之一。研究生的每一篇文章，吕老师都要逐字逐句反复阅读，不论是文章内容、行文逻辑，还是语法错误，都会一一指出，逐字逐句地修改。"吕老师会非常仔细地去修改，修改很多很多遍。"赵进喜老师回忆道："很多年轻学生都受不了。我的一个硕士研究生，曾经找吕老师改一篇文章，吕老师给他改了十几遍，最后他干脆不改了，也不发表了。"在反复修改论文的过程中，一方面能端正学生的治学态度、改正文章中的错误、磨炼行文的技巧，使文章更加严谨，为今后职业生涯中继续学术研究打下基础；另一方面加深了学生对专业知识的理解程度，提升他们的能力。

　　吕老师总是从学生成长的角度提出要求甚至批评，担心学生不够认真严谨。吕老师的夫人魏执真老师说："学生是好是坏自己心里清楚就行，要求那么严做什么？宽松一点学生也喜欢。可是他从真爱出发，都是为了学生。"学生们同样也能体会吕老师耳提面命的良苦用心，可能一开始觉得受到批评心里不舒服，但回过头认真想就会觉得老师提的问题十分恳切，认识到老师的关爱多于批评。学生们都认可老师的严格，"因为我们面对的是生命，面对的是疾病和健康，面对的是具体的患者，多么严格要求都是不为过的"。实事求是、严谨治学，严格的要求是为了培养出真正优秀的医生，吕老师深知这一点。

（二）身教言传，授人以渔

　　教育学生时，吕老师特别注意合适的教育方法，也希望可以教给学生好的学习方法。赵进喜老师回忆，他入学后吕老师做的第一件事是给他一个"卡片盒子"，盒子里有几百张乃至上千张卡片，每个卡片上都是一个知识点。比如说把"成无己对于阳明病小柴胡汤证的认识"做一张卡片，其他医家又是怎么认识的再做几张卡片，针对同一个研究问题的卡片做好以后集合在一起，就可以作为写文章的思路来源和文献支持。在没有电脑的时候，像任应秋、秦伯未等各位前辈大家，都是用这些卡片盒子做学问的。吕老师还会赠送给学生们几个小本，本上写着"零金碎玉"。这"零金碎玉"本是给学生用来随时记录跟老师出门诊，或者是在外面听课时产生的感悟，或者是学到的只言片语的知识。偶得的灵感和知识如不记录很容易转瞬即忘，吕老师认为它们如"金玉"一样珍贵，而且记录、积攒整理也是记忆和内化的过程，可能会在某个时候派上用场。即使吕老师担任的是某位博士生的副导师，他也不会疏忽，每位学生都会得到他平等的对待。

"授人以鱼不如授人以渔。"吕老师说："我在培养学生时着重培养学生三个方面的能力。一是思维能力，我常用'墨迹法'来启发学生思维；二是记忆能力，我引导学生用联想、推理等方法提高记忆能力；三是节省时间的能力，我提倡学生节省时间，提高效率。"2021 年，吕老师与弟子赵进喜、王世东联合招收、指导博士研究生。在面试时，他向考生展示一张滴有墨迹的白纸，询问考生："你看到墨迹能想到什么？"一方面发散学生的思维，增强学生的联想能力，另一方面也可以从学生的联想中大致判断学生的性格。吕老师常用这个方法引导学生突破思维定式，启发联想。在吕仁和国医大师传承工作室里，吕老师有时会带着研究生们举办讨论会。讨论会的主题多种多样，有的主题便是"记忆法"和"节省时间的方法"，吕老师启发研究生们总结自己的经验、导师的经验和周围同学的经验方法，也可以从互联网上寻找好的方法，每名研究生要提交一份正式的报告，贴上自己照片，标注上导师的名字。吕老师得益于自己优秀的记忆力，但仍觉得精力有限、时间不够用，因此希望学生们都能掌握好的方法，在有限的时间里做更多有意义的事。

"耳闻之不如目见之，目见之不如足践之。"吕老师深谙"纸上得来终觉浅"，理论知识一定要在实践中加深理解，在平时的教学中以实践为先，身教多于言传。"除了给我们提要求，吕老师言传较少，更多的是给我们示范。"他的弟子说。学生侍诊时，吕老师并不经常和学生讲解患者病情和自己的思路，而是潜移默化，要求学生多体会、多思考，学习老师辨病辨证、选方用药的临床思维。与学生们交流讨论时，主要沟通具体工作应当怎么做、文章如何改、有什么任务需要布置等，对于基础理论知识的学习则要求学生们规划时间、以自学为主。学生主要通过读吕老师的文章、论著，看老师讲课的视频来学习。而自学的成效会在写文章和向老师提问时显露出来。吕老师不会拒绝回答学生的问题，并且尽己所能地回答。他总在跟诊结束后点评病历时回答学生的问题，告诉学生有问题可随时打电话或到他办公室，甚至到他家中来问。吕老师年过八十后，听力损伤严重，学生有问题需要请教时，会将问题用大字打印出来，送到吕老师的办公室面对面请教，之后再将老师的回答整理成文稿，再次打印出来请老师确认。吕老师对待患者的严谨与慈爱也被跟诊的学生们看在眼里，记在心里。春风化雨，如此全心全意为患者的精神也在学生们的身上得以传承。吕老师的学生赵进喜教授说："假如吕老师是一个板着脸看病的人，那我肯定也是板着脸，王世东可能也板着脸看病。就是因为吕老师他都不厌其烦地和患者交代病情，我就交代得更到位，王世东比我话还多，这实际上是传承的体现。"

学习不仅要读万卷书，还应该行万里路。吕老师积极参与国内外学术交流。1978年他曾前往德国洪堡大学与内分泌学科专家研讨，其后多次应邀到日本、韩国等地讲学和医疗。曾与时振声教授等共同为印度尼西亚、新加坡等地侨胞领袖会诊，与关幼波、施奠邦教授等共同出访阿拉伯联合酋长国，圆满完成为其国家元首诊病的任务。只要有机会，吕老师就会带领学生参加各种活动，比如去清华大学演讲、给部队首长会诊、参加《养生堂》电视节目以及参与一些重要会议等，目的就是开拓学生的眼界。

吕老师的博士生肖永华老师说，他从老师身上获益最多的是在"道"的层面，是治病的方法和策略。"我经常对学生讲，我需要你们掌握的，不是某一味药或者某一个方，而是对疾病、对患者的整体思考方法。"

吕老师认为，目前对中医师的要求是很高的。面对患者时，从诊断到治疗等各个方面，中医师不仅要能达到同等西医医院的诊疗水平，还要具备中医诊疗技能。由此决定了一个中医师既要学习中医，又必须掌握相当多的西医知识。这就需要中医师有好的身体，学习能节省较多时间的方法和必要的记忆术，还要有吃苦耐劳，勤俭奋进学习、生活和工作的精神，才有可能掌握必备的知识和能力，较好地完成各项工作。

二、春风化雨，桃李芬芳

吕老师的夫人魏执真老师回忆说："他爱学生，对待学生可以说是爱徒如子，我太有体会了。对学生投入的时间、精力和感情，可不亚于自己的孩子。"早年学生们的经济条件比较差，吕老师总是今天几十元、明天几百元地给学生一些补助，担心学生们因为经济状况影响学业，大多数学生都受过吕老师的恩惠。当时学校里伙食不太好，吕老师便总是给学生买包子吃改善生活，而他和夫人却不太舍得吃。魏老师回忆，早年间吕老师的一位研究生跟诊去晚了，吕老师便严肃批评。当天跟诊后不久，这位同学感冒发烧了，吕老师急坏了，连忙给学生安排住院。住院后又担心学生一个人照顾不好自己，时常买水果去探望，三天两头跑去照料。虽然自己时常关心离家在外求学的学生们，但吕老师非常不愿意让学生为自己的生活琐事费心，也包括自己的家人。他觉得学生们的工作学习时间安排紧张，应当把更多的时间用在业务的提升和撰写经验总结的文章上，因此当自己家中琐事不得不麻烦学生时，吕老师会很不好意思甚至心中不安。

对待学生，吕老师的态度是平等和坦诚的。他是极少见的会对学生真诚地说"对不起"的老师。王世东老师回忆，自己寻找硕士研究生导师时曾去拜访吕老师，当时吕老师指导了多位博士研究生，课题经费紧张，他带着浓浓的山西口音直白而歉意地对王老师说"对不起，我没有钱了"，这句话让王老师一直记着。年过八十，吕老师的弟子的研究生前往办公室向他请教，他先是严肃地考察学生的学习状况，继而知无不言、言无不尽地为他们解惑，最后甚至会为自己开始时严厉的态度跟自己学生的学生说"对不起"，这样的老师怎能不让人尊敬和爱戴？

曾任东直门医院院长、现任河南中医药大学校长的王耀献老师经常说，如果没有吕老师，就没有他这个院长。这不仅是对吕老师多年来谆谆教诲的感谢，具体还另有所指。1999 年，王耀献老师博士毕业。33 岁的他已经成家，北京的生活压力太大，他不愿留京，想回河南就业发展。吕老师知道他的想法后，几次找他谈心，苦口婆心地做工作，劝说他如果想有所作为，还是留在北京发展机会更多。毕业之后那一年，王耀献老师免费住在吕老师的房子里。"那可是寸土寸金的北京啊，但我们师生之间从没谈过钱。"王耀献老师觉得，他和老师之间的师生情更像是亲情。

如何教育学生，如何与学生相处，这些理念同样会被传承。吕老师对曾教育过自己的老师们充满感怀之情，亦有效仿之意。他提到，勤奋、简朴、宽容是受学生尊敬的老师们所共有的特点。勤奋，可以使人获得更多知识，在同龄人中凸显出更强的攻坚克难的能力。简朴，可以使人行事快速，并节省更多宝贵的时间。宽容，能够团结群众和凝聚力量。不懂宽容、不会宽容是干不出大事业的。对于创建的肾病内分泌科，吕老师将团结协作放在首要，为建设这支队伍付出了无数心血。如今北京中医药大学东直门医院肾病内分泌科已经是国家中医药管理局肾病重点专科和内分泌重点学科建设单位，这支队伍是数一数二的优秀团队。

吕老师已经培养博士后 3 人、博士研究生 17 人、硕士研究生 18 人，学生不仅分布在全国，还有日本、韩国、新加坡、美国、德国、澳大利亚等地。在吕老师的严格要求与言传身教下，学生们都学有所成，发展成一批优秀人才。赵进喜、杨晓晖、王耀献、高彦彬、戴京璋、刘铜华、张宁、冯兴中、范冠杰等许多学生已成为中医内分泌与肾病领域学科带头人与专家。"我的弟子都挺好，他们学习努力，对老师尊重，对老师东西继承得都挺好。"说到自己的弟子，吕老师满意地笑了。

"我们二人仍愿做你们所构筑辉煌殿堂的支撑柱石，做你们旷野夜行中眼前闪烁的星斗，做你们紧密无间团结协作的纽带，做你们顺畅无阻沟通的街衢和桥梁。"吕老师和夫人魏老师曾这样对学生说。

（穆岩整理）

第四节　治学宗于岐黄

一、融汇百家，择善而从

吕老师于 1953 年初中毕业后考入山西太原第一卫校，学习西医 3 年，1956 年毕业后考入北京中医学院，经过 6 年的学习，成为中国第一批中医本科毕业生。当忆起青年时期的求学经历，吕老师常言："上学是很辛苦的事情，从小学到大学，多少小伙伴因为吃不了苦、受不得罪退下去了。"吕老师幼时的求学之路颇为艰难。

随着局势好转，吕老师在小学、中学、卫校相继完成学习任务，抱着对医学的热忱与对中医的向往，考入了北京中医学院。进入大学后，许多同学觉得彻底解放了，没有家长和老师来管教自己，可以尽情地做自己想做的事情。那时的大学没有很多考试，许多人可以很轻松地度过大学时光，拿到一张文凭；课余生活也十分丰富，当时中医学院的对面是中苏友好报社，外国人经常组织舞会，学生们都爱去参加。除此以外，电影院也是大学生们爱去的地方。年轻时，时间仿佛过得很慢，好像有无数个夜晚可以消遣。但是仍有人选择在夜晚与书本和知识相伴，吕老师就是其中的一位。当时，中医学院就是以培养中西医结合高级人才为目标，无论是中医四大经典，还是西医知识，都需要系统深入学习。吕老师毕业于卫生学校，那里的文化基础课教学与普通高中相比存在一定差距。因此他进入大学后学习课程有一定的难度，相当于要把高中的知识补上，同时还要进一步深化学习。高中化学对他来说是很大的挑战。试想完全没有接触过化学课本的人，在大学课堂上看老师用一串串字母与方程式解释人体发生的反应，简直像听天书一般！听不懂的学生自然不只吕老师一人，学校也没有要求大家把化学学得多好才能毕业，但是从小吃苦耐劳、做事有恒心的吕老师怎么可能放过自己。他借来同学的高中化学、生物等课本，废寝忘食地学习，有不懂的地方，就虚心地向同学请教，直到自己学明白为止。下课了，同学们出去消遣放松，他待在化学实验室里给自己开小灶，学得不亦乐乎。夜以继日的刻苦学习不仅为吕老师带来优异的成绩，更是满足了他对知识的渴望。

同为北京中医学院首届毕业生，老中医陈振相曾在书中回忆老同学。1958 年，他们在城子矿劳动实习。由于刚讲过长蛇灸，他便和吕仁和同学商量，互相在对方身上试试。吕老师坚持在自己身上先试。操作方法是，从大椎到长强，每个穴上放一片大蒜，上边再放个艾绒窝窝，然后按顺序点着，艾绒烧完后连蒜片一起拿去。谁知灸完后，吕老师被灸的穴位上都起了水疱，疼痛难忍，晚上发烧 39℃ 以上，体温降下来后，水疱处都结了痂。由于出现了这一状况，后来就没有在同学身上试。

吕老师从本科毕业后，于 1962 年留在北京中医学院附属东直门医院工作。他此后的工作、学习、生活，亦离不开良师的指导，如名老中医前辈秦伯未、施今墨、祝谌予、董建华、赵绍琴、焦树德等老师，以及资深西医张乃峥、汪家瑞、陈寿波、蒋明、殷凤礼、廖家祯等老师。吕老师十分感恩这些老师对自己的指导与教育。吕老师对中医经典著作学习的重视，对中西医融汇发展、洋为中用、古为今用等理念的阐发，均与诸位名医兼良师的学术观点密切相关。吕老师常将中医前辈们的学术观点复述给中医后辈们学习与借鉴，这也是吕老师践行中医传承的朴素方式之一。

念及遇到的诸位恩师，吕老师认为"影响比较大的，最后总结是四个人"。第一位是秦伯未先生。时任卫生部中医顾问的秦伯未先生在北京中医学院附属东直门医院授课，每学期都要查房。秦老常说："中医理论不能丢，中医经典不能忘，尤其要重视《内经》的学习。"吕老师回忆："他后来讲了很多次，学习东西一定要求高，不要一般。他对一些唐诗学的特别多，特别叫我一定要记住'白日依山尽，黄河入海流。欲穷千里目，更上一层楼'。"正是"更上一层楼"的"求高"精神，激励着吕老师在一生的学习中孜孜以求，永远向着更高点迈进。

第二位是任应秋先生。任老是当时北京中医学院的中医系主任兼中医基础理论研究社社长，他十分重视中医学术传承工作与中医经典著作的学习。任老常说："文以载道，各种道，包括医道在内，总是要通过文字来表达的。文以治医，医以文传，中医就存在于浩瀚的中医典籍之中，故要加强医古文的学习。"吕老师曾听过任老的课，受诲于其门下。任老亦为著名"五老上书"事件的五老之一，他勇于为中医事业奉献的精神鼓励着吕老师不断奋斗和前进，他治学不倦的精神激发吕老师通读古今医典，不断攀登新的高峰。

第三位是吕老师的导师祝谌予先生。在学术上，吕老师特别强调《内经》的学习，这来自祝老的影响。"祝老是教务长，也参与学生的实习带教。"吕老师回忆，"祝老认为，中医典籍浩如烟海，必须要抓住重点，重点就是《内经》。"当时，吕仁和、吕景山两位被安排跟随祝谌予先生学习。祝老提倡"采用西医确诊、中医辨证相结合的方法治疗疾病，不仅要重视中医经典理论的学习，亦应充分利用现代科学技术研究中医，以此来实现中医学术的传承与发展"。

除了在医院进行指导外，祝老还带着他们到施今墨先生家里，跟师抄方。祝老师承于施老，因而吕老师是施老的徒孙，吕老师的学术观点亦受到施老的影响。"施老经常讲，中医要发展，第一是古为今用，突出能用；第二是洋为中用，力求好用。"强调搞中西医结合需要探索，必须求真务实。这些教诲对吕老师的影响很大。后来，吕老师将其总结为承古求用、纳新求好、创新求高。临床用药方面，吕老师继承施老、祝老应用"药对"治病的经验，常用药对入方。如枳壳、枳实，猪苓、茯苓，苍术、白术，泽泻、泽兰，丹参、牡丹皮，荆芥、防风，陈皮、半夏，黄芪、当归，苏叶、苏梗，桃仁、红花，佛手、香橼，橘核、荔枝核，枸杞子、菊花，黄芩、黄连，石膏、知母，天花粉、葛根等，临床都比较常用。在临床用药中，吕老师还经常把相对固定的三个药或四个药组合到一起应用。弟子赵进喜老师称之为"药串"，亦将其理解为"药对"应用的继承和发展。如临床常用金银花、连翘、黄芩，荆芥炭、防风、炒山栀、蝉蜕，狗脊、木瓜、续断、杜仲，冬虫夏草、藏红花、珍珠粉、羚羊粉，蜈蚣、刺猬皮、土鳖虫等，用之得宜，每获良效。

1969 年，为响应国家号召，吕老师与夫人魏老师前往广西桂林南溪山医院内科工作。当时的南溪山医院有来自北京协和医学院的西医专家张乃峥、汪家瑞教授。在他们的指导下，吕老师系统接受了西医住院医师的规范培训，并打下了良好的西医临床基础。"张乃峥教授会把年轻大夫的病例全都收集起来，跟大家交流。"吕老师说，张乃峥教授特别强调现病史的记录。"得病以后在哪里接受治疗、怎么诊断的、用什么办法治疗、效果怎么样，这些都必须搞清楚。在这一过程中，年轻大夫能学到很多。"1976 年，吕老师返回东直门医院。在诸多名师的影响下，吕老师融汇中西医之长，逐渐形成了自己的学术特色。

二、博极医源，承古求实

"学中医，关键是要学经典。"时至暮年，吕老师仍能将《内经》中的经典段落背诵如流。吕老师常说："中医经典是经过长期临床实践，在中国古代哲学思想指导下逐渐形成的具有战略性的理论。学习经典是为了让后学者掌握其思维方法，以推而广之，用以灵活解决特殊情形下的复杂问题。对经典应多读，读熟，读懂，读透，运用于临床，仿如源泉之水，得心应手，否则就是无根之木。"吕老师还感叹："经典的东西需要下功夫去钻研。从内容上看，中医经典涉及现代科学中的预防医学、心理医学、行为科学、医学保健、天文气象学、地理医学、社会医学等多学科领域，是多学科领域的综合，因此需要研究的东西很多。这需要大量的时间和精力，但是因为平时的工作繁忙，很难抽出更多的时间。"赵进喜老师常说，吕老师醉心于学术研究，常常忘记吃饭、睡觉。在紧张的医、教、研工作之余，吕老师不分白天晚上，也少有节假日，悉心钻研《内经》等中医经典著作，领悟到"古为今用，洋为中用"的关键应该落实到"用"上，洋为中用要用得科学，古为今用要有创新。创新必须有理可循，以实用为主，不好用或不能用的理论只能暂存，无法推广使用。吕老师说："我只能把与我本专业肾病、糖尿病有关的内容做一些较深入的学习，能与现代科学结合的就拿过来用，以利好、快、多、省地提高中医学术和医疗水平。尚不会用的，不必着急，拟先存待用。"赵进喜老师说:"吕老师治学,重视《内经》等经典传承,强调谨遵师训。"他将现代临床与《内经》理论相结合,旨在用中医经典理论解决更多临床实际问题。比如《内经》论"肾风",病因是"风",病位在"肾",病状是"肿",类似于西医的"肾炎";论"肾热",病位在"肾",病状是"热",类似于"肾盂肾炎";《伤寒论》论"关格","关则小便不利,格则吐逆",类似于"肾衰"。吕老师的弟子肖永华老师说,吕老师阐述的糖尿病三期辨治规律是受到《内经》的影响。《内经》所论脾瘅、消渴、消瘅,可以理解为糖尿病的三个阶段。脾瘅期病因是"数食甘美而多,肥也",即糖尿病前期;消渴的病因是甘甜肥美之气(高血糖)上溢,即临床糖尿病;消瘅期"血脉不行,转而为热,热则消肌肤",即糖尿病并发症。这些都是在结合临床实际学经典。以《内经》论述为准绳,研究消渴病,不仅符合糖尿病发生、发展和转化的规律,更重要的是开阔了中医诊治疾病的视野和研究范围。

吕老师在重视继承的同时,也提出了很多创新性见解,取得了一系列创新性成果:①糖尿病"脾瘅""消渴""消瘅"分期辨证论治思想;②糖尿病微血管并发症"'微型癥瘕'形成"(简称"微型癥瘕")病机理论与散结消聚治法;③糖尿病及其并发症"二五八"防治方案、"六对论治"的辨证论治方法及患者自我调护的"三自如意表";④慢性肾炎"从风论治"思想;⑤慢性肾炎中医辨证方案、慢性肾衰辨证标准;⑥"十八段锦"自我锻炼气功疗法。其中,糖尿病分期辨证治疗方案,基于《内经》"脾瘅""消渴""消瘅"相关论述,结合临床实际,提出应根据糖尿病及其并发症不同阶段的病机特点,在分期的基础上进行辨证治疗。此外,吕老师提出了糖尿病微血管并发症"'微型癥瘕'形成"的病机学说,认为糖尿病肾病及其并发症的发生实质上是消渴病日久,体质因素加情志、饮食失调等,内热或伤阴,或耗气,或气阴两伤,或阴损及阳,在久病致虚的基础上,久病入络,气虚血瘀,痰郁热瘀互相胶结,终在肾之络脉形成微型癥瘕,使肾体受损,肾用失司而致病。所以,治疗方面重视分期辨证、综合治疗,强调散结消聚治法。其弟子王耀献老师专攻肾络"微型癥瘕"理论,王老师常说这个理论是吕老师"'微型癥瘕'形成"学说的延伸。

吕老师于20世纪70年代末提出治糖"二五八"方案。他认为对于糖尿病这种目前还无法彻底治愈的终身病，应该尽可能减轻症状，减少并发症，提高患者的生活质量，让患者活得更长久。所以，"健康"和"长寿"应为糖尿病治疗的两个目标，即为"二"。当时，医学界主流普遍将血糖视为糖尿病治疗唯一重要的指标，甚至认为患者的血糖降得越低越好。吕老师提出，糖尿病的治疗不能仅仅着眼于血糖。这个想法是超前于时代的，体现了中医对疾病整体认识的优势，和今天循证医学的观点非常相近。"二五八"方案的"五"是指5项评价指标：血糖不能高、血脂不能高、血压不能高、体重不能高、全身症状尽量少。糖尿病患者应时刻注意这5项指标，发现问题及时解决。而解决问题要靠"二五八"方案的"八"。他提出8项治疗措施，包括辨证用膳、辨证锻炼和心理调适等3项基础措施，中草药治疗、西药口服药、胰岛素等注射用药物、针灸和按摩及气功等5项选择措施。"二五八"方案是一个开放包容的体系，以中医为基础，但不排斥西医手段。在疗效评价方面，不仅强调血糖，还关注血压、体重等指标，体现了中医的整体观；在治疗手段方面，既有基础性措施，也有选择性措施，体现了中医的个体化治疗。吕老师临床上在重视证候的同时，也重视疾病的临床分期与症状的改善。他的"六对论治"思路，包括对症状论治、对症辨证论治、对证辨病与辨证论治相结合、对病论治、对病辨证论治、对病分期辨证论治，体现了病、证、症并重的理念。"三自如意表"则包括"自查血糖、自找血糖升高的原因、自调血糖"旨在充分调动患者自身的主观能动性。"二五八"方案、"六对论治"和"三自如意表"体现了吕老师对患者长远利益的重视，体现了中医整体认识疾病和评价疗效的特点，发挥了中医综合治疗和个体化治疗的优势。吕老师的弟子、现任东直门医院肾病内分泌二区病房的科室主任的王世东老师说："治糖'二五八'方案是我们病房的特色治疗手段，深受临床大夫们的喜爱。很多进修医师、研究生乐于学习和掌握其中的治疗要领，也有患者反馈控糖的积极性提高了，控糖效果更好了。"

肾脏病是吕老师多年来默默耕耘并取得突出成就的另一领域。吕老师将中医病名与西医临床病名相对应，为中医学科发展做出了贡献。20世纪80年代初，他率先倡导将"肾风""肾热""关格"等病名应用于临床。

他指出肾风即肾小球肾炎，急肾风即急性肾炎，慢肾风即慢性肾炎；肾热即肾盂肾炎，急肾热即急性肾盂肾炎，慢肾热即慢性肾盂肾炎；关格即肾功能不全，急关格即急性肾功能不全，慢关格即慢性肾功能不全。在深掘《内经》的基础上，借古人"肾风"观点，提出肾小球肾炎"从风论治"的思想。他认为，风邪是肾风病发生的主要致病因素。"从风论治"开辟了肾脏病临床治疗新思路，提示肾病与感受风邪相关，这在学术上是极大的创新。其弟子赵进喜老师说："吕老师用风药治疗慢性肾脏病的经验给了我很大的启发，也不断激励我传承吕老师的经验，学习吕老师求知若渴的治学精神。"

吕老师经过12年住院医师兼助教、8年主治医师兼讲师的一线工作，收获了广泛的中西医理论知识和丰富的实践经验。1974年晋升为主治医师和讲师后，他专攻防治内分泌代谢病和肾脏系统疾病方向，并给本科生主讲这两大系统的相关疾病。1982年晋升为副主任医师、副教授后，他承担了国家科技部"七五"科技攻关计划"慢性肾炎临床研究"，担任硕士研究生导师，招收内分泌和肾脏病专业的研究生，并担任东直门医院副院长的工作。1990年晋升为主任医师和教授，此后又主持"八五"国家中医药管理局重点课题"糖尿病微血管病变的研究"，国家科技部"九五"科技攻关计划"糖尿病肾病的临床研究"。吕老师在糖尿病及其并发症、慢性肾脏病和其他多种内分泌代谢病、老年病等疾病的中医药防治工作方面有十分丰富的临床经验。主持创建了《糖尿病及其并发症中医辨证标准》《糖尿病中药新药临床研究指导原则》，他和团队建立的糖尿病肾病分期辨证诊疗方案于2011年被国家中医药管理局确定为该病种的诊疗方案和临床路径在全国推广。他还带领团队研制了系列方药：止消通脉宁、清热止消丸、活络止消丸、益气止消丸等。致力于将肾病内分泌学科领域的研究成果与学术理论不断发扬光大，他牵头创立了世界中医药学会联合会糖尿病专业委员会、中华中医药学会糖尿病分会、北京中医药学会糖尿病专业委员会、北京中医药学会肾病专业委员会，是我国中医药防治糖尿病及其并发症和肾病领域重要的开拓者与奠基人之一。

吕老师亦十分重视国际学术交流活动。1978年，他前往德国洪堡大学与内分泌学科专家研讨，其后多次应邀到日本、韩国等地讲学和医疗；糖尿病防治"二五八"方案还曾在韩国当地杂志上发表。吕老师曾多次与时振声教授等一起为印度尼西亚、新加坡等地华侨会诊；与关幼波、施奠邦教授一起出访阿拉伯联合酋长国，圆满完成为其国家元首诊病任务，对促进中医药防治糖尿病及其并发症领域的国际学术交流和推动中医药走向世界作出了重要贡献。

三、精勤求索，纳新求知

每次去吕老师的办公室，都能看见他坐在办公桌前，或看书或写字，或者和年轻大夫、研究生交流工作与学习进度，很少能见到他休息、娱乐，平日也不外出游玩，经常"埋头苦干"。"吕先生每天除了门诊就是学习，参加学术会议的日子也不例外，开完会就回屋读书。"他的弟子们都这样说道。吕老师七八平方米的办公室总是显得格外拥挤，房间里最瞩目的是两个顶天立地却有些不堪重负的大书柜，书柜里塞满了书和报刊。"非常直观，所有最新的刊物，无论是中医的还是西医的都有。作为一位国医大师，最新的药理研究、最新的疾病的进展，老先生都时刻关注。"他的弟子感慨道。即便年过八十，对于一些最新的临床或药理研究进展，吕老师比他的学生还要清楚。当慢性肾脏病分期有变化时，吕老师很快就编好了歌诀帮助记忆。"他现在听力也不好，也不知道他怎么学的，还知道那么多新知识。"吕老师的弟子常说："老先生如今耳背很厉害，有时候打电话，经常听不清楚。如果要向他请教问题，需要提前把问题打印出来，送到吕老师的办公室，面对面向他请教。最后再把请教后的所想、所感、所得打印成文字请他确认。"虽然过程十分繁琐，但吕老师总是乐此不疲，十分愿意与青中年中医学子交流学术问题。吕老师虽为医者，但自己也是一个老病号，基础病缠身，腿脚不便，记忆力也大不如从前。他的弟子说，吕老师有时会让学生参与自己的病情诊断与治疗，既锻炼学生的临床诊疗能力，又能考验学生对知识的掌握程度，可谓用心良苦。

"走上中医道路以后啊，（发现）这是很辛苦的一个事业，又得学中医，又得学西医，还得学很多研究方法，需要好多知识，但是这些知识能不能学到？嗯，按我的体会是应该能学到的。"追求真知是吕老师的人生乐趣所在。经过一生的学习，他奉行的治学之道和思考方式是"寻找规律"，这也是他最常教导学生的。这简单朴素的四个字，是吕老师求索一生的路径：世间的事物一定蕴含着规律，这些规律一定是有方法可以寻找到的。在无涯的知识面前，吕老师无比谦逊，也总带着一些遗憾："应该能学到，但是我没有学到，为什么？很多地方都耽误了，人的精力是有限制的，但是努力还是能做到的。"吕老师常说，活到老，学不了。虽不免遗憾于有涯之生，但他没有因此而停止思考，并相信他的学生们一样会思考下去。50年前，吕老师提出了糖尿病治疗的"二五八"方案，在当时以血糖为唯一重要指标的国际学术界，这个方案是超前的，是将中西医结合、以"能用""好用"为准绳的创见。但吕老师对糖尿病治疗理念的思考从未停止，从文献中学而思，在临床上思且学，他不断补充和完善这个已使无数患者受益的方案。"这糖尿病啊，实际上有这么几个问题，一个是吃饭，一个是用药，一个是运动，就这三点。这三点大家现在用得好不好？其实用得都存在很多问题，我也存在很多问题。"吕老师针对这三点提出了"三个轻巧"：饮食轻巧，运动轻巧，用药轻巧。"再就是心情愉快是很重要的。心情怎么愉快？嗯，我感觉到要寻找五个乐。"这"五个乐"包括气功乐、按摩乐、知足常乐、助人为乐和思辨的快乐。这是吕老师受益一生的"乐"，他希望告诉患者如何获得这样的"乐"，这样的"乐"有多好。如果问及什么是轻巧，"找到这个是很难的一个事儿。"吕老师笑了笑，"但是只要下功夫还是可以找到的。怎么找？你们将来要有精力、有时间、有兴趣，可以组织些愿意寻找规律的人找。"还没有找到这个规律或许是他的另一个遗憾，但他相信他留下的问题终究会得到答案。

在全国讲学和指导临床实践的过程中，吕老师意识到"二五八"方案、六对论治等理论仍不能完全概括中医药诊疗的全过程，有必要对常用的辨证论治方法进行总结和论述。辨证论治是中医学认识疾病和治疗疾病的基本原则，贯穿于医疗实践的全过程。2019年，吕老师将多年临床经验与《中医诊断学》教学大纲相结合，提出"九法"，即9种常用中医辨证方法，包括八纲辨证、病因辨证、气血津液辨证、脏腑辨证、十二经络辨证、六经辨证、卫气营血辨证、三焦辨证和体质辨证。这9种辨证方法为中医临床提供丰富的治疗思路，故吕仁和教授提出将"九法"与"二五八六三"方案合并，形成"二五八三六九"治疗准则。这种数字命名方式脍炙人口，便于记忆，适于推广。吕老师至耄耋之年，其严谨的治学态度却丝毫不减。对于每一篇文章吕老师都会逐字逐句阅读，亲自修改，不论是文字内容、行文逻辑，还是语法错误，都会——指出，有时候一篇文章能修改十几遍。学生在不断地修改文章的过程中，反复和吕老师沟通，对老师的思想有了更深刻的理解。这种认真、严谨的治学态度也作为一种师门精神被传承下来。吕老师的很多弟子常说，吕老师在中医专业领域里的投入与忘我精神十分感人，他们的成长、成才离不开吕老师的言传身教。

吕老师认为，传承与发展中医学术是为了更好地服务广大患者，让更多患者免受病痛的折磨。在身体允许的情况下，他1周里有5天在出诊，诊治百余名患者。他总是不顾身体劳累，给求医的患者加号诊治，能多解决一些病痛，他便多一分满足。吕老师常对身边跟诊的大夫强调临床实践的重要性。学习中医经典，传承中医理论，始终不能脱离临床，要在临床实践中感悟。反复研习中医经典并不是"在经典中打转转"，而是因为我们认识到了自己的不足，需要学习中医理论并在临床实践中检验其正确性。吕老师强调学习中医经典不应泥古不化，而是为了指导临床实践，开拓创新，发展中医。古为今用，洋为中用一定要好用、能用。

2017 年，83 岁高龄的吕老师获评国医大师荣誉称号。其带领的国家中医药管理局吕仁和名医传承工作室、北京市薪火传承"3+3"吕仁和名医工作站以及国医大师吕仁和传承工作室（站）仍在不断培育中医优秀人才，不断壮大中医传承队伍，培养了一批中医优秀后备人才，形成了 3 支稳定的传承梯队，并取得高、中、低各人才梯队均衡发展，百花齐放的喜人成果。在吕老师的带领下，吕仁和传承工作室每年均举办世界中医药学会联合会糖尿病专业委员会学术年会、北京中医药学会糖尿病专业委员会学术年会，同时还举办了糖尿病中医专科医师研修班、中西医结合治疗糖尿病学习班，以及 2020 年吕仁和国医大师传承工作室学术论坛。吕老师虽行动不便，行走时需搀扶前进，但仍坚持前往大会现场进行发言和讲学。2021 年，糖尿病研修班因疫情影响，改为录制视频学习的形式，他在弟子的协助下完成全部视频的录制工作，十分令人敬佩。吕老师还指导学生开展"十一五"科技支撑计划项目、国家重点研发计划项目、国家自然科学基金项目研究。吕仁和教授发表及指导学生发表《糖尿病肾病分期辨治 568 例临床分析》《慢性肾炎（前期）中医辨证标准》等文章共 600 余篇，主编《糖尿病及其并发症中西医诊治学》（第 1 ～ 3 版）等学术专著 10 部，其中《糖尿病及其并发症中西医诊治学》（第 1 版）获得 2002 年度中华中医药学会首届"康莱特杯"优秀著作一等奖。

吕老师的患者常说，吕老师是国家级的"珍宝"，叮嘱学生一定要好好传承他的经验；吕老师的弟子常说，先生学宗岐黄、医道仁和，国医大师实至名归；他自己却说，为中医药事业发展作出贡献的人很多，只不过荣誉有限，授予我罢了。吕老师勤于督促后辈前进，急于见到中医传承事业蓬勃发展的盛况，他孜孜汲汲、废寝忘食的治学精神亦是所有中医学子的榜样与前进动力。

（周婧雅整理）

第五节　淡泊以明其志

一、简朴以慰平生

北京中医药大学东直门医院门诊部和住院部二楼的连廊上，有两扇不起眼的小木门，门上刷着浅灰色的漆，有着老式的门把手，门旁和对面立着数个高大的铁皮柜。连廊里光线并不算明亮，路过的人如果没注意到小门前挂的牌子，可能会把这里当作某个仓库。走近看就会注意到，数个牌子都是国家中医药管理局或北京市中医管理局颁发的牌匾，上面写着"吕仁和国医大师传承工作室""吕仁和名医传承工作站"等。这里就是吕老师的办公室，屋里挤满了书、报纸和文件，窗台上摆放着一些花草，有几盆是学生教师节时送给吕老师的兰花。沙发既用来招待来客，亦用于他休息。这位国务院政府特殊津贴的享有者、中央保健会诊专家，人事部、教育部、卫生部和国家中医药管理局确认的老中医专家，身在陋室，却怡然自得。这或许就是"斯是陋室，惟吾德馨"吧！

2021年之前走在医院里，偶尔会遇到吕老师。他个子不高，微微佝偻着，头发灰白，精神矍铄，慢悠悠地骑着一辆小三轮。如果碰到有人和他打招呼，他满是皱纹的脸上会露出慈祥的笑容，向对方点点头。刚来医院学习的小同学不认识他，听到其他老师们尊敬地和这位老人打招呼后，常常惊讶地小声交谈："原来这就是吕老！"吕老师喜欢骑着小三轮上下班，说这样既稳当又锻炼了身体，还方便买菜。"他在生活中非常俭朴，简单得不能再简单。"吕老师的学生回忆道，"每天在单位食堂吃饭，多以素食为主，从不大鱼大肉。衣着也很简朴，很多衣服穿了许多年，相当旧了也不愿丢弃。"还有学生算过吕老师的花销，10元钱已足够一天的饭钱。

二、躬行乐而忘忧

"'健康'的指标是什么？自理吃喝拉撒睡，生活工作不觉得累。'长寿'是什么？三个轻巧五个乐，活到78、88、98、108岁都有可能。"吕老师笑着说。"健康"与"长寿"是"二五八"方案基于患者最长远利益定下的目标，同时吕老师自己也每日躬行，"老年人要忘记年龄，不要认为自己老。当前社会稳定，生活条件好，老年人活到百岁已不是梦。"

每天早晨6点，吕老师都会在办公室练一遍"十八段锦"，之后再吃早餐，这一习惯已经坚持了许多年。魏执真老师回忆道："从他上学开始我就知道他坚持锻炼，按照他的方法身体力行。"因为年少时生活艰苦，营养状况不佳，早年吕老师的身体并不是很好，但他持之以恒地锻炼。吕老师多次说过，不管做什么运动，一定要坚持，争取有一个较好的身体，为患者多服务几年。吕老师的日常饮食十分简单，少吃肉、少吃盐、少吃辛辣食品，多吃蔬菜粗粮，特别是红薯、土豆等容易消化的食品，只吃七成饱，从不暴饮暴食。每天他都要吃3枚大枣、1个核桃，大枣益气养血，核桃仁补肾润肠，对老年人和脑力劳动者比较适宜，也可以避免正餐时进食过多。

不出诊的时候，吕老师就在办公室读书、写作。吕老师每日坚持诵读医学经典著作。75岁时，吕老师曾利用自己并不多的空闲时间，将临床经验整理在册，定期为《糖尿病新世界》的读者们撰写科普文章。疲惫时就侍弄一会儿花草，或练练书法。吕老师喜爱书法，尤其擅长隶书，字体端庄遒劲。他认为书法是一门艺术，也是一种养生之道。笔墨可以养生，可以寄托情怀；书法可以帮人静心、怡情，达到宽容、知足的境界。吕老师的书架旁有一块小黑板，他常在上面书写自己喜爱的格言。小黑板上最常出现的句子有"心静思远，志在全球""古为今用、洋为中用""百花齐放、百家争鸣""与时俱进，开拓创新""生而勿杀，予而勿夺，赏而勿罚"等。

吕老师常常用王蒙讲《老子》时提出的两个说法给学生们讲道理。一个叫"智慧的沐浴"，就是用智慧把自己洗刷洗刷，看看自己有哪些问题，到底为什么情绪不好。另一个叫"思辨的快乐"，就是说既要勤于思考又要善于思考，通过不断思考、不断学习，使自己获得足够多的智慧，变得快乐，提高抵抗不良刺激的能力。在他看来，喜、怒、忧、思、悲、恐、惊是生活中难以避免的，但只要生活中加强修养、爱好广泛、不计得失恩怨、遇事不躁，就能心静志安，乐观宽宏。

吕老师总结自己的性格是敬天地，孝父母师长，爱妻儿，简朴，宽容，知足，善忍，防急躁。他给自己拟定的奋斗目标则是为糖尿病、肾病患者"健康""长寿"寻找防治有效的方案、方法、方药而奋斗。他总说："我没做什么，看了一辈子病。看病是我的职业。"

（朱荔炜整理）

第二章　临证思维

第一节　阴阳平衡，治病求本

吕老师师从著名中医学家秦伯未先生。秦伯未一生致力于中医的教育事业，他曾反复强调："研究中医学，先要学习《内经》，然后可以顺流而下地贯彻到其他医学，不如此，便像失去了钥匙，无法打开中医宝库的大门。"而在 20 世纪，我国尚缺乏中西医结合治疗疾病的经验，面对西医病名，若不能坚守《内经》之训，则容易陷入"头痛治头，脚痛医脚"的思维模式，走向更狭窄的道路。在这种背景下探索西医诊断疾病的中医治疗，《内经》阴阳学说无疑是最重要的指路明灯。

秦伯未在《内经知要浅解》中解释道："阴阳是古代哲学，被中医引用来说明人体生理和病理的现象，以及药物性能和诊断，是治疗方法正、反两方面。所以阴阳是一个机动的代名词。《内经》对于阴阳的使用，并非固定地指某一事物，而是代表某一事物或某一现象的属性，必须在一切相对性里寻求某种一定情况或某一种物征来体味《内经》运用阴阳的意义，才不致茫无头绪。"秦伯未在教学中也习惯从阴阳角度讲解、认识问题，对吕老师的临床思维产生了巨大影响。

吕老师强调要牢牢把握《素问·阴阳应象大论》中"阴阳者，天地之道也，万物之纲纪，变化之父母，生杀之本始，神明之府也，治病必求于本"这句纲领。阴阳贯穿在中医生理、病理、诊断、治疗和用药等各个方面，同时也可为西药使用与非药物疗法等提供指导。在疾病辨证上，吕老师注重分标本虚实阴阳。如吕老师提出的慢性肾炎辨证分型中，无论慢性肾炎前期还是肾功能衰竭期，本虚证部分都总分为肾阴虚、肾阳虚、肾阴阳俱虚三大类。在处方用药时，吕老师尤其重视调节久病重病之人的阴阳平衡，依据阴阳互根的生理，或阴中求阳，或阳中求阴。以龟鹿二仙胶的应用为例，阴虚的患者会酌情多用龟甲胶或龟甲，阳虚的患者会酌情多用鹿角胶或鹿角霜，并非阴虚不用补阳药、阳虚不用补阴药，而要兼顾阴阳，调整其比例，达到阴阳互生、阴平阳秘的效果。在西药应用方面，吕老师擅长中西结合的治疗方法，在阴阳学说的指导下认识部分西药的阴阳属性。如胰岛素可以改善高血糖状态下的阳亢症状，故认为其性属阴；而类固醇激素用后可出现消化道溃疡、痤疮等阳亢的副作用，故认为其性属阳。吕老师在治疗肥胖气虚的糖尿病患者时，不主张为了降糖过多使用胰岛素，因肥胖之人多痰湿等有形阴邪；在治疗部分肾炎、肾病综合征时，若畏寒、水肿等阳虚症状明显，则提示患者对激素敏感的可能性大，应配合激素治疗。吕老师在临床上还常会根据患者的阴阳及体质状态，设计合适的饮食运动方案，或者传授患者一些简易的穴位按摩方法，帮助达到调理气血、平衡阴阳的效果。

吕老师认为"阴阳平衡，治病求本"的思维是中医治病养生的最高指导原则，应时刻放于首要地位。吕老师的学术观点也都离不开阴阳，许多事物皆可找到对立与平衡，这种思维不局限于处方用药，还能够为认识理解事物提供指导工具，值得大家去思考应用。

（刘轶凡整理）

第二节　承古求用，纳新求好

吕老师曾跟随北京四大名医之一的施今墨先生学习过。施今墨先生认为中医治学应在继承学习前人理论的基础上勇于突破，不能"各承家技，始终顺旧"。在传承与创新方面，施今墨先生强调"古为今用，洋为中用"在继承古代的理论方法应当重在为现在所用，学习现代的科学技术重在取其精华去其糟粕。治学不应囿于门户之见，不管是古代还是现代，中医还是西医，只要能解决实际医疗问题的，就应当将其为我们所用。

吕老师秉承施今墨先生训导，强调"承古求用，纳新求好"，善于博采古今医家所论，勤于学习现代医学的研究成果与方法。吕老师结合中医古代医籍与现代研究成果将糖尿病的中医病名定为"消渴病"，并分为"脾瘅""消渴""消瘅"三期；结合中医理论与现代病理研究提出糖尿病并发症的"'微型癥瘕'形成"病机理论和"活血消癥"治法；结合西医评价治疗手段制定中医治疗方案，其博纳古今、中西并重的治学态度值得后辈学习思考。

一、结合中医古籍与现代研究成果定病名分病期

在许多医学著作中，糖尿病的中医病名被称为"消渴"，但吕老师认为糖尿病的中医病名当定为"消渴病"。"消渴"的含义在《古代疾病名候疏义》已有解释："消渴，渴也……津液消渴故欲得水也。"可见"消渴"一词的含义为"口渴多饮"，是对症状的描述。而"消渴病"一词，最早见于唐代王焘《外台秘要》引隋代甄立言的《古今录验》，其中提道："消渴病有三：一渴而饮水多，小便数，无脂似麸片甜者，皆是消渴病也。"文中的描述与现代糖尿病高血糖的基本临床特征相符合。可见以"消渴"为病名，是根据症状对病证进行命名，范围更宽泛，可以涉及诸多具有"口渴多饮"症状的疾病；而以"消渴病"为名，可以代表特定的疾病及其相对应的特定的病机变化，对疾病的界定更为清晰，利于在临床与科研中与现代的糖尿病相互参照。故吕老师认为根据《古今录验》中论述，用"消渴病"一词作为糖尿病的中医病名较"消渴"更为合适。

在传统中医论著中，"消渴"多为"三消辨证"。陈延之《小品方》始将其分作三证："消渴"——渴，小便不利；"渴利"——随饮随溲；"消利"——不渴，小便自利。后《小品方》佚，巢元方宗此把"消利"称为"内消"。自宋代《太平圣惠方》起首先提出"三消之名"："夫三消者，一名消渴，二

名消中，三名消肾……饮水多而小便少者，消渴也，唉多而饮水少，小便少而赤黄者，消中也；饮水随饮便下，小便味甘而白腿消瘦者，消肾也。"这里三证内容已有变化：一是加了饮食、消瘦、小便味甘而白浊等症状；二是"消中"的内容不同于"内消"也不同于"消利"。此后宋代《三因极一病证方论》中提出"三消"的脏腑定位：消渴属心、消中属脾、消肾属肾。《简易方》进一步提出：消渴属于上焦，消中属中焦，消肾属下焦。刘河间《三消论》也称"消渴""清中""消肾"。《丹溪心法》才正式提出上消、中消、下消之名，并提出治则：上消用清法（白虎加人参汤），中消用下法（调胃承气汤），下消用补肾法（六味地黄丸）。这种"三消论治"的模式至此成为定局，直至今日《中医内科学》教材仍奉行之。

如果把"消渴"理解为以渴与利（小便）为主体的证候，这种源远流长的辨证方法也不失为纲目之举；但如把"消渴"作为一种有特定的病证，这样辨证就不得要领了。这是因为"三消辨证"有如下问题：第一，没有认识和把握消渴病固有的、较长的纵向发展规律，也不利于说明不同阶段的病机。第二，传统的"三消"概念不同于今之消渴病，其中的"消谷善饥、不甚渴、小便少""尿如脂膏"等可能为今之甲亢、乳糜尿等病，如仍沿用之就存在一个与西医讨论对象不统一的问题。因此，吕老师主张将"消渴病"与糖尿病对应，以利于中医对糖尿病的深入研究。

同时，吕老师从《内经》等经典古籍中挖掘相关理论并与西医观点相结合，遵循糖尿病发生、发展以及演变规律，将消渴病分为脾瘅期、消渴期、消瘅期三期。《素问·奇病论》中对脾瘅期的论述为"此肥美之所发也，此人必数食甘美而多，肥也"。可见脾瘅期以肥胖为核心，包括脂肪肝、高脂血症、肥胖、高血压病、高尿酸血症、葡萄糖耐量异常、空腹血糖受损及代谢综合征等疾病。这与现代研究发现肥胖是 2 型糖尿病的重要危险因素相契合。消渴期对应的是糖尿病期，《素问·奇病论》中对消渴期的论述为"肥者令人内热，甘者令人中满，故其气上溢，转为消渴。治之以兰，除陈气也"。"肥者令人内热"，指在肥胖的基础上，诸多因素皆能在体内化热成病，如胃肠结滞内生结热，饮食积滞化生痰热，脾胃积滞化生湿热，肺胃积滞化生实热，肝气郁滞化生郁热，烟酒过度成毒热，诸热伤阴内生燥热等。结合糖尿病代谢异常的特点，"甘者令人中满"，可进行如下理解："中"即"血液中"，"满"即血糖高到一定程度，"热"与"满"相合，则"甘气上溢，转为消渴"。"甘气"指甘甜之气，可理解为糖尿病患者的血糖，"上溢"指超越正常水平，从西医角度看，就是血糖升高达到了糖尿病的诊断标准。此时，病情"转为消渴"，出现多尿、多饮、多食、疲乏、消瘦等诸多因血糖过高导致的临床症状。一个"转"字，说明"脾瘅"在前，"消渴"在后。消瘅期对应的是糖尿病并发症期，《灵枢·五变》言："五脏皆柔弱者，善病消瘅……此人薄皮肤，而目坚固以深者，长衡直扬，其心刚，刚则多怒，怒则气上逆，胸中蓄积，血气逆留，髋皮充肌，血脉不行，转而为热，热则消肌肤，故为消瘅。"《灵枢·本脏》又云："心脆，则善病消瘅，热中。""肺脆，则苦病消瘅，易伤。""肝脆，则善病消瘅，易伤。""脾脆，则善病消瘅，易伤。""肾脆，则善病消瘅，易伤。"吕老师认为《内经》中指出"五脏柔弱"易进入消瘅期，而不同糖尿病并发症出现的原因与各个脏腑的脆弱程度有关，先天脆弱之脏容易更早出现本脏并发症；同时还清楚地指出，消瘅的形成是由于"怒气上逆"，血气逆留，髋皮充肌，致血脉不行、瘀滞化热而成，"血气逆留"是消瘅期的主要病机。可见，从脾瘅期、消渴期、消瘅期三个阶段认识消渴病，可以概括病情由轻到重的纵向发展过程，更有利于研究糖尿病这种慢性病不同阶段的证候、病机重点及预后，以便采取相应的治疗措施，也更利于与西医进行交流。

二、结合中医理论与现代病理研究创"'微型癥瘕'形成"理论与活血散结治法

糖尿病慢性并发症是糖尿病患者致死、致残的常见原因，也是吕老师倾注心血研究的重点领域。吕老师根据多年的临床经验，在继承祝谌予先生应用活血药治疗糖尿病的经验基础上，参考古代文献，结合西医病理相关知识，提出糖尿病慢性并发症存在"'微型癥瘕'形成"的病理假说。他认为消渴病病程日久，除气阴两虚愈发明显外，痰湿、气郁、内热、瘀血等不断

滋生，相互胶结于络脉，形成微型癥瘕积聚。所谓"聚者，聚也，聚散而无常也"；"瘕者，假形也，假物之形易变"；"积者，积也，积久而成形也"；"癥者，症结也，有形之症结难变"。因此，消瘅期的癥瘕存在于体内，虽体表触之无物，但大到动脉壁粥样硬化斑块的形成，小到肾小球系膜细胞外基质的增生积聚，都是瘕聚逐渐发展为癥积的表现。消瘅期患者，在消渴病阴虚内热不解，气阴两虚、阴阳两虚的基础上，络脉瘀结，形成微型癥瘕，由此可出现各种并发症，如心悸胸痛、中风偏瘫、水肿胀满、视瞻昏渺、肢体麻木、肢端坏疽、阳痿、癃闭、大便不调等。这一过程，在糖尿病肾病的发生发展过程中，表现尤其突出。

　　吕老师认为，糖尿病肾病的中医病名当为消渴病肾病。其基本病机乃消渴病治不得法，热伤气阴，气虚、阴虚，气阴两虚甚至阴阳俱虚，久病入络，痰、热、郁、瘀诸多病理产物在肾之络脉形成微型癥瘕，最终导致肾体受损、肾用失司，而出现水肿、尿中有泡沫等症状。而微型癥瘕从瘕聚到癥积的过程与现代研究对糖尿病肾病病程渐进的认识相符。西医将糖尿病肾病分为五期。Ⅰ期：肾脏增大，肾小球滤过率增加，此期肾结构正常。Ⅱ期：肾小球毛细血管基底膜增厚，系膜基质增多。Ⅲ期：早期糖尿病肾病，肾脏结构和功能发生了改变，镜下肾小球毛细血管基底膜弥漫增厚，系膜基质增生，可见弥漫性肾小球硬化症。Ⅳ期：临床期糖尿病肾病，病变肾小球的系膜基质重度增生，形成结节状硬化，并出现部分肾小球荒废现象。Ⅴ期：终末期肾功能衰竭，因系膜基质和其他细胞外基质增生、小动脉损伤，最终多数出现球性硬化和荒废。Ⅰ～Ⅱ期，肾脏增大、增重，基底膜增厚，系膜增生，病变轻而且可逆，与瘕聚的聚而成形、假物以成形、状态可变性质相似；Ⅲ～Ⅴ期弥漫性肾小球硬化、结节状硬化、球性硬化和荒废，与癥积之病位固定、有形可征、日久成积相一致。可见"微型癥瘕"是消渴病肾病的基本病理因素，故活血消癥当为消渴病肾病的基本治法，并提出止消通脉宁、止消温肾宁、止消保肾宁等治疗消渴病肾病的经验方。基于糖尿病肾病"'微型癥瘕'形成"的病机理论与活血消癥治法，吕老师团队主持完成了多项国家级课题。"十五"国家科技攻关计划项目"糖尿病肾病肾功能不全防治优化方案研究"项目，采用随机、单盲、平行对照和多中心临床研究方法。结果显示：建立在饮食治疗、现代医学降糖治疗等对症治疗基础上的中医辨证论治方案，在改善糖尿病肾病肾功能不全证候、肾功能指标、生存质量等方面，优于血管紧张素受体Ⅱ拮抗剂氯沙坦，该成果获 2007 年中华中医药学会科技进步奖二等奖。"十一五"国家科技支撑计划项目"中医药全程干预糖尿病肾病进程综合方案研究"发现，建立在饮食治疗、降糖、降压基础上的中医药化瘀散结全程干预糖尿病肾病综合治疗方案，疗效明显优于西药厄贝沙坦组，初步显示中医药在延缓糖尿病肾病进程中的巨大优势。

三、将现代医学成果融入中医治疗方案

在治疗方面，吕老师强调："不要管中医西医，好的东西都变成我们的。"他不仅应用传统中医治疗方法，还常结合现代医学的研究成果，往往取得显著疗效。

（一）结合现代诊疗方案创"二五八"方案

糖尿病具有发病率高、并发症多、病因复杂、根治困难的特点，所以单纯应用一方一药治疗糖尿病及其多种并发症是不现实的，故吕老师将中医传统治疗方法与西医的诊疗方案相结合，提出糖尿病及其并发症防治的"二五八"方案。其中，"二"指"健康""长寿"2 个治疗目标；"五"指 5 项观察指标，不仅包括中医诊疗较重视的"症状"还包括"血糖""血脂""血压""体重"等评价指标；"八"指的是 8 项治疗措施，其中不仅有"辨证施膳""辨证施动""辨证施教""口服中药""针灸按摩""气功"等中医理论指导下的治疗方法，还包括"口服西药""应用胰岛素"这 2 项西医治疗方法。

吕老师认为糖尿病作为终身性疾病，不能单纯地将"降糖"作为其治疗目标，应着眼于生命维持和生命质量，故将"健康""长寿"定为治疗目标。这样的治疗目标是吕老师在 20 世纪 80 年代初提出的，这种观念的提出得益于中医的整体观和儒家中庸之道。在病情监测方面，由于糖尿病并发症的发

生不只与血糖水平有关，还与血脂、血压、肥胖密切相关，故吕老师提出，对疾病的把握应有全局观念，要全面系统地整体观察。不仅监测血糖评价指标，还要监测血脂、血压、体重；不仅监测西医理化指标，还要关注患者的主观症状。在治疗方面，吕老师重视发挥中医特色，突出"以人为本"的中医临床思维，倡导据情辨证饮食、据情辨证运动、据情辨证调整心态；强调根据患者自己的体重、体质、生活习惯，安排饮食的质和量，根据患者的生活方式、喜欢的活动制定运动方式和运动量。辨证论治方面，吕老师立足于中医理法方药，针对糖尿病的病、证、症，综合患者宏观和微观的病损状态来治疗糖尿病，达到多环节、多层次、多靶点整合调节的目的。另外，吕老师不拘一格，广泛吸纳中药内服外用、推拿、针灸、拔罐、敷膏、药浴、保健、气功、药膳食疗等丰富多彩的治疗方法，力求延缓糖尿病各种慢性并发症的发生发展，帮助患者带病延年。吕老师还摒除门户之见，遵循"洋为中用"的治学思想，将胰岛素和西药纳入"二五八"方案之中。这并不是偏离了中医道路，而是一种以保障患者健康为终极目标、为患者负责的治疗方法。因为吕老师认为，口服降糖药和胰岛素可以控制血糖稳定，防止血糖波动带来的损伤和风险。他还十分重视最新的研究进展和治疗手段，认为中西医结合治疗可以做到优势互补。辨证应用中药改善患者身体的功能状态，提高生活质量，防止和延缓慢性并发症，调节机体内环境，更有利于西药发挥效用，减轻长期应用西药而导致的药物耐受，甚至可逐渐减停西药的用量。另外，中医药的补益调节法可以保护患者的肝肾功能，减轻或避免由于长期服用西药引起的肝肾损害及其他毒副作用。

（二）结合传统功法与现代运动医学创十八段锦

运动是糖尿病治疗中必不可少的一环。中医自古重视劳动锻炼对于人类健康的作用。《素问·异法方宜论》中记载："中央者，其地平以湿……其民食杂而不劳，故其病多痿厥寒热，其治宜导引、按跷。"其中提到"其民食杂而不劳"，而导引、按跷等运动干预尤其适合摄入过多且缺乏体育锻炼的一类人。"食杂而不劳"正是现代社会很多糖尿病患者的真实写照，故中医传统功法特别适合作为此类患者的基础治疗。吕老师在太极拳、八段锦等传统功法的基础上，结合现代运动医学疗法创立了十八段锦功法，并根据难易程度分为初、中、高三级，适用于不同的患者。临床应用中证实，其对糖尿病患者的血糖、血脂及情志改善具有积极作用。

（三）结合传统中药理论与现代药理研究进行处方用药

吕老师在临床处方用药方面不仅熟谙传统方药理论，还参考中药药理研究结果。如吕老师常对肾病患者应用猪苓、茯苓药对，以求利水渗湿之效果，但对于水肿不甚者，吕老师常单用猪苓，这主要是受到现代药理学的启发，以求提高肾病患者的免疫力，保护肾功能，有时还会配伍同样具有调节免疫作用的红景天、灵芝。

吕老师在用药时还会考虑西药对于患者的不良反应。如糖皮质激素是治疗肾病综合征的常用药物，但长期大剂量应用糖皮质激素会兴奋神经系统、抑制下丘脑—垂体—肾上腺轴。故吕老师结合中医理论和现代药理学研究，对此类患者常加用羌活、益智仁药对，意在调节、保护垂体—肾上腺系统，减轻糖皮质激素对神经系统的影响。

（陈小愚整理）

第三节　学遵《内经》，联系实际

吕老师于北京中医学院求学时曾师从于祝谌予先生。祝谌予先生是北京四大名医施今墨先生的学生和女婿，曾任北京中医学院教务长、北京协和医院中医科主任、国家中医药管理局第一批全国老中医药专家学术经验继承工作指导老师，他的学术思想对吕老师有深远的影响。祝谌予先生认为中医典籍浩如烟海，必须要抓住重点，重点就是《内经》。吕老师深受祝谌予先生影响，特别重视对《内经》的学习，提倡以《内经》为准绳，深挖中医理论基础。吕老师遵《内经》古训，结合临床实际，阐释糖尿病的病因及防治方法，并强调患者在治疗过程中的重要地位。现将其相关思想阐述一二，以飨同道。

一、遵《内经》古训，阐释糖尿病的病因病机及其演变

（一）饮食不节，伤在五味

《素问·通评虚实论》云："凡治消瘅……甘肥贵人则膏粱之疾也。"可见自《内经》即认识到消渴病与饮食不当有着密切的关系。中医认为饮食不当分为饮食不节和五味不调和两个方面。《素问·奇病论》云："此五气之溢也，名为脾瘅。夫五味入口藏于胃，脾为之行其精气，津液在脾，故令人口甘也。此肥美之所发也。此人必数食甘美而多肥也。"吕老师认为糖尿病的病因为"数食甘美而多"，"数""多"分别提示进食食物频次多、总量多。"饮食自倍，肠胃乃伤"，暴饮暴食损伤脾胃，积热内蕴，化燥伤津，消谷耗液，可导致消渴。"甘美"即甘甜美味，形象地描述了2型糖尿病患者喜食甜食的偏好。《素问·生气通天论》云："阴之所生，本在五味，阴之五宫，伤在五味。"《素问·五脏生成》云："是故多食咸，则脉凝泣而变色；多食苦，则皮槁而毛拔；多食辛，则筋急而爪枯；多食酸，则肉胝而唇揭；多食甘，则骨痛而发落。此五味之所伤也。"人赖饮食五味以充养，维持正常的生命活动，但五味偏嗜会伤及五脏，导致疾病的发生。

所以要预防糖尿病，就要做到饮食有节与谨和五味。饮食有节即不暴饮暴食，谨和五味即要饮食清淡、精以时服。吕老师在临床上常对患者强调"饮食轻巧"：对于饭局可吃可不吃的，就不去吃；必须去吃时，要靠毅力克服过于旺盛的食欲，用知识控制和选择合适的饮食；若已知吃多了，之后就要减少食量，并多次素淡饮食。尽可能遵照营养均衡的原则，选择蔬菜、粗粮等高纤维、低热量食物，减少各种肉食、油炸食品的摄入。

（二）思虑太过，情志失调

《灵枢·五变》云："怒则气上逆，胸中蓄积，血气逆流，䐃皮充肌，血脉不行，转而为热，热则消肌肤，故为消瘅。"说明情绪失调，气血上逆，胸中蓄瘀，内热积滞，伤津耗液，可成消渴病。"怒则气上，喜则气缓，悲则气消，恐则气下，惊则气乱，思则气结"，情志不调严重影响气机正常运行，是消瘅（消渴病并发症）的重要病因之一。现代社会节奏快、压力大，人们常处于紧张不安的不良情绪之中，加之糖尿病需严格的饮食控制、长期服药等，导致许多患者因疾病而产生焦虑、抑郁的情绪。从西医的角度看，不良情绪明显降低了血糖达标率，不利于血糖的稳定，不良情绪导致的失眠更是会进一步损害胰岛细胞功能，从而加速糖尿病的进展。故保持客观的精神、避免七情太过，对糖尿病的预防有着积极的作用。吕老师在临床治疗中非常重视心理疏导的作用，通过与患者的谈话，解除其心理上的压力或障碍，教导患者要有积极向上的生活态度，保持心情舒畅，常在中药处方后写上"少着急，少生气"，帮助患者认识患病的原因，预防糖尿病的发生发展。对于情志异常严重的患者，吕老师常在言语宽慰的基础上再施以疏肝、调脾、理气的中药方剂，往往能取得事半功倍的效果。

二、注重医患沟通，创患者自我调治"三自如意表"

《素问·汤液醪醴论》云："病为本，工为标，标本不得，邪气不服，此之谓也。"意思为在治疗疾病的过程中，患者和疾病为本，医生和治疗手段为标，二者之间需要相互信任，医生及治疗手段需符合患者的病情且需要患者配合才能取得疗效。这个思想在糖尿病、慢性肾脏病等慢性疾病的治疗中体现得更为明显。慢性病的治疗周期较长，饮食、运动、情绪等生活方式对疾病的进展有着重要的影响，在治疗过程中需要患者积极配合医生，坚持完成治疗疗程，改善不良生活习惯，才能收获较好的疗效。所以，吕老师认为医患互动是治疗过程中的重要环节，一方面医生在与患者互动过程中可以抓取有用的信息，另一方面医生可以向患者传递信息。如果起到传递信息的良性作用，与患者建立信任，患者的依从性就会增加，有助于执行医嘱，提高疗效，而且医生和患者是互相影响的，患者的正反馈可以激励医务工作者积极工作，反之可能会有副作用。此外，心理暗示也是影响疗效的重要因素之一。医生应当给患者积极的心理暗示，帮助患者建立起抵抗疾病的信心，调整患者的消极心态，解除思想压力。

吕老师在临床接诊过程中总是耐心地对待患者，态度和蔼，不仅为患者开具重要处方，还常对患者进行疾病的科普，提供饮食、运动、按摩、情志调节等生活方式方面的建议。

糖尿病是一种病程较长的慢性疾病，血糖水平不仅受到药物作用的影响，还受患者的饮食、运动等诸多生活因素的影响。故吕老师结合西医的认识和自己长期诊治糖尿病患者的临床经验设计出"三自如意表"，帮助患者进行自我监测。"三自如意表"指让患者对自己的血糖、血压、血脂、体重、治疗措施、临床症状进行自查、自找、自调，从主观和客观两个方面监测病情，体会应用不同药物、饮食运动方案后各项指标的变化。这样的方式不仅有助于为患者制订个体化的生活方式干预和优化药物干预方案，提高治疗的有效性和安全性，还可以让患者参与到诊疗活动中，这对提高患者对医生诊疗活动的认知，增强患者对治疗疾病的信心，增进医患的信任度极大的帮助。

（陈小愚整理）

第四节　明辨标本，分期识病

吕老师师从施今墨先生、祝谌予教授、秦伯未教授等多名中医大家。汲取施今墨先生提出的辨病辨证论治、祝谌予教授倡导的辨证辨病分型论治以及秦伯未教授对内科疾病的认识等，吕老师在临床治疗中强调明辨标本，分期识病。吕老师重视从《内经》等经典古籍中挖掘相关理论，并与西医观点相结合，主张遵循疾病发生、发展以及演变规律，对疾病分期进行研究。疾病的发生发展过程中存在正气和邪气的此消彼长，吕老师在疾病不同分期通过辨本虚定证型、辨标实定证候进行论治，在临床中取得佳效。现将吕老师明辨标本、分期识病的理论进行阐述。

一、本虚定证型、标实定证候

吕老师认为疾病的发生不外乎正气虚弱以及邪气侵袭，即本虚和标实。本虚是患者长时间存在的状态，是疾病发生的本因。标实多由患者饮食失节、情志失调、劳逸失度、药石所伤以及外感邪毒等原因导致，常发生转变，是疾病发生、加重的原因。基于此，吕老师提出"型"是模式，"候"是随时变化的表现。证型变化慢，证候变化快。所以，吕老师把变化较慢的正虚归为证型，把变化较快的邪实归为证候，简称为"以虚定型，以实定候"。在临床中，吕老师常根据疾病发生发展的内在规律和患者的脏腑气血阴阳津液情况，将疾病分型进行论治；根据邪实的变化辨出证候，并随证调整药物，以提高临床疗效。

以消渴病肾病为例，消渴病肾病的发生与患者素体肾虚、饮食失宜、情志郁结、失治误治等因素有关。吕老师根据消渴病肾病的疾病特点将其分三期九型十一候进行论治。消渴病肾病早期，内热耗伤气阴，日久渐至气阴两虚，甚则阴阳俱虚，加之患者素体肾虚，肾阴亏损，不能濡养肝木，因此患者多存在肝肾不足、肺肾阴虚、脾肾两虚，故本虚中，脏腑虚损以肾、肝、肺、脾虚为主，又兼有气阴两虚或阴阳俱虚；同时由于气阴不足，经脉失养，加之内热煎熬，气血运行不利，血脉不通，以致气郁血瘀，湿热、燥热、热毒内生。根据患者的临床表现，早期可分为四型六候。四型：1型（肝肾阴虚）、2型（肺肾阴虚）、3型（阴阳气虚）、4型（脾肾阳虚）。六候：气郁、血瘀、湿热、燥热、热结、热毒。中期肾元进一步受损，肾阴不足不能上济心火，心肾不交，肾阴不能涵养肝木，则肝风内动。病久则气虚及血，阴损及阳，而致气血俱虚、阴阳俱损。血不利则为水，致痰湿、血瘀互结，由于肾元虚衰，失于气化，浊毒内生，停留体内。故中期可分为五型九候。五型包括：1 型（气血阴虚，浊毒内留）、2 型（气血阳虚，浊毒内留）、3 型（阴阳气虚，浊毒内留）、4 型（肺肾气虚，浊毒内留）、5 型（心肾气虚，浊毒内留）。九候除早期六候外，还包括痰饮、虚风内动、浊毒伤血。若患者病情继续进展至晚期，肾体劳衰，肾用失司，气、阴、阳俱衰，血脉不活，浊毒内停，五脏受损，三焦受阻，升降失常，水湿泛滥。浊毒停留上扰心神，此期患者多存在神智异常的表现，症状较重，病情危笃。晚期分五型十一候。五型与中期基本相同，但证情加重，症状增多，治疗原则基本变化不大。十一候除中期九候外，还包括浊毒伤神、浊毒伤心。

二、根据虚损劳衰病情进展，分阶段识病

吕老师认为，疾病的发生发展遵循着"病起于久虚，久虚不复转为损，久损不复转为劳，久劳不复转为衰"的过程。先天不足或病久体弱为"虚"，久虚不复为"损"，虚损日久成"劳"，久劳不复转为衰。以消渴病肾病为例，吕老师认为消渴病肾病的病程绵长，病情发展同样符合虚→损→劳→衰的规律。据此，吕老师将其分为虚损期、虚劳期和虚衰期，病情由浅入深，由轻到重。虚损期多为正气的耗损，尚未波及脏腑，或限一脏一腑，程度不甚。患者病情尚轻浅，临床症状很少，甚至没有明显的症状。若能有效解除其病因，则患者有望康复。虚损轻者，尚可补益，病理产物形成尚有可逆之势，重者则继续传变。综上可言"久虚不复转为损"。虚损期向虚劳期进展，则多脏受损，正气亏虚，邪气内生。从本虚来看，患者元气亏耗、久虚不复，病情必辗转波动，难以痊愈；从标实来看，邪气内生，胶结于络脉，形成微型癥瘕，损伤脏腑，病情难复。一旦消渴病肾病进展至虚衰期，患者多气血阴阳俱伤，血脉不活，肾元衰败，五脏受损，三焦受阻，气机升降失常，水湿泛滥，浊毒内停，转为气机逆乱之关格，诸症蜂起。此期患者病情危笃，应结合中西医各种治法综合治疗，旨在提高患者生存质量，延长寿命。

三、糖尿病分期辨证思想

吕老师将糖尿病分为脾瘅期、消渴期、消瘅期进行辨证论治。

（一）脾瘅期

《素问·奇病论》云："此五气之溢也，名曰脾瘅。夫五味入口，藏于胃，脾为胃行其精气，津液在脾，故令人口甘也；此肥美之所发也，此人必数食甘美而多，肥也。"吕老师认为，《内经》论述的脾瘅即为脾热。脾瘅的形成多与患者喜食甘肥醇酒、煎炸炙煿之物的偏好有关，而肥胖是脾瘅的核心症状。患者进食大量"甘美"之品易伤脾胃，导致脾运化水谷精微的能力下降，五谷之气停滞中焦。《素问释义》注："食肥则气滞而不达，故内热。"饮食不化，停滞脾胃，日久化热则成脾胃积热。胃热则易消谷善饥，以致患者食欲增加，继续纳食甘美肥腻，导致脾运受损，化生膏脂而积聚，出现肥胖。肥胖之人脾运不及，体内有形之膏脂与无形之痰湿阻滞气机，导致内热、痰瘀，若不能及时祛除，将促进疾病向消渴期发展。吕老师提出脾瘅期的治疗原则是恢复脾运、减轻体重。临床上可在辨证论治的基础上，从饮食、运动及患者心理教育三方面进行治疗，即"二五八"方案中的辨证施膳、辨证施动、辨证施教三项基本措施。

（二）消渴期

《素问·奇病论》云："肥者令人内热，甘者令人中满，故其气上溢，转为消渴，治之以兰，除陈气也。""肥者令人内热"指进食肥美食物可导致内热，而肥胖亦能形成内热，若不能及时治疗，将导致脾瘅期进展至消渴期，即西医的糖尿病临床期。吕老师指出"陈气"可理解为《素问·奇病论》所言"陈久甘肥不化之气"，乃因糖尿病患者久嗜肥甘，水谷之气与痰湿等内生邪气杂合而成。此"陈气"可阻滞气血津液运行，临床多表现为形体肥胖、易疲乏。吕老师认为，可从西医角度结合糖尿病代谢异常的特点，将"陈气"理解为患者血液中超过正常界限范围的血糖、血脂以及尿酸等物质。血糖、血脂、尿酸等不能被人体及时转运和代谢，停留在血液中超出一定界限，将对人体造成损害。"陈气"初期停留体内，致病较轻，病位尚浅，机体未见明显不适，但陈气日久积聚不散，可生成热、瘀、气郁等病理产物，导致消渴期向消瘅期的转变。吕老师指出，"治之以兰，除陈气也"是消渴期的重要治疗法则。"兰"指醒脾助运、祛除痰湿的药物，如香橼、佛手、佩兰、苍术等理气行滞或醒脾化湿之品，可促脾运化，祛除体内停积之痰湿。此外，"兰"在《说文解字》中指香草，泛指能针对疾病进行有效治疗的草药。因此，在治疗时应仔细斟酌、推敲辨证，抓住关键，辨证选方和加减药物。

（三）消瘅期

《灵枢·五变》云："其心刚，刚则多怒，怒则气上逆，胸中蓄积，血气逆留，髋皮充肌，血脉不行，转而为热，热则消肌肤，故为消瘅。"内热耗伤气阴，气虚不运血，阴虚津枯血滞，血脉不利则成瘀血。吕老师指出，"转而为热"是瘀血停滞阻碍气机形成瘀热的过程，也是消渴期向消瘅期演变的重要病机。瘀热不仅有热伤气阴的特点，同时因其热在血在络，还可直接损伤络脉。瘀血、内热、气郁、痰浊等病邪在络脉相互纠结，聚散无常，与癥瘕消散聚积的变化过程有相似之处。因其具有生于络脉且微小、隐匿的特点，故将其称为"微型癥瘕"。吕老师指出，"热则消肌肤"是微型癥瘕转化之邪热由络及经，损伤包括皮、肌、脉、筋、骨进而伤及五脏六腑、奇恒之腑，甚则全身脏腑及器官的过程，日久脏腑虚损、功能失常，最终导致多种糖尿病并发症的发生。可见微型癥瘕形成是糖尿病从消渴期进展至消瘅期的关键。《灵枢·五变》云："帝曰：人之善病消瘅者，何以候之？少俞答曰：五脏皆柔弱者，善病消瘅。"微型癥瘕合邪热可伤及全身的脏腑器官，临床上患者并发症表现各异。吕老师结合"五脏柔弱者，善病消瘅"指出，糖尿病并发症的发生与否与脏腑气血是否充盛、功能是否完备密切相关。《灵枢·本脏》云："心脆，则善病消瘅，热中……肺脆，则善病消瘅，易伤……肝脆，则善病消瘅，易伤……脾脆，则善病消瘅，易伤……肾脆，则善病消瘅，易伤。"患者禀赋各异，"柔弱脏腑"气血阴阳不足，最易受微型癥瘕侵袭，导致相应脏腑损伤、功能异常，从而出现相应的临床症状。因此，吕老师指出，消瘅期不仅要在气、血、津液和阴阳层面进行辨证，而且要根据患者不同临床表现明晰病位，有针对性地进行治疗。五脏六腑、奇恒之腑，以及皮、肌、筋等都有各自不同的生理特点和病理表现。在辨证论治上，五脏六腑、奇恒之腑多从脏腑辨证角度入手，皮、肌、筋等多以经络辨证为主。

因此，临证应把握不同时期的特点和重点，抓主症、审病机、查病位综合论治；做到早发现、早诊断、早干预，以延缓或防止疾病发展，收获较好的疗效。

（薛泰骑整理）

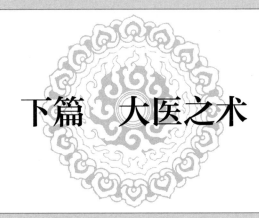

下篇　大医之术

第一章 临证技法

第一节 治疗总则

吕老师临床主张遵循"古为今用、洋为中用""与时俱进、开拓创新"的原则，治疗着眼于患者的长远利益，重视整体认识疾病和评价疗效，综合治疗，并在长期的糖尿病及其并发症防治实践中，总结出了一套综合方案，即糖尿病及其并发症防治"二五八"方案。多年来的临床应用，证明该方案简单明了，切合实用。

糖尿病及其并发症防治的"二五八"方案

糖尿病具有发病率高、并发症多、病因复杂、根治困难的特点，所以单纯应用一方一药就想根治糖尿病及其并发症是不现实的。"二五八"方案多方位、全疗程，采用多种手段防控，帮助患者控制糖尿病，不发生、少发生并发症，降低糖尿病并发症致死、致残率，不但要让糖尿病患者长期存活，还要有更高的生活质量。

（一）"二"——2个治疗目标

"健康、长寿"是糖尿病患者应该追求的最终目标。糖尿病是一种终身性疾病，"治愈"不易。但如果早发现、早治疗，特别是一旦找到有效的治疗规律后坚持治疗，仍然可以像正常人一样生活，享受正常人的寿命。因此，吕老师告诉糖尿病患者将"健康、长寿"作为治疗的两个目标。说白了就是改善患者的症状，提高患者的生活质量；减少糖尿病并发症的发生，延缓糖尿病并发症的发展。在中国，古人对"健康"的理解是体壮为健，心怡为康。世界卫生组织曾给出关于"健康"的定义：健康不仅是免于疾病或羸弱，更是保持身体、精神与社会适应方面的健康状态。虽然诸多概念存在争议，但现在全世界普遍认为"健康"应分为四个维度。

1. 身体健康

身体健康指人体生理上的健康。

2. 心理健康

一般有三个方面的标准：①具备完整的人格，自我感觉良好，情绪稳定，积极情绪多于消极情绪，有较好的自控能力，能保持心理上的平衡，有自尊、自爱、自信心及自知之明。②在自身所处的环境中具有充分的安全感，能保持正常的人际关系，能受到别人的欢迎和信任。③对未来有明确的生活目标，能切实、不断地进取，有理想和事业的追求。

3. 社会适应良好

社会适应良好指一个人的心理活动和行为能适应复杂的环境变化，为他人理解，为大家接受。

4. 道德健康

最主要的是不以损害他人利益来满足自己的需要，有辨别真伪、善恶、荣辱、美丑等是非观念，能按照社会行为规范约束、支配自己的行为，能为他人的幸福作出贡献。

糖尿病患者的健康问题主要有两个方面：第一，躯体上的病生理改变。由胰岛素分泌缺乏及（或）作用障碍引起糖、脂肪、蛋白质等代谢紊乱，主要表现为慢性高血糖，或伴有多尿、多饮、多食、体重减轻等症状，随着病程进展，还可能出现多种慢性血管神经并发症，引起组织器官损害，或因血糖波动出现危及生命的急性并发症。第二，心理健康问题。许多研究均表明，糖尿病可能导致一系列相关心理健康问题。有调查显示，糖尿病患者出现心理障碍的概率高达30%～50%。初诊糖尿病的患者，常因担心糖尿病不可根治，不能正确面对疾病，或自觉异于健康人，从而出现躯体化、强迫症状、焦虑、抑郁、人际关系敏感等问题；而病程较长的患者，因疾病的长期困扰、并发症的出现，焦虑、抑郁进一步加重，甚至出现恐惧、偏执等心理问题。在身体健康上，目前可通过医学手段达到指标正常，通过控制血糖减轻临床症状，延缓并发症的出现；而在其他三个维度上，糖尿病患者应着重努力，与医生互相配合，必要时可以接受专业的心理治疗，以改善自身偏差认知与不良情绪，恢复自信，有意识地实现心理社会适应性和道德健康。此三方面的健康又会反过来对糖尿病的控制起正向作用，促进身体的健康。因此，糖尿病患者完全有可能通过正确的医学干预达到健康的标准，同时相较于普通人，更有可能成为完善健康标准和道德目标的追求者和实现者。从这个意思上看，糖尿病是福祸相依，它如同身边的一位净友，时刻提醒患者去实现身心健康，感悟健康的意义和生存的价值。

（二）"五"——5 项观察指标

血糖、血脂、血压、体重和症状是糖尿病患者应当检测并重视的观察指标。若要让糖尿病患者达到健康、长寿的防治目标，应该做到血糖、血脂、血压平稳减低，并让体重达到或接近标准。

1. 血糖

血糖需要根据患者自身情况，因人而异制定目标值。吕老师常以"餐前 567，餐后 789"顺口溜，来概言患者的血糖目标。一般来说，如果是年轻人，建议血糖控制空腹争取到 5mmol/L 左右，餐后争取在 7mmol/L 左右；如果患者年龄较大或者有并发症，就适当把血糖控制目标放宽，如空腹目标 7mmol/L 左右，餐后目标 9mmol/L 左右。如果有严重的心脑血管疾病，或者反复低血糖发作，肿瘤以及其他重大疾病，血糖控制目标可以进一步放宽，空腹 8mmol/L 左右、9mmol/L 左右甚至 10mmol/L 左右，餐后血糖可宽限到 10mmol/L 左右，11mmol/L 左右，甚至 13 ～ 15mmol/L。总之，在兼顾患者全身情况的前提下，血糖尽量稳定趋近于适于患者的目标值。

2. 血脂

甘油三酯、总胆固醇、低密度脂蛋白控制在正常范围以内。努力实现脂肪肝消除。

3. 血压

血压控制大多建议在 140/90mmHg 以下。糖尿病肾病患者，在可耐受的情况下，建议血压向 120/80mmHg 趋近；对于体位性低血压的人群，建议血压目标适当放宽，以不出现晕倒等危险为原则。

4. 体重

争取将体重控制在正常体重范围内。体重是衡量健康状况很重要的指标。

5. 症状

①口干、多饮多尿、大便干燥、疲乏无力、体重下降、失眠多梦、心烦急躁、怕热汗多等，多因高血糖导致的神经功能紊乱引起。②视力下降、视物模糊、视野中出现黑点、尿中出现蛋白等，多属糖尿病并发的微血管病变。③头晕、头胀、记忆力减退等，应除外脑血管病变。④胸闷憋气，心悸气短等，应除外心血管病变。⑤糖尿病患者的皮肤、五官、脏腑感染。⑥糖尿病患者皮肤瘙痒，特别是二阴及易出汗的部位，治疗应用外洗加内服药。⑦头晕、头痛乃至昏迷等，可能是急性高血糖引起的高渗综合征、酮症酸中毒和低血糖引起的酮症。总之，对糖尿病患者的症状，既要整体考虑，又要抓住重点；既要积极又要稳妥。特别是糖尿病急性并发症的处理应予以足够的重视。

吕老师明确提出，对这 5 种指标应具有全局观念，不可为了使血糖降低而少吃粮食，只食用牛奶、鸡蛋、鸡鸭鱼肉，导致血糖降低而血脂增高，要保持合理均衡膳食，做到血糖、血脂、血压平稳减低，体重达到或接近标准。出现临床症状或指标有所波动时，要努力寻找原因，以便及时解除。通过对糖尿病患者血糖、血脂、血压、体重、症状的全面、系统、整体的观察，监测糖尿病慢性并发症的发生、发展，从而采取相应的防治措施，以保证糖尿病患者健康、长寿。

（三）"八"——8 项治疗措施

吕老师提出的糖尿病及其并发症防治"二五八"方案的"八"指 8 项治疗措施，具体包括 3 项基础治疗措施和 5 项选择性治疗措施。

1. 3 项基本治疗措施

（1）辨证施膳：膳食的基本原则是使体重向标准范围发展。计算标准体重和判断体型，根据标准体重和劳动强度选择每日热量供应量；并在此基础上，根据中医辨证论治的特点，辨证用膳。包括辨证候选膳，如二阳结热、脾胃湿热、食积痰热、肺胃实热、气郁化热、热毒所伤、阴伤燥热等不同证候；辨证型选膳，如气阴两虚、肝肾阴虚、脾肾阳虚等证型。

简言之，膳食是糖尿病管理中极其重要的部分。首先，患者根据自己的实际体重与标准体重的差距及活动量确定 1 日所需的总热量。其次，根据生活条件和习惯，安排餐点的分量和时间。在平衡膳食的基础上，根据体质的寒热虚实选择相应的食物。进餐时做到控制总量，尽量少吃，以不饥饿为度，即每餐只吃七八分饱，以素食为主，其他为辅，营养均衡；进餐时先喝汤、吃青菜，快饱时再吃些主食、肉类。

（2）辨证施动：吕老师认为，运动对糖尿病患者有特别重要的作用。适当运动可以疏通经络，调气和血，改善血流，强筋壮骨，降低血糖、血脂、血黏度，软化血管，并可调整因血糖高引起的代谢紊乱，减轻胰岛素抵抗等。除合理饮食外，适当运动是体重趋向正常的第二要素。糖尿病患者应根据基础活动量选择适合自己的运动方式和运动量，特别注意要循序渐进。活动量是否适当，要以自己的感受和是否有利于五项指标的改善为标准。运动不当起不到良好作用，甚至会带来许多副作用。运动需要注意运动时间、运动力度、运动强度、运动方式等方面。糖尿病患者应根据喜好和条件，选择适合自己的运动方式和运动量，并长期坚持。只要用心，卧、坐、行、立中都能找到适合的运动方式。

（3）辨证施教：一旦患者进入脾瘅期，即明确诊断糖耐量受损开始，医生就应该使患者和家属了解，随着病程的延长，糖尿病及其各种并发症的发生概率会随之增加，生活质量随之下降，应予以重视。严格控制血糖、早期合理防治是防治病情进展的有效方法。但应注意不要向患者施加过重的心理压力，鼓励患者正确认识疾病，修身养性，保持心情舒畅，调畅气机；树立战胜疾病的信心和乐观主义精神，配合医生进行合理的治疗和监测。好的心态同样有利于糖、蛋白质、脂肪代谢失调的改善，有利于五脏六腑生克制化的关系趋于正常。

总之，应使患者和家属了解，此时积极配合治疗，坚持3项基本措施，配合适当的药物治疗，严格控制相应指标，可以使症状减轻，指标降低，病程延缓，甚至恢复正常。做到病情长期稳定，保持生活的高质量是完全可能的，以最大程度减轻患者和家属的心理负担。另外，应该让患者和家属意识到，对消渴病的防治措施，必须长期坚持，即便病情缓解，也应该持之以恒，身体力行。

2.5 项选择措施

（1）口服西药：应规律口服降糖药、降脂药、降压药等药物。

（2）应用胰岛素：必要时要选用注射用胰岛素，以及其他必要的注射药品以使病情尽快得到控制。

（3）口服中药：中医药对糖尿病及其并发症的认识和治疗历史已久，有十分丰富的经验。如吕仁和六对论治的中医辨证思路用于临床，效果良好。

（4）针灸、按摩：针灸和按摩实际是两种诊疗方法，既有诊断的意义，又有治疗作用。将中医经络学说和现代神经、内分泌知识相结合，有助于了解本病发生、变化的许多规律。针灸、按摩对糖尿病患者不仅有解除症状、减轻和消除痛苦的作用，也有降低血糖、调整脂肪、蛋白质代谢紊乱的良好作用。

（5）气功：气功是一种修身养性的锻炼，通过动静结合的锻炼，疏通经络、调和气血，改善全身失调和紊乱状态，增强体质，同时重视精神修养。气功的锻炼需要长时间坚持，久之必然有益健康。

（阮智超整理）

第二节　辨治方法

一、"六对论治"辨治方法

吕老师在临床实践中重视"病—期—证—症"相结合的诊疗思路，在"整体观"和"辨证论治"总体思想指导下，经过长期诊治疾病的医疗实践总结创立出了集对病论治、对病辨证论治、对病分期辨证论治、对症状论治、对症辨证论治、对症辨病与辨证论治于一体的"六对论治"思路与方法，是对中医辨证论治方法的发展和延伸，在临证各科疾病的诊疗中普遍适用，简述如下。

（一）对病论治

"对病论治"是针对疾病病因或病机治疗的方法，属于较高层次的论治。中医自古强调"谨守病机"，就是要求重点解决贯穿疾病始终的基本矛盾，"有者求之，无者求之"。对病论治的重点在疾病本身，是建立在对疾病的病因病机的准确掌握之上，不必太过重视症状的有无及偏颇。大多数疾病本身都有其病机特点，对某一疾病的辨证论治的长期经验积累，可积攒下许多宝贵的经验方剂与治法，临证能够根据取得较好的巧效，适用于病因病机比较明确的疾病。

如糖尿病以血糖升高为基本特征，降低血糖就成为治疗的主要目标，吕老师继承施今墨、祝谌予教授经验，以辨病为基础，参考药理学研究，常用桑叶、桑枝、桑皮、桑椹、桑寄生、蚕沙、卫矛等药物在辨病治疗过程中着眼于血糖的调节；又如糖尿病肾脏病存在"'微型癥瘕'形成"的病机，吕老师治疗时重视化瘀散结消聚之法，常用止消通脉宁、止消温肾宁、止消保肾宁等系列经验方，擅用鬼箭羽、莪术、夏枯草、海藻、牡蛎、瓦楞子等化瘀散结药物；再如急性肾炎病机以风热为主，吕老师常用金银花、连翘、黄芩、蝉蜕、荆芥、防风、山栀、猪苓、牡丹皮、丹参、板蓝根、生甘草等药物以疏风解毒、利湿活血。

（二）对病辨证论治

"对病辨证论治"是在"对病论治"的基础之上，进一步采用辨证论治的方法。它从疾病的整体角度来进行，关注重点依然是"病"，因一种疾病除了有自身的核心病机外，往往还具有其他常见证候，故需采用"对病辨证论治"。在确定患者所患为何种疾病的情况下，研究患者的各种症状和体征来确定其属于何种证型，以此来选方用药。吕老师在临床上习惯将疾病辨分证型、分证候，概括疾病不同阶段的病因病机及证候特点，再按照不同的证型及证候论治，适用于一般疾病的治疗。他认为，证型相对固定，而证候随时变化，所以临床上，吕老师主张以正虚辨证型、邪实辨证候，举例如下：

1. 慢性肾炎

慢性肾炎的常见证型有3种：①脾肾气阳两虚：可用益气固肾汤加减，常用药物有黄芪、淫羊藿、金樱子、芡实、猪苓、炒白术、炒山楂、川芎、石韦等；②肝肾气阴两虚：可用养阴固肾汤加减，常用药物有太子参、生地黄、白芍、女贞子、旱莲草、猪苓、黄柏、牡丹皮、石韦、地龙等；③肾阴阳俱虚：可用调补肾元汤加减，常用药物有杜仲、川续断、生地黄、枸杞子、猪苓、白芍、山药、丹参、山楂、淫羊藿等。

对于兼夹证候的治疗，如：①瘀血属血热证者：可选加牡丹皮、赤芍、紫草、茜草根、生蒲黄、泽兰、丹参等。②属寒证者：可选用川芎、桃仁、红花、当归、山楂等。③属气郁者可选加郁金、延胡索、降香等。④属气虚者：可选加三七、王不留行。⑤瘀血持久不化者：可选用穿山甲、水蛭等。⑥若痰湿属寒者：可选用半夏、生姜、白芥子等。⑦痰湿属热者：可选用天竺黄、竹茹、竹沥、胆南星等。⑧痰气互结者：选用菖蒲、远志、陈皮、郁金等。⑨痰饮者：选用苓桂术甘汤或五苓散。⑩若兼有食积者：选加保和丸。

2. 糖尿病性心脏病

吕老师将糖尿病性心脏病常分 5 型进行辨证论治：①阴虚燥热、心神不宁者：治以滋阴清热、养心安神法，常用生地黄、玄参、天冬、麦冬、黄连、牡丹皮、当归、丹参、酸枣仁、远志、五味子、柏子仁、天花粉等。②气阴两虚、心脉失养者：治宜益心气、养心阴为法，常用太子参、麦冬、五味子、生地黄、何首乌、黄精、丹参、葛根、天花粉、酸枣仁等。③气阴劳损、心脉瘀阻者：治宜益气养阴、祛瘀通脉为法，常用太子参、黄精、生地黄、玄参、丹参、桃仁、川芎、枳实、佛手、葛根等。④心气阳虚、痰瘀互阻者：治宜补气助阳、化痰祛瘀为法，常用人参、麦冬、五味子、瓜蒌、薤白、桂枝、陈皮、半夏、当归、丹参、佛手等。⑤心气阳衰、水饮凌心犯肺者：治宜益气养心、肃肺利水为法，常用人参、黄芪、麦冬、五味子、葶苈子、大枣、猪苓、茯苓、泽泻、泽兰、桑白皮、桂枝、当归、车前子等。

（三）对病分期辨证论治

"对病分期辨证论治"是在"辨病论治"及"对病辨证论治"的基础上，针对慢性、复杂性疾病所建立的诊治手段。此类疾病的病机相对复杂，在病程不断进展的过程中，病证纷繁复杂，很难对其进行准确的辨证分型论治，因此就需要人为地将这类疾病分为几个阶段，再根据各阶段的病理特点分型论治。对病分期辨证论治是站在整个疾病进程之上，对疾病的诊疗进行总结论治的方法。慢性疾病、复杂性疾病的病情往往呈进行性进展，进展过程中常兼夹多种症状，使病机趋于复杂化，利用分期辨证论治，根据理化检查指标将本病分为几个阶段，分析每个阶段的基本病机及病理以指导临床，有利于医生准确抓住复杂病情的主要矛盾来辨证论治。吕老师临床十分重视这种分期辨证思路，对于疾病的分期一般以理化检查指标为依据，用以明确疾病的阶段性；辨证则采取中医四诊合参方式进行。

1. 糖尿病

吕老师主张将糖尿病分脾瘅期、消渴期、消瘅期三期。

（1）脾瘅期：①阴虚肝旺：方用养阴柔肝汤。②阴虚阳亢：方用滋阴潜阳汤。③气阴两虚：方用益气养阴汤。

（2）消渴期：①阴虚燥热：方用滋阴润燥汤、增液汤。②胃肠结热：方用清泻二阳汤、大黄黄连泻心汤。③脾胃湿热：方用清化湿热汤、茵陈平胃散、四妙丸。④肝经郁热：方用舒郁清热汤、丹栀逍遥散、大柴胡汤。⑤肺胃实热：方用肃降肺胃汤、白虎汤。⑥肺热化毒：方用清宣肺气汤、银翘散。⑦气阴两伤：方用益气通活汤。

（3）消瘅期：根据具体并发症，进一步进行分期辨证论治。

2. 糖尿病肾病

吕老师参考丹麦学者 Mogensen 提出的糖尿病肾病分期方案，将糖尿病肾病分三期九型十一候进行论治。

（1）早期：微量白蛋白尿（20 ～ 200μg/min）。早期以本虚为主，标实证候尚不明显。此期分四型六候。

四型包括：①Ⅰ型（肝肾阴虚）：治宜益气养阴、滋补肝肾，常用黄精、生地黄、山萸肉、何首乌、墨旱莲、女贞子、牛膝、黄连、赤芍、丹参。②Ⅱ型（肺肾阴虚）：治宜益气养阴、滋补肺肾，常用沙参、麦冬、玄参、生地黄、山萸肉、地骨皮、黄连、枳实、牡丹皮、丹参。③Ⅲ型（阴阳气虚）：治宜调补阴阳，常用党参、当归、金樱子、芡实、墨旱莲、女贞子、生地黄、黄连、丹参。④Ⅳ型（脾肾阳虚）：治宜益气健脾、助阳补肾，常用生黄芪、苍术、当归、猪苓、木香、砂仁、厚朴、芡实、金樱子、肉桂、黄连、川芎、山楂。

六候包括：①气郁：常用柴胡、白芍、枳实、甘草、牡丹皮、山栀子、当归、白术、厚朴、茯苓、熟大黄。②瘀血：常用卫矛、红花、三棱、莪术等。③湿热：湿热中阻用茵陈五苓散合平胃散，湿热下注用加味四妙散。④燥热：常用增液汤加葛根、石斛、天花粉。⑤热结：常用生石膏、寒水石、生大黄、番泻叶等。⑥热毒：常用金银花、连翘、黄芩、黄连、紫花地丁、夏枯草等。

（2）中期：临床糖尿病肾病，特征为微量白蛋白尿＞200μg/min（尿蛋白＞500mg/24h）。发展到中期，各种标实证候逐渐显现出来，治疗针对本虚处方的同时，还应该加大针对标实证候的药物药量。此期分五型九候。

五型包括：①Ⅰ型（气血阴虚，浊毒内留）：治宜益气养血、滋阴降浊，常用太子参、当归、白术、猪苓、川芎、白芍、生地黄、牛膝、熟大黄、玄明粉。②Ⅱ型（气血阳虚，浊毒内留）：治宜益气养血、助阳降浊，常用生黄芪、当归、红参、猪苓、川芎、苍术、厚朴、附子、熟大黄、赤芍。③Ⅲ型（阴阳气虚，浊毒内留）：治宜调补气血阴阳、降浊利水，常用党参、当归、金樱子、芡实、墨旱莲、女贞子、丹参、川芎、熟大黄、淫羊藿、泽泻、猪苓。④Ⅳ型（肺肾气虚，浊毒内留）：治宜调补气血阴阳、清肺降浊，常用沙参、当归、桑白皮、麦冬、五味子、桃仁、杏仁、陈皮、熟大黄、冬虫夏草。⑤Ⅴ型（心肾气虚，浊毒内留）：治宜益气养心、活血降浊，常用太子参、麦冬、五味子、当归、川芎、丹参、泽泻、葶苈子、大枣、熟大黄。

九候除早期六候外，还包括：①痰饮：常用补中益气汤合苓桂术甘汤。②虚风内动：常用当归补血汤加木瓜、钩藤、白芍、生甘草，甚则加羚羊角、生龙骨、生牡蛎、瓦楞子。③浊毒伤血：常用三七粉、丹参、生地黄、生蒲黄、水牛角粉、牡丹皮、赤芍。

（3）晚期：尿毒症期肌酐清除率＜10mL/min，特征为肾功能衰竭进入尿毒症期，血肌酐≥422mmol/L，并可见电解质紊乱、酸碱失衡、贫血等一系列尿毒症表现。此期分五型十一候。五型与中期基本相同，但证情加重，症状增多，治疗原则基本变化不大。十一候除中期九候外，还包括：①浊毒伤神：常用人参、珍珠粉、大黄。②浊毒伤心：常用人参、麦冬、五味子、丹参、川芎、葶苈子。

3.糖尿病性周围神经病变

吕老师临床上针对此病在具体辨证治疗时，虽病情各异，但总以肝肾不足为本；标实兼夹证纷繁，但总有瘀血阻络，故治宜补益肝肾、疏经活血、搜剔瘀滞为法，常用验方补益肝络止消方（狗脊、续断、川芎、鬼箭羽、丹参、牛膝、木瓜、土鳖虫、水蛭、蜈蚣、生甘草）化裁。病在早期以当归、丹参、赤芍等活血化瘀；病至中晚期，则用地龙、全蝎、僵蚕等搜剔瘀滞。

（四）对症论治

对症论治是指当一个症状出现时，用一种快速便捷的方法治疗，使症状得到缓解或消除。对症论治的诊治要点集中在症状上，临证常用来解决患者具有明显不适症状，并以某一症状为主要矛盾时的情况。医生针对出现的症状或体征，选择具有特殊疗效的药物治疗即为对症论治，以迅速缓解患者的不适，提高患者的生活质量。

吕老师常将此方法应用于临证方药加减之中，如：①糖尿病患者出现大便干结：用熟大黄、元明粉等。②水肿：用猪苓、茯苓、泽泻、泽兰、车前子等。③咽喉肿痛：用金银花、连翘、山豆根、黄芩等。④血糖升高：加夏枯草、鬼箭羽。⑤血压升高：加天麻、钩藤、杜仲、川牛膝。⑥大量蛋白尿：加金樱子、芡实等。⑦血脂高：常用泽泻、茵陈、山楂。⑧咽部红肿热痛：常用山豆根、板蓝根、锦灯笼、牛蒡子、生甘草。⑨腰背酸痛：常用狗脊、木瓜、续断、牛膝。⑩四肢麻痛：常用蕲蛇、全蝎、地龙、秦艽。

（五）对症辨证论治

对症辨证论治指对不易解除的复杂症状或无有效治疗办法的症状采用的治疗方法。其要点集中在症状上，因许多疾病常由多种病理因素引起而表现为不同证候，故本法是专门针对不易解除甚至没有有效治疗方法的复杂症状而言，无法利用单一的诊疗手段立即解除，必须采取辨证论治来分析症状，推断出其病机特点再选择合适且有针对性的诊治手段，以期缓解患者的痛苦，改善其生存质量。

1. 糖尿病伴咳嗽

①风热犯肺者：治宜疏风清热、宣肺化痰，常用金银花、连翘、芦根、竹叶、黄芩等。②热毒壅肺者：治宜清肺止嗽、化痰平喘，常用桑白皮、黄芩、黄连、苏子、瓜蒌、贝母、炒杏仁、金银花、鱼腥草、地骨皮、知母、芦根、桔梗、连翘等。③热伤肺阴者：治宜养阴清肺、化痰止咳，常用沙参、麦冬、玉竹、天花粉、生地黄、地骨皮、三七粉、百合、川贝母、炒杏

仁。④气阴两伤者：治宜益气养阴、润肺止咳，常用太子参、熟地黄、五味子、桑白皮、沙参、麦冬、川贝母、地骨皮、木蝴蝶、阿胶。

2. 糖尿病伴腹泻

①属湿热中阻者：治宜清热利湿，常用葛根、黄芩、黄连、甘草、藿香、佩兰、薏苡仁、茵陈等。②肝脾不和者：治宜疏肝健脾止泻，常用炒白术、白芍、陈皮、防风等。③脾虚湿盛者：治宜健脾益气、利湿止泻，常用人参、炒白术、炒山药、茯苓、桔梗、砂仁、炒白扁豆、炒薏苡仁、莲子肉、陈皮等。④脾肾阳虚者：治宜温补脾肾、固涩止泻，常用党参、炮姜、炒白术、炙甘草、补骨脂、吴茱萸、五味子等。

3. 糖尿病伴便秘

①属胃肠实热者：治宜清热润肠，常用火麻仁、白芍、枳实、大黄、厚朴、甘草等。②肺脾气虚者：治宜补气健脾、润肠通便，常用黄芪、陈皮、麻仁等。③血虚阴亏者：治宜养血滋阴、润燥通便，常用当归、生地黄、麻仁、桃仁、枳壳、瓜蒌仁等。

（六）对症辨病与辨证论治相结合

吕老师认为，症状只是患者的客观表现，受心理和生理两方面的因素影响，虽然能够为疾病的诊断提供线索，也能够为证型及证候的确定提供依据，但是大多数症状并没有特异性；而疾病具有其特定的病因、病机，症状、证候及转归和预后，是疾病不同时期及不同证候的综合概括。一种症状可以出现在多种疾病中，即所谓"异病同治"的基础，其预后具有很大的差异，所以在临证时根据症状辨清疾病为首要目的；而疾病的各个阶段，其证候特点及病机不同，根据症状辨别证候能够更好地指导临证用药，因此，很多症状的治疗都需要将辨病与辨证相结合来论治。以血尿为例，引起血尿的疾病很多，如狼疮肾、紫癜肾、IgA肾病、急性肾盂肾炎、多囊肾、乳糜尿、肾结核等，病不相同，预后不同，因此对血尿症辨病非常重要。从中医辨证来讲，每种疾病还有其不同的证型和证候，治疗前，必须按中医理法方药的诊治原则，依证立法，依法处方，依方选药才有良效。

1. 狼疮肾血尿

（1）热毒伤络：治宜清热解毒，药用柴胡、赤芍、丹参、白花蛇舌草、猪苓、金银花、连翘、石韦、黄精、生地黄、三七粉等。

（2）气不摄血：治宜益气摄血，药用人参、白术、黄芪、大蓟、小蓟、仙鹤草、蒲黄炭、侧柏叶、棕榈炭等。

2. 紫癜肾血尿

（1）风热伤络：治宜疏风清热，药用荆芥、防风、蝉蜕、牡丹皮、紫草、茜草、石韦、猪苓、生地黄、三七粉等。

（2）气不摄血：治宜益气摄血，药用黄芪、太子参、白术、大蓟、小蓟、仙鹤草、蒲黄炭、侧柏叶、棕榈炭等。

3. IgA 肾病血尿

（1）风寒化热伤络：治宜疏风清热，药用荆芥、防风、蝉蜕、金银花、连翘、黄芩、猪苓、白花蛇舌草、茜草、紫草等。

（2）气不摄血：治宜益气摄血，药用黄芪、白术、大蓟、小蓟、仙鹤草、蒲黄炭、侧柏叶、棕榈炭等。

4. 急性肾盂肾炎血尿

（1）肾中蕴热，化毒伤络：拟清热解毒，药用柴胡、枳壳、枳实、赤芍、白芍、连翘、生地黄榆、黄柏、鱼腥草、石韦、白头翁、紫花地丁、生甘草等。

（2）气不摄血：治宜益气摄血，药用山药、人参、白术、黄芪、大蓟、小蓟、仙鹤草、蒲黄炭、侧柏叶、棕榈炭等。

5. 多囊肾血尿

（1）瘀血伤络：拟化瘀止血，药用血余炭、旱莲草、三七粉、云南白药、丹参、当归、蒲黄、五灵脂等。

（2）肾失固摄：治宜补肾摄血，药用黄精、党参、狗脊、川续断、杜仲炭、香附、乌药等。

6. 乳糜尿血尿

（1）气滞血瘀，瘀血伤络：拟理气化瘀止血，药用柴胡、枳壳、枳实、白芍、甘草、丹参等。

（2）肾失固摄：治宜补肾摄血，药用桑螵蛸、鹿角霜、三七粉、黄精、党参、狗脊、川续断、杜仲炭、芡实、金樱子等。

7. 肾结核血尿

（1）阴虚火旺，肾络灼伤：治宜滋阴泻火，药用生地黄、玄参、黄精、地骨皮、白芍、陈皮、大黄、血余炭，另加抗结核药治疗。

（2）肾失固摄：治宜补肾摄血，药用桑螵蛸、鹿角霜、三七粉、黄精、党参、狗脊、川续断、杜仲炭、芡实、金樱子等。

8. 肾癌血尿

（1）毒热内蕴：拟清热解毒，药用半边莲、重楼、猪苓、玄参、焦三仙、黄精、陈皮、白花蛇舌草、西黄丸。

（2）肾失固摄：治宜补肾摄血，药用桑螵蛸、鹿角霜、三七粉、黄精、党参、狗脊、川续断、杜仲炭、芡实、金樱子等。

9. 膀胱癌血尿

（1）气机阻滞，热毒不解：治宜调理气机、清热解毒，药用柴胡、荔枝核、枳壳、枳实、白芍、生甘草、丹参、芡实、金樱子、桑螵蛸、半枝莲、三七粉，中成药可选用西黄丸。

（2）肾失固摄：治宜补肾摄血，药用桑螵蛸、鹿角霜、三七粉、黄精、党参、狗脊、川续断、杜仲炭、芡实、金樱子等。

中医论治疾病主要从病、证、症3个方面。辨证是通过理性思维的方法根据疾病、症状来推理出当前患者证候的过程。"六对论治"虽然将辨证论治常用的6种方法分开来讨论，但从根本上看，这6种方法在逻辑上并不是互相矛盾的，而是前后统一、互相补充的。由上述可知，吕老师临床论治糖尿病及其并发症、肾脏病等多种疾病时，充分运用并体现"六对论治"的内涵。

二、九种辨证论治方法

辨证论治是中医认识疾病和治疗疾病的基本原则，贯穿于医疗实践的全过程。发扬中医学辨证论治的诊治优势，熟练掌握并运用辨证方法，有助于提高中医师的临床诊疗水平。吕老师总结了临床常用的9种辨证方法，用于拓宽临床诊疗思路。具体内容包括八纲辨证、病因辨证、气血津液辨证、脏腑辨证、十二经络辨证、六经辨证、卫气营血辨证、三焦辨证和体质辨证。

1. 八纲辨证

八纲即辨阴、阳、表、里、寒、热、虚、实，八纲辨证是分析疾病共性的辨证方法，包含表里、寒热、虚实、阴阳四对纲领性证候，以此找出疾病的关键，掌握其要领，确定其类型，预测其趋势，为治疗指出方向。其中，辨阴证、阳证可明确疾病的类别，辨表证、里证可明确病位的浅深，辨寒证、热证可明确疾病的性质，辨实证、虚证可明确邪正的盛衰。其中，阴阳又可以概括其他六纲，即表、热、实证为阳，里、寒、虚证属阴，故阴阳又是八纲中的总纲。八纲辨证是相互联系而不可分割的，常出现表里、寒热、虚实交织在一起的夹杂情况，如表里同病，虚实夹杂，寒热错杂。在一定的条件下，疾病还可出现转化，如表邪入里，里邪出表，寒证化热，热证转寒，实证转虚，因虚致实等。疾病发展到一定阶段时，还可以出现一些与疾病性质相反的假象，如真寒假热、真热假寒、真虚假实、真实假虚等。因此，进行八纲辨证，不仅要熟练地掌握各类证候的特点，还要注意它们之间的相兼、转化、夹杂、真假，才能正确而全面地认识疾病，诊断疾病。

吕老师认为八纲辨证是各种辨证方法的总纲，故把八纲辨证放于九种辨证方法的首位。在诊断过程中，八纲辨证有执简驭繁、提纲挈领的作用，适用于临床各科的辨证。八纲辨证可以对疾病复杂的临床表现进行归纳与要素提取。

吕老师重视阴阳平衡理论，其常提到《内经》中关于阴阳的论述，将之视为八纲辨证的总纲与治病之本。吕老师常用的药对"龟甲、鹿角胶"寓有滋肾阴、温肾阳，阴中求阳、阳中求阴之意。吕老师亦十分注重辨清标本虚实，其提出的三型九候理论即"以虚定证型，以实定证候"，用于慢性肾衰竭、糖尿病肾病等慢性复杂性疾病的诊治。吕老师认为，此类慢性疾病常表现为多器官、多系统损害，水电解质紊乱和酸碱平衡失调，后期病情进展迅速且变证亦多见，故病本为虚，包括气血阴虚、气血阳虚和气血阴阳俱虚3型。证候是疾病某阶段的反应状态，与病位、病因、病性、病势及机体抗病能力的强弱有关，故病标为实，常见有九种证候如气滞证、血瘀症、湿热证、痰湿证、结热证、郁热证、水停证、浊毒证、肝阳证等。吕老师提出实证变化较多，可根据临床实际情况辨治，建议参病因辨证。

2. 病因辨证

病因辨证是以中医病因理论为依据，通过对临床资料的分析，识别疾病属于何种因素所致的一种辨证方法。其主要内容可分为六淫疫疠、七情、饮食劳逸以及外伤4个方面，其中六淫、疫疠属外感性病因，为人体感受自然界的致病因素而患病。六淫包括风、寒、暑、湿、燥、火六种外来致病邪气。疫疠为自然界一种特殊的病邪，其致病具有传染性强，并迅速蔓延流行。七情为内伤性病因，常使气机失调而致病。七情包括喜、怒、忧、思、悲、恐、惊七种情志活动。当精神刺激超越了患者自身的调节能力时，便可发生疾病。饮食、劳逸是人类生存的需要，但不知调节，也能成为致病因素。外伤属于人体受到外力损害出现的病变。吕老师认为，在内科疾病中，病因辨证是十分重要的辨证手段。吕老师在慢性肾脏病领域颇有建树，他从《内经》"肾风"理论中获得灵感，意识到慢性肾小球肾炎的病因是"风"，病位在"肾"，病状是"肿"，因此提出肾炎从风论治的理论。风为百病之长，风性升散，风性善行而数变，风胜则动，风胜则痒，风邪常与其他外感六淫或痰、湿、热等内生诸邪相兼为病。西医过敏性疾病、结缔组织疾病、自身免疫性疾病等与免疫功能失调相关的疾病均有风邪致病的特点，故多认为"风邪"与免疫系统关系密切。中医所论肾风对应西医肾小球肾炎的诊断，从临床表现上看，二者均有水肿、泡沫尿、外感可诱发疾病加重等"风邪"表现。西医认为肾小球肾炎的发病机制是人体免疫功能失调，诱导自身免疫反应所致。吕老师从风论治肾小球肾炎的经验包括疏风散邪、祛风除湿、益气祛风、息风止痉、祛风通络、活血疏风等多种治法，常用方有银翘散、玉屏风散、止痉散、当归饮子等。常用风药有荆芥、防风、金银花、连翘、薄荷、蝉蜕、蜈蚣、乌梢蛇等。

3. 气血津液辨证

气血津液辨证是运用脏腑学说中气血津液理论，分析气、血、津液所反映的各科病证的一种辨证方法。气血津液是脏腑功能活动的物质基础，而它们的生成及运行又有赖于脏腑的功能活动。因此，在病理上，脏腑发生病变，可以影响到气血津液的变化；而气血津液的病变，也会影响脏腑的功能。气血津液辨证的具体内容包括气病辨证、血病辨证、气血同病辨证和津液病辨证。气病辨证包括辨气虚、气陷、气滞、气逆。血病辨证包括辨血虚、血瘀、血热、血寒。气血同病辨证是用于既有气病，同时又兼见血病的一种辨证方法。包括辨气滞血瘀、气虚血瘀、气血两虚、气不摄血、气随血脱。津液病辨证包括辨津液不足、水液停聚两方面。气血津液的病变与脏腑功能密切相关，因此，气血津液辨证应与脏腑辨证互相参照使用。吕老师十分重视糖尿病及其并发症的发生、发展过程中出现的血瘀证。《内经》言："五脏皆柔弱者，善病消瘅……怒则气上逆，胸中蓄积，血气逆留，髋皮充肌，血脉不行，转而为热，热则消肌肤，故为消瘅。"吕老师认为"热伤气阴""血气逆留"为糖尿病及其并发症的重要病机，糖尿病存在"血脉不行，转而为热"，瘀热相结，故对于糖尿病及其并发症的治疗一般予以清热益气、通活血脉的治法，临床常用丹参、牡丹皮、赤芍等。吕老师指出若要灵活使用活血化瘀药物，可参考清代王清任的《医林改错》。王清任言：治病要诀在明白气血，故以补气活血、逐瘀活血为两大法则。治疗气滞血瘀证组方时使用活血药加行气药，方以桃红四物汤为基本方加减，同时根据瘀血所在的部位不同，组方用药也有所不同。如瘀在皮肤孔窍用通窍活血汤，瘀在胸胁用血府逐瘀汤，瘀在膈下用膈下逐瘀汤，瘀在少腹用少腹逐瘀汤。气虚血瘀证则以益气为主，活血化瘀为辅，代表方是补阳还五汤、黄芪赤风汤，意在使气旺血行，络通瘀除。

4. 脏腑辨证

脏腑辨证，是根据脏腑的生理功能、病理表现，对疾病证候进行归纳，借以推究病机，判断病变的部位、性质、正邪盛衰情况的一种辨证方法。其具体包括脏病辨证、腑病辨证及脏腑兼病辨证。较为常见的类型为肝与胆病辨证、心与小肠病辨证、脾与胃病辨证、肺与大肠病辨证、肾与膀胱病辨证。肝的病变主要表现在疏泄失常，血不归藏，筋脉不利等方面。肝开窍于目，故多种目疾都与肝有关。胆病常见口苦发黄，失眠，胆怯易惊等情绪的异常。心病主要表现为血脉运行失常及精神意识思维改变等方面。小肠病主要反映在清浊不分，转输障碍等方面，如小便失常、大便溏泄等。脾病常见腹胀腹痛、泄泻便溏、浮肿、出血等症。胃病常见脘痛、呕吐、嗳气、呃逆等症。肺的病变，主要为气失宣降，肺气上逆，或腠理不固及水液代谢方面的障碍。大肠病主要因传导功能失常，表现为便秘与泄泻。肾病主要反映在生长发育、生殖功能、水液代谢的异常方面。膀胱病主要反映为小便异常。由于人体脏腑之间紧密联系，因而有脏腑兼病的情况。常见类型包括脏病及脏、脏病及腑、腑病及脏、腑病及腑。凡两个或两个以上脏器相继或同时发病者，即为脏腑兼病。一般来说，脏腑兼病，在病理上有着一定的内在规律，具有表里、生克、乘侮关系的脏腑兼病较常见。因此，在辨证时应注意辨析发病脏腑之间的因果关系，这样在治疗时才能分清主次灵活运用。吕老师认为，脏腑辨证是临床各科的诊断基础，是辨证体系中的重要组成部分，亦是中医临床入门必须掌握的辨证方法。以慢性肾脏病为例，其病位在肾，故可围绕肾脏分析其生理功能、病理变化，了解病因、病机的发生、发展。在内分泌代谢病领域，吕老师强调从肝论治 2 型糖尿病。《内经》言："怒则气上逆，胸中蓄积，血气逆留，髋皮充肌，血脉不行，转而为热，热则消肌肤，故为消瘅。""肝脆善病消瘅、易伤"提示肝体用失常与 2 型糖尿病发生、发展的关系。肝为刚脏，性喜条达舒畅，具体表现为肝主疏泄之能。肝失疏泄，则引起糖毒、脂浊内蕴，影响中焦脾胃运化功能，情志不畅则引起激素分泌紊乱等病理变化，均可导致 2 型糖尿病的发生。临床常使用清肝法、凉肝法、养肝法、柔肝法、疏肝活血法等，常用方有茵陈蒿汤、四逆散类方、葛根芩连汤、小柴胡汤等。常用药物如茵陈、栀子、牡丹皮、赤芍、佛手、香橼、葛根、黄芩等。吕老师强调在临床实践中，患者的病情变化十分复杂，常出现脏腑兼病的情况，可以逐一找出其在病理变化中的内在规律，详析脏腑之间的联系，以期达到圆机活法、知常达变的效果。

5.十二经络辨证

经络辨证，是以经络学说为理论依据，对患者的若干症状体征进行分析综合，以判断病属何经、何脏、何腑，从而进一步确定发病原因、病变性质、病理机转的一种辨证方法，是中医诊断学的重要组成部分。经络是人体经气运行的通道，又是疾病发生和传变的途径。经络分布周身、运行全身气血，联络脏腑肢节，沟通上下内外，使人体各部相互协调，共同完成各种生理活动。故当外邪侵入人体，经气失常，病邪会通过经络逐渐传入脏腑；反之，如果脏腑发生病变，同样也循着经络反映于体表，在体表经脉循行的部位，特别是经气聚集的腧穴之处，出现各种异常反应，如麻木、酸胀、疼痛，对冷热等刺激的敏感度异常，或皮肤色泽改变，或见脱屑、结节等。经络辨证包括十二经脉辨证与奇经八脉辨证。十二经脉辨证即辨手足三阴经和手足三阳经。十二经脉具有三个特点，即经气不利导致的病证与其循行部位有关，经脉特性和该经所属脏腑的功能失调有关，一经受邪，常影响其他经脉。奇经八脉辨证即辨冲、任、督、带、阴维、阳维、阴跷、阳跷脉。奇经八脉具有联系十二经脉，调节人体阴阳气血的作用。分言之，督脉总督一身之阳；任脉总任一身之阴；冲脉为诸脉要冲，源起气冲；带脉状如腰带，总束诸脉；阳跷为足太阳之别脉，司一身左右之阳；阴跷为足少阴之别脉，司一身左右之阴；阳维脉起于诸阳会，阴维脉起于诸阳交，为全身纲维。人体脏腑经络有病可通过十二证经、奇经八脉表现出来，因此，掌握经络运行的规律和特点，合理运用经络辨证有助于临床医师推断病因病机与诊断，更好地指导临床。

吕老师治疗腰痛主张运用奇经八脉辨证法。其认为腰痛者，与经脉循行有关，奇经八脉纵贯全身，维系十二经脉，影响人体的五脏六腑、皮肉筋骨。叶天士曾提出"奇经八脉，隶于肝肾为多"，"肝血肾精受戕，致奇经八脉中乏运用之力"，故"久病宜通任督"。吕老师认为在奇经八脉中，尤以冲、任、督、带四脉与腰府的关系最为密切。此四脉皆循于腰间，故脊瓜汤用狗脊配伍续断和桑寄生、牛膝配伍木瓜固冲任、通督脉、摄带脉、舒筋络，以此治疗肝肾亏虚以及冲、任、督、带脉失养所致的腰腿疼痛。吕老师常教患者循拍全身经脉，这是对十二经脉辨证的运用。如用左手大鱼际按摩右前臂内侧的手三阴经穴，从腋窝向手腕方向进行，反之亦然；用左手大鱼际按摩右小腿内侧足三阴经穴，从足踝向膝盖方向进行，右手亦然。对风寒感冒发热者，指导患者先在前胸、后背，后在尺泽穴、委中穴刮痧；咽喉肿痛指导患者用手捏列缺穴，按摩手太阴肺经；脘腹疼痛者，在尺泽穴或十宣穴放血。小儿消化不良则捏脊，揉腹部，按摩四肢。小儿口疮按摩脚心，揉肚脐。

6. 六经辨证

六经辨证始见于《伤寒论》，是东汉医学家张仲景在《素问·热论》等篇的基础上，结合伤寒病证的传变特点所创立的一种论治外感病的辨证方法。它以六经（太阳经、阳明经、少阳经、太阴经、少阴经、厥阴经）为纲，将外感病演变过程中所表现的各种证候，总结归纳为三阳病（太阳病、阳明病、少阳病）、三阴病（太阴病、少阴病、厥阴病）六类，分别从邪正盛衰、病变部位、病势进退及其相互传变等方面阐述外感病各阶段的病变特点。凡是抗病能力强、病势亢盛的，为三阳病证；抗病力衰减、病势虚弱的，为三阴病证。六经病证，是经络、脏腑病理变化的反映。其中三阳病证以六腑的病变为基础，三阴病证以五脏的病变为基础。所以说，六经病证基本概括了脏腑和十二经的病变。运用六经辨证，不仅仅局限于对外感病的诊治，对内伤杂病的论治，也同样具有指导意义。吕老师常使用小柴胡汤治疗少阳经病，如妇女情志不舒；使用白虎加人参汤治疗阳明经病，如糖尿病烦渴喜饮者。吕老师认为，在六经辨证下可使用经方治疗，经方的药物组成通常药味少、药量小且起效快，带来的综合效益较高。

7. 卫气营血辨证

卫气营血辨证是清代医学家叶天士首创的一种论治外感温热病的辨证方法。四时温热邪气侵袭人体，会造成卫气营血生理功能的失常，破坏人体的动态平衡，从而导致温热病的发生。此种辨证方法是在伤寒六经辨证的基础上发展起来的，弥补了六经辨证的不足，从而丰富了外感病辨证学的内容。卫、气、营、血，即卫分证、气分证、营分证、血分证这四类证。当温热病邪侵入人体，一般先起于卫分，邪在卫分郁而不解则传变入气分，气分病邪不解，以致正气虚弱，津液亏耗，病邪乘虚而入营血，营分有热，动血耗阴，势必累及血分。四类证候标志着温热病邪侵袭人体后由表入里的四个层次。卫分主皮毛，卫分证是最浅表的一层，也是温热病的初起。气分主肌肉，较皮毛深入一层。营血主里，营主里之浅，血主里之深。吕老师在治疗糖尿病合并急性感染，如上呼吸道感染、皮肤感染、泌尿系感染等符合温病传变规律的相关疾病时，亦参考卫气营血辨证法使用清热药，包括气血同清之金银花、连翘、知母、黄连、栀子等，清气分热之淡竹叶，清营分热之水牛角、麦冬，清血分热之生地黄、丹参、牡丹皮等。如糖尿病合并泌尿系感染的病因多为热邪乘虚侵袭，病位在膀胱和尿道，病机为气化不利而发为"膀胱热、尿道热"。重者可表现为低热、尿频、尿急、尿痛，伴阴部瘙痒、腰腿酸痛、五心烦热，此时病入营分而热不解，则可在调糖基础上酌情使用清营透热、养阴活血的中药，如金银花、淡竹叶、麦冬、丹参、牡丹皮等。

8. 三焦辨证

三焦辨证为清代医家吴鞠通所倡导。它根据《内经》关于三焦所属部位的概念，大体将人体的脏器划分为上、中、下三个部分。咽喉至胸膈属上焦，脘腹属中焦，下腹及二阴属下焦，并在《伤寒论》六经辨证和叶天士卫气营血辨证的基础上，结合温病的传变规律特点总结出来的。三焦所属脏腑的病理变化和临床表现，标志着温病发展过程的不同阶段。上焦病主要包括手太阴肺经和手厥阴心包经的病变，多为温热病的初期阶段。中焦病主要包括手、足阳明经和足太阴脾经的病理变化。脾胃同属中焦，阳明主燥，太阴主湿。邪入阳明而从燥化，多呈里热燥实证；邪入太阴从湿化，多为湿温病证。下焦病主要包括足少阴肾经和足厥阴肝经的病变，多为肝肾阴虚之候，属温病的末期阶段。三焦辨证为吕老师诊治糖尿病常用的辨证方法。糖尿病对应中医消渴病。《证治准绳·消瘅》对消渴病的临床分类作了规范，"渴而多饮为上消（经谓膈消），消谷善饥为中消（经谓消中），渴而便数有膏为下消（经谓肾消）"。消渴病的病机主要在于气阴两虚，兼有燥热之变。消渴病的病变脏腑在肺、胃、肝、肾。其中肺属上焦，肺主气为水之上源，敷布津液。肺为燥热所伤，则津液不能敷布而直趋下行，随小便排出体外，故小便频数量多；肺不布津则口渴多饮。肝与脾胃均属中焦，胃为水谷之海，肝主疏泄，助脾胃运化。胃主腐熟水谷，脾为后天之本，主运化，为胃行其津液。脾胃为燥热所伤，胃火炽盛，脾阴不足，则口渴多饮，多食善饥；水谷精微不能濡养肌肉，故形体日渐消瘦。肾居下焦，肾为先天之本，主藏精而寓元阴元阳。肾阴亏虚则虚火内生，上燔心肺则烦渴多饮，中灼脾胃则胃热消谷，肾失濡养，开阖固摄失权，脾气虚不能转输水谷精微，则水谷精微直趋下泄，随小便而排出体外，故尿多味甜。吴鞠通在《温病条辨·治病法论》中提出："治上焦如羽，非轻不举；治中焦如衡，非平不安；治下焦如权，非重不沉。"意在强调按脏腑辨别病位及根据脏腑的不同体用选方用药，对内科疾病有着重要的指导意义。吕老师主张将消渴病分为脾瘅、消渴、消瘅三期进行分期辨证论治，在分期辨证论治的基础上亦常合并三焦辨证法。在临床中，若烦渴多饮为主症，加石斛、玉竹、天门冬、麦门冬等药以清上焦肺热；以多食易饥、苔黄、便干为主症，加黄连、生地黄、牡丹皮、知母等药以除中焦燥热；以夜尿频数、腰膝酸软或四肢欠温、畏寒肢冷为主症，添补骨脂、枸杞子、菟丝子、怀山药、山茱萸、桑寄生、益智仁等药以补下焦亏损。

9.体质辨证

体质辨证源于《内经》，其重在诊察形体禀赋、心理及地域和致病因素对人体的影响，目的是分析不同人群对不同疾病的易罹性、疾病发展倾向性以及对药物治疗的耐受性。由于个体体质的差异性在很大程度上决定疾病的发生、发展变化、转归预后以及个体对治疗措施的不同反应性，因此，体质辨证是中医个体化诊疗以及因人制宜的重要内容。体质辨证主要用于说明个体对某些病因的易感性、阐释发病原理、解释病理变化、指导临床辨证、指导治疗、指导养生等方面。体质的分型是体质辨证的重要组成部分，专家和学者们从不同角度提出分类，其中具有代表性的分类方法有《内经》最早提出的阴阳二十五人（包括木形之人、火形之人、土形之人、金形之人、水形之人）、王琦的九分法（包括平和质、气虚质、阳虚质、阴虚质、痰湿质、湿热质、瘀血质、特禀质）以及赵进喜的三阴三阳体质辨证（太阳体质、少阳体质、阳明体质、少阴体质、太阴体质和厥阴体质）等。此外，不少学者认为体质与证之间存在着"体质与证的固有相属性，体质与证的潜在相关性，体质与证的从化相应性"，故提倡辨证论治与辨体论治相结合的临床诊疗模式。

吕老师在体质辨证中运用最多的即"肥人多痰湿，瘦人多火"这一理论。临床上，糖尿病偏胖患者的饮食习惯多是不健康的，常在外胡吃海塞，喜爱肥甘厚腻之味而不自知。很多高尿酸血症、痛风患者嗜烟酒，甚至青年时期就养成抽烟喝酒的习惯。这些不良生活习惯是疾病发生的元凶，也是痰湿体质逐渐形成的原因。针对肥胖人群，吕老师时常劝说患者少吃多动，尤其是少吃鸡鸭和海鲜。临床以健脾除湿法改善其体质偏颇，常用方如猪苓汤、参苓白术散、泽泻汤等，常用药物有猪苓、茯苓、泽泻、泽兰、白术、防风等。糖尿病偏瘦患者则容易上火，常有口臭、口疮，平时急躁易怒，爱发脾气。对于这类人群，吕老师常劝说患者平时练练唱歌、跳舞，到公园散步，少着急、少生气，多微笑。临床以疏肝健脾法改善其体质偏颇，常用方如四逆散、逍遥散等，常用药物有柴胡、枳壳、枳实、赤芍、白芍、栀子、牡丹皮、丹参、香橼、佛手、苏叶等。

（周婧雅整理）

第三节　诊疗技术

吕老师长期从事糖尿病及其并发症、慢性肾脏病相关的临床、教学与科研工作，积累了丰富的临床经验。他认为，糖尿病及其并发症、肾脏病多属慢性疾病，不仅需要长期服药治疗，也需要配合食疗、运动、气功、穴位按摩、心理调护等多种治疗方式，更需要医患之间密切配合，如此方能取得较好的疗效。基于此，吕老师根据中医古籍与现代医学知识，结合长期的临床实践，针对糖尿病及其并发症、慢性肾脏病患者的具体病情，总结出了多种治疗及预防手段，较单纯口服药物疗效更佳，帮助患者达到"健康"和"长寿"的目标。

一、糖尿病患者自我调治"三自如意表"

糖尿病为慢性疾病，病程较长。要想良好地控制病情，必须充分调动患者的积极性，进行有效的糖尿病相关指标监测。基于此，吕老师结合糖尿病患者的自身特点，在临床上反复体会，设计出了"三自如意表"（见表1），可有效地指导糖尿病患者自我治疗。"三自"包括三个方面：自查、自找、自调。经过多年的临床应用及患者反馈，"三自如意表"已成为糖尿病患者进行自我监测的良好工具，且简单易行，行之有效。

（一）自查

自查，即学会自己查血糖。随着血糖检测手段及医疗仪器的发展，家庭血糖仪已经普及，在家也可与在医院就诊一样便捷、准确地检测血糖。自己监测血糖，寻找影响血糖变化的因素，仔细体会血糖波动的自身感觉和症状变化，然后对可能的影响因素进行多次调控并反复验证，探索符合自身特点的血糖波动规律，努力达到不检查或少检查就可感知或了解自身血糖的高或低，以及用什么方法可以将血糖调节到如意的程度。同时，吕老师强调，检测血糖的同时也要重视测血脂、血压及体重。

表 1　三自如意表

内容	血糖				血压	血脂	体重	症状 心、脑、肾、肝、肺、五官、皮肤等	措施 基本＋选择措施
	早	中	晚	睡前					

血糖监测的时间和频率，需根据病情的实际情况决定。2015年《中国血糖监测临床应用指南》指出，血糖监测的时间点一般为餐前、餐后2小时、睡前和夜间（凌晨2～3时），不同的监测时间点有其不同的适用群体。其

中，监测餐前血糖适用于空腹血糖较高，或有低血糖风险者；监测餐后 2 小时血糖适用于空腹血糖已获良好控制，但糖化血红蛋白仍不能达标，需要判断饮食和运动对血糖影响者；监测睡前血糖适用于注射胰岛素者，尤其是晚餐前注射胰岛素者；监测夜间血糖则适用于经过治疗血糖水平已接近达标，但空腹血糖仍高或疑有夜间低血糖者。另外，出现低血糖症状时应及时监测血糖，剧烈运动前后也应监测血糖。

需要注意的是，采用不同方式控制血糖的患者，应根据自身情况，采取灵活和个性化的血糖监测方式。

（1）新发糖尿病患者，血糖数值高于正常值不多，可根据自身需要，通过血糖监测了解饮食控制和运动对血糖的影响，进而调整饮食结构和运动频率及强度等。

（2）口服降糖药的患者，可每周监测 2～4 次空腹或餐后 2 小时血糖，或在就诊前 1 周内连续监测 3 天、每天监测 7 次血糖（早餐前后、午餐前后、晚餐前后和睡前），以方便医生对降糖药物及时调整。

（3）皮下注射胰岛素的患者，可根据胰岛素治疗方案进行相应的血糖监测：使用基础胰岛素者，应监测空腹血糖，并根据空腹血糖调整睡前胰岛素的剂量；使用预混胰岛素者，应监测空腹和晚餐前血糖，根据空腹血糖调整晚餐前胰岛素剂量，根据晚餐前血糖调整早餐前胰岛素剂量。待空腹血糖达标后，需注意监测餐后血糖，以进一步优化治疗方案。使用餐时胰岛素者，应监测餐后或餐前血糖，根据餐后血糖和下一餐餐前血糖调整上一餐前的胰岛素剂量。

（4）特殊人群（1 型糖尿病患者、妊娠糖尿病患者、老年患者、低血糖高危人群、危重症患者、围手术期患者等），应在医生的指导下实行个体化监测方案。当前，自我血糖检测（self-monitoring of blood glucose，SMBG）已被各个国家列入糖尿病防治指南的治疗方案，其能够反映实时血糖水平，有助于评估空腹血糖、餐前血糖、餐后高血糖、生活方式（饮食、运动、情绪及应激等）以及药物对血糖的影响，及时发现低血糖，有助于为患者制订个体化的生活方式干预和优化药物干预方案，提高治疗的有效性和安全性，是糖尿病患者日常管理重要和基础的手段。由此可见，吕老师在糖尿病的管理方面，达到了认识上的深刻性和超前性。

（二）自找

自找，即自己寻找血糖数值高低的原因。如饮食的量和质是否合理；运动的量和方式是否恰当；自身的情绪是否波动，心态是否失调，工作压力是否过大；目前应用的降糖药物有哪几种，是否能有效控制血糖；有无感冒、感染、疼痛、惊吓等不良因素的刺激。一旦寻找到可能影响血糖波动的原因，就要通过实践来调理验证，并解决相关问题，可找到适合自身的饮食运动及服药等规律。仅1次的发现并不能代表某个因素的影响，应多次查找，反复实践，最终找到原因，作为自我调理的根据。

（三）自调

自调，根据自己的实际情况，调整饮食、运动、用药、情绪等，不断摸索自调经验。

总之，通过自查、自找、自调，经过长时间的摸索和实践，患者能了解自身的血糖变化规律，并指导自身调节，从而选用恰当的措施予以解决，最终达到如意的目标。

二、运动与气功疗法

运动对于糖尿病等代谢性疾病来说是重要的治疗方法之一。适度且恰当的运动，具有疏通经络、调和气血、改善血流、强筋壮骨等作用，进而有利于降低血糖、血脂、血液黏稠度，软化血管，并可调整因血糖高引起的蛋白质、脂肪等代谢紊乱，减轻胰岛素抵抗等。吕老师强调，患者需要根据个人情况在医生的指导下制订适合自己的运动方案。他结合"八段锦""太极拳"及近代的健身运动方法，编制出"十八段锦"及糖尿病脾瘅期、消渴期保健操，应用于糖尿病患者的防治，起到了良好的作用。同时，吕老师亦十分推崇气功调养的方法，认为气功调养配合"十八段锦"可提高运动疗法在糖尿病防治中的疗效。

（一）运动总则

1. 运动时间

每天运动时间争取保证在 30～60 分钟，可以将整段时间分为 3 节，每节 10～20 分钟。

2. 运动力度

运动力度应遵循"由小变大，由少变多，循序渐进，量力而行"的原则。随着运动的进行，呼吸和心跳逐渐加快，费力感逐渐出现，直至有明显费力感觉，最后到能承受的较大活动量（即休息 10 分钟可恢复到平常状态）。

3. 如何选择运动

（1）选用能起到锻炼全身筋骨、肌肉和脏器的运动。

（2）选择学习简便、简单易行、便于坚持、个人喜爱的运动最好。

（3）尽量避免参加有可能感染传染性疾病的运动。

（4）争取在卧、坐、站、走、跑、跳式运动中都能找到有利于促进身体健康的运动。

4. 运动强度

（1）强力运动：带有竞争性或强制性的运动，如快走、跑步、球类、快速起蹲、快速跳舞等，应根据喜好和身体状况量力选择。适当的强力运动能够强筋壮骨，降低体重，降低血脂和血糖，疏通经络，调和气血，促进食欲，储备能量，提高免疫功能。但有重要器官疾病者不宜。

（2）轻缓运动：可控运动，如调息运动、意念运动、缓慢起蹲、自我按摩、八段锦、五禽戏、太极拳、缓慢跳舞等。另外，手指、足趾活动，手腕、足腕活动，伸展运动等，同样能通经活络，行气活血，调和脏腑，帮助五脏改善生克制化能力，可提高人体免疫力，促进身体健康。

5. 运动方式

糖尿病患者应根据喜好和条件，选择适合自己的运动方式和运动量，并长期坚持下去。只要用心，卧、坐、行、立中都能找到适合的运动方式。

（1）卧式运动：①深呼吸：取仰卧或左右侧位，单腿或双腿屈曲均可。先呼后吸，有意识地多呼、吸足。此项运动可以很快地放松全身，解除疲劳，较快进入睡眠状态。②胸腹部自我按摩：取仰卧位，双手按摩对侧胸腹部，交替按摩中腹部。按摩时间可长可短，按摩方式注意由上至下，由轻到重，量力而行，以舒适为度。在腹部围绕胃脘部（中脘穴）、肚脐部（神阙穴）及小腹部（关元穴）按摩时加大力度，可改善胸闷、腹胀、便秘等症状。③上肢和手臂运动：取仰卧位，进行上肢的屈伸和双手十指交叉屈伸。该运动可以增强上肢和手指肌肉活动力，促进血液循环，预防手臂麻木、疼痛症状的发生。④下肢和脚部运动：取仰卧位，弯曲左腿，用右腿小腿肚从上至下敲打左膝盖。然后右腿屈起，做同样运动。每次做数十次到数百次，循序渐进，量力而行，不可太急、太猛、太累。敲打累了，伸直双腿，双脚一起左右转动，同时深呼吸。经常进行该项运动，可改善胸腹、腰背及部分内脏的气血循行，预防或减少腰背酸痛及下肢麻木、疼痛等症状，还有利于二便通畅。⑤其他：如仰卧起坐、俯卧撑、膝胸卧式、卧位弹腿、上下摔腿、蹬腿等，对糖尿病患者而言，都有利于健康。

（2）坐式运动：双手摩擦大腿前侧100次，双手转圈摩擦双膝200次。单盘腿弯腰、直腰运动，左侧25次，右侧25次。

（3）按摩运动：①头部按摩：十指梳头，双手互搓掌指，双手干洗脸，双手食指耳内运动，双手食指按摩眉弓，双手中指按摩迎香穴、水沟穴和鼻孔，食指和拇指按摩上口唇和下口唇根部，双手食指、拇指按摩颈部气管部位，双手食指和拇指按摩耳垂。以上每项运动均可进行50～100次。②双手按摩腰骶部100次；左右手交替按摩两手臂，循手少阳三焦经、手少阴心经、手太阴肺经、手厥阴心包经、手太阳小肠经，每次100下；左右手交替按摩脚掌、脚趾，各100下；左右手分别推摩小腿内侧和前外侧各50下。

（4）站式运动：①起蹲运动：少则1次，多则上百次。注意避免过累，一旦觉得心悸、气短不适,应马上休息。②起蹲跳跃:蹲着行走,然后跳跃。此项运动难度较大,不能强行。③十八段锦:有利于全身筋骨、肌肉和内脏气血循行。④行走运动:边慢步走,边配合手臂进行扩胸、伸展或击打运动;快步走;倒着走。⑤跳式运动:单腿或双腿跳,半蹲跳或全蹲跳。⑥跑式运动:根据速度可分为慢跑、快跑、变速跑等;根据距离可分为短跑、长跑等;根据方式可分为负重跑、越野跑等。

(二)吕仁和"十八段锦"

吕老师经常指导患者锻炼以养生保健。通过研究古代"八段锦""太极拳"及近代的一些健身运动方法,吕老师编制出"十八段锦",能使全身各部位实现轻缓而有力度的活动,坚持锻炼能够起到健身防病的作用,尤其适用于体质较弱、难以承受重体力活动者,或没有运动条件的脑力劳动者,对糖尿病患者尤为适用。"十八段锦"虽然步骤较多,但既可以整体练习,也可以分级、分段练习,可达到不同程度的治疗健身作用。锻炼时可根据个人情况选择合适的规律、节奏进行,运动的急缓、轻重、多少等均由自身调控,且没有场地的局限性。吕老师坚持练习"十八段锦"近40年,身体有了积极的改变,保证了医、教、研工作的顺利完成。

"十八段锦"分为初、中、高三级,每级有六段。初级包括起势、双手托天理三焦、五劳七伤向后瞧、拳击前方增气力、掌推左右理肺气、左右打压利肝脾;中级是在初级六段的基础上,加上拳打丹田益肾气、左右叩肩利颈椎、左右叩背益心肺、金鸡独立养神气、调理脾胃需单举、摇头摆尾去心火;高级是在初级六段、中级六段的基础上,加上双手按腹补元气、双手攀足固肾腰、左右开弓似射雕、捶打膻中益宗气、全身颤动百病消、气收丹田养筋骨。

第一段:起势

【功法】

(1)立正姿势,右腿向右跨出一小步,使两脚分开与肩平宽,两手臂自然下垂。意守下丹田,自然呼吸。全身轻轻转动,默念:全身放松,百节贯通。

（2）自觉全身基本放松，各个关节已被经络气血贯通时接下段。

【作用】起势是练功的基础。练习时保持全身放松，意念集中在下丹田，感觉身体各关节已被经络气血贯通，如此可提高练习效果，使全身更加轻松有力。

第二段：双手托天理三焦

【功法】

（1）缓缓吸气，随吸气两手臂从身体两侧慢慢上举，掌心向上，意想两手心劳宫穴打开吸入天地间的清气。两手上举到头顶时，五指并拢，指向头顶百会穴。

（2）缓缓呼气，随呼气意想由劳宫穴吸入的清气，经手指向百会穴注入头脑内，此时意想脑内出现一种轻松、凉爽、明快的感觉，同时使五官各窍通畅。

（3）缓缓吸气，随吸气两手十指在头顶部交叉，翻掌上托，意想托天的同时人体上、中、下三焦理顺，双脚跟可略微提起，待吸足气后，接下一个动作。

（4）缓缓呼气，随呼气两手十指分开，从身体两侧慢慢放下，同时气沉丹田。

（5）缓缓吸气，随吸气两手臂向后扩张，手掌向前，待吸足气后，接下个动作。

（6）缓缓呼气，随呼气两手臂慢慢放下，手心向下。

以上动作反复5～6次。

【作用】双手托天，理顺三焦，疏通经络，调和气血，为下一步练习做准备。

第三段：五劳七伤向后瞧

【功法】

（1）缓缓吸气，随吸气两手臂环抱于胸腹交接部位。

（2）缓缓呼气，随呼气两手十指在剑突下鸠尾穴（位于胸部肋骨左右相合处向下 1 寸，可用于胸闷、咳嗽、心悸、心烦、心痛、呃逆、呕吐、惊狂、癫痫、脏躁、癔症等）外的 10cm 处交叉，待呼气完毕后接下个动作。

（3）缓缓吸气，随吸气两手十指紧握，两脚十趾向下用力抓地，头向左后方平视，待气吸足后接下一个动作。

（4）缓缓呼气，交叉的手指放松，抓地的脚趾放松，头转向正前方，全身都放松。

（5）缓缓吸气，随吸气两手十指紧握，两脚十趾向下用力抓地，头向有后方平视，待气吸足后接下一个动作。

（6）缓缓呼气，交叉的手指放松，抓地的脚趾放松，头转向正前方。

以上动作左右各重复 2 次。

【作用】本段运动可使手脚的十宣穴（位于十个指尖端的正中，常用于中风、中暑出现昏迷时的急救）打开，十二经络及奇经八脉全部动员，使经络疏通流畅，从而促使全身脏腑经络疏通，无论是五劳（血、气、筋、骨、肉外在及内在所受的劳伤）还是七伤（喜、怒、忧、思、悲、恐、惊七种情绪外在及内在所受的劳伤）所致的不适均可慢慢缓解甚至消除。

第四段：拳击前方增气力

【功法】

（1）起势于轻松愉快的迪斯科跳跃，同时自己轻轻叩齿，感觉跟上音乐的节奏后，接下一个动作。

（2）右手攥拳向前方猛击，同时左手攥拳向后方猛击，接着如法左右交换，前后猛击，约 2 秒钟交换 1 次，轻叩齿 4 次。如法 26～56 次。

【作用】本段动作，通过轻微跳跃同时击打前方使全身经脉疏通，气血流畅，濡养筋骨，清除废物。做完后感觉到全身轻松，气力倍增。初次练习时宜缓，用力不能过度。

第五段：掌推左右理肺气

【功法】

（1）本节可配有轻松愉快的迪斯科跳跃，并随着音乐的节奏轻轻叩齿。

（2）右手手掌向右前方推，同时左手手掌向左后方推，接着如法交换前后推，约 2 秒钟交换 1 次，轻叩齿 4 次。如法 26 ～ 56 次。

【作用】可疏理肺气，使肺气宣达，化气布津，通调水道，补肺益气，益肾健脾，化痰利水。

第六段：左右打压利肝脾

【功法】

（1）右手抬起，转身向左下方打压，回身站直后，右手手掌在右大腿外侧足少阳胆经的风市穴（在大腿外侧正中，以手贴于裤中线，中指尖下便是）叩打，运动时心里默念 1、1、1……（每个数字默念 1 秒左右）

（2）左手抬起，转身向右下方打压，回身站直后，左手手掌在左大腿外侧足少阳胆经的风市穴叩打，运动中心里默念 2、2、2……（每个数字默念 1 秒左右）

（3）两手交替打压，叩打 26 ～ 56 次。

【作用】左右转侧运动可促进肝脾区经络疏通，气血流畅，使腰、腿部之筋、骨、肌、皮、脉都得到运动。另外，风市穴居足少阳胆经，是人体"风"出入交换的场所。一般认为，风邪易入不易出，上有风门穴是风之出入门户，不易外出之风邪主要通过风市穴排出。经常叩打风市穴，不仅可使胆经通活，阳脉通达，全身气血流畅，还可使体内风邪外出，肝脾气血循环改善，保护肝脾功能，促进全身健康。

第七段：拳打丹田益肾气

【功法】

（1）双腿略向下呈半蹲式，右手攥拳摆向前方，拳心对准下丹田前面；左手攥拳摆向后方，拳心对准下丹田后面。

（2）双腿弹直的同时，两拳分别猛打前后丹田，先轻后重。

以上两步是连续动作，练的过程中不能出现明显停顿。以上动作反复 26 次。

【作用】下丹田位于小腹，是人体元气潜藏之地。前后丹田连接腰、骶、髋，内有大肠、小肠、膀胱、直肠，女子有子宫及附件，男子有精囊、输精管等。丹田的气血旺盛是人体轻劲有力的源泉。运动和捶打可振奋元气，通活下焦经络，使气血通畅，提高机体免疫功能，有病可治，无病强身。

第八段：左右叩肩利颈椎

【功法】

（1）右拳掌侧叩左侧肩井穴（位于大椎与肩峰连线中点，肩部筋肉处，主治肩背部疼痛），左拳背侧叩右后背的一斗米穴（位于肩胛骨最下端外侧），同时上半身略向左转。

（2）左拳掌侧叩右侧肩井穴，右拳背侧叩左后背的一斗米穴，同时上半身略向右转。以上动作反复26次。

【作用】颈椎是支持头部的主干，宜直不宜弯。颈椎要想保持正直，需要前后左右的肌肉、肌腱、神经、血管协调，使其保持相对平衡。这种平衡是运动中的平衡，而不是静止不动的平衡。这种平衡要靠经脉疏通，气血通畅维持。本段功法不仅能起到这种作用，叩打肩井穴还可以利关节，清头目，降血压。一斗米穴是经外奇穴，可利咽喉。

第九段：左右叩背益心肺

【功法】

（1）右手掌叩打左大杼穴（位于第1胸椎棘突下旁开1.5寸），风门穴（第2胸椎棘突下旁开1.5寸，主治伤风、咳嗽、发热、头痛、项强、胸背痛），肺俞穴（第3胸椎棘突下旁开1.5寸，主治咳嗽、气喘、吐血、骨蒸、潮热、盗汗、鼻塞），心俞穴（第5胸椎棘突下旁开1.5寸，主治心痛、惊悸、咳嗽、吐血、失眠、健忘、盗汗、梦遗、癫痫）；左手背叩右膈俞穴（第7胸椎棘突下旁开1.5寸，主治胆道病证、胁痛），至阴穴（足小趾外侧夹角旁开0.1寸，主治头痛、目痛、鼻塞、鼻衄、胎位不正、难产）及肝俞穴（第9胸椎棘突下旁开1.5寸，主治黄疸、胁痛、吐血、目赤、目眩、雀目、乳腺病、癫狂病、脊背痛），胆俞穴（第10胸椎棘突下旁开1.5寸，主治胆道病证），脾俞穴（第11胸椎棘突下旁开1.5寸，主治腹胀、黄疸、呕吐、泄泻、痢疾、便血、水肿、背痛），胃俞穴（第12胸椎棘突下旁开1.5寸，主治消化不良、胃病、慢性出血性病证）等。

（2）左手掌叩打右大杼穴、风门穴、肺俞穴、心俞穴，右手背叩打左膈俞穴、至阴穴、肝俞穴、胆俞穴、脾俞穴、胃俞穴等。以上动作交换叩打 26 次。

【作用】叩打以上穴位，可增加肺、脾、肝、胆功能，保护心脏，提高抗病能力，预防感冒。

第十段：金鸡独立养神气

【功法】

（1）前 9 个动作完成后，稍事休息，使全身放松。接着右脚站稳，面向前方看定一个目标，左脚抬起，右手扳住左脚踝，左手扳住左腿膝外下方，站稳并轻轻叩齿 180 ～ 280 次。

（2）接着左脚站稳，面向前方看定一个目标，右脚抬起，左手扳住右脚踝，右手扳住右腿膝外下方，站稳并轻轻叩齿 180 ～ 280 次。

【作用】本段动作简单，但必须精神集中，不能乱视或闭目，有利于养神。

第十一段：调理脾胃需单举

【功法】

（1）吸气，随吸气将身体重心放在左腿，右手上举过头，左手在左臀外侧下压，右脚略提起，左膝略弯曲，吸足气后接下一个动作。

（2）呼气，随呼气右手下移至腰部，同时左手上提到腰部，重心仍在左腿。

（3）吸气，重心不变，随吸气右手向右后方伸展，手五指并拢，手腕呈钩势，左手向左上方伸展，手掌伸直，回头目视钩手，待气吸足后接下一个动作。

（4）呼气，重心不变，随呼气左右手都拉回腰部，待气呼尽。

（5）吸气，重心转向右腿，右手向右上方伸展，手掌伸直，左手向左后方伸直，手五指并拢，手腕呈钩式，回头目视钩手，待气吸足。

（6）呼气，重心不变，左右手都拉回腰部，待气呼尽。

如法换为左侧，连做 6 次。

【作用】脾主升，胃主降，上举助脾气上升，下压助胃气下降。转身后瞧钩手可使肝胆舒张，更利于脾升胃降。反复 6 次，以助脾胃升降功能恢复正常。

第十二段：摇头摆尾去心火

【功法】

（1）吸气，随吸气两下肢呈骑马蹲裆式，两手分别压于两大腿前的伏兔穴（在大腿前侧，髂前上棘与髌底外侧的连线上，髌底上6寸，主治腰痛膝冷、下肢麻痹、疝气、脚气）。

（2）呼气，随呼气头向左摇，臀向右摆，默数24个数后起立。

如上法，头向右摇，臀向左摆。反复2～5次。

【作用】通过左右摇头摆尾活动，带动上下肢与胸腹部运动，改善全身的气血循环，更使上焦之心火下降，可防治口干舌燥、舌红苔黄、便干尿黄、心烦急躁等。

第十三段：双手按腹补元气

【功法】

（1）吸气，随吸气双手按压下腹丹田穴的腹主动脉跳动处。

（2）呼气，随呼气弯腰下蹲，默数26～56个数，待气呼尽后接下一个动作。

（3）吸气，慢站起，双臂后展，待气吸足后接下一个动作。

（4）呼气，意想元气从任脉下沉丹田直至脚心涌泉穴（在足底部，卷足时足前部凹陷处，在第二三趾趾缝纹头端与足跟连线的前1/3与后2/3交点上，主治头顶痛、头晕、眼花、咽喉痛、舌干、失音、小便不利、大便难、小儿惊风、足心热、癫痫、霍乱转筋、昏厥），待气呼尽后接下一个动作。

（5）吸气，意想随吸气涌泉穴处之清气沿下肢后侧足太阳经上升，经过后丹田，继续沿督脉和足太阳膀胱经上升入脑内至百会穴，此时会感到头脑清爽，接下一个动作。

（6）呼气，意想随呼气头脑中沉浊之气沿任脉内侧下降，经内丹田下降至脚心涌泉穴排出。

如此反复5～6次。

【作用】在压下腹弯腰下蹲后，可直接按压腹主动脉起到反搏作用，使胸腹腔血液循环加强并改善，有利于保护内脏健康。在活动中呼吸运气及放松，有利于大脑的保健。需要注意的是，心脑血管病早期及动脉硬化程度不高者应轻缓按压，病情较重者必须在医师指导下进行，脑内有严重病变者必须在医师指导下进行。

第十四段：双手攀足固肾腰

【功法】

（1）吸气，随吸气两手从前方上举过头，意想从脚心涌泉穴来的清气经大腿后侧足太阳膀胱经上升，经过后丹田沿督脉升至头顶百会穴。

（2）呼气，随呼气两手慢慢从前方下降，意想上身及头脑之浊气沿任脉下降，经丹田下至脚心涌泉穴排出。

（3）吸气，随吸气两臂后扩，气沉丹田，吸足后接下一个动作。

（4）呼气，随呼气两臂下垂，待气呼尽后接下一个动作。

（5）吸气，气沉丹田贯腰及肾，气吸足后接下一个动作。

（6）呼气，随呼气两手下垂攀脚弯腰，腿直。数 26 ～ 56 个数，觉呼气已尽时，随呼气两手上举，直腰。

如此反复 2 ～ 6 次。

【作用】调息运气，使丹田气足，固护腰肾，有利于腰骶部的健康，可使身体保持轻劲有力，提高免疫能力，以防病治病。

第十五段：左右开弓似射雕

【功法】

（1）两腿站立略弯，右手呈剑指，向右上方弹射，目视剑指；左手呈拉弓势后拉，右手同时进行射拉运动，反复 26 次。

（2）反转身来，左手呈剑指向左上方弹射，目视剑指；右手呈拉弓势后拉，左手同时进行射拉运动，反复 26 次。

【作用】通过左右射拉，运动上肢、下肢及腰、背、腹部，可促进肢体肌肉健康有力，也有助于保护颈、肩、腰、腿各关节，对颈椎病及肩周炎有良好的恢复作用。

第十六段：捶打膻中益宗气

【功法】

（1）右手攥拳捶打膻中穴，同时左手攥拳捶打至阳穴。

（2）左手攥拳捶打膻中穴，同时右手攥拳捶打至阳穴。

如此反复 5 ～ 6 次。

【作用】前膻中穴和后至阳穴之间是宗气所在地。宗气为后天水谷之气和天源之气交会所生，是人体赖以生存之气。捶打膻中穴和至阳穴可以促进两肺和气管运动，化痰、除痰，保护肺及气管功能。

第十七段：全身颤动百病消

【功法】

（1）全身放松，两下肢上下颤动，带动全身做有节奏的快速颤动。

（2）单腿上下颤动，身体重心左右移动，重心一侧下肢颤动全身。

各做 1 ～ 2 分钟即可。

【作用】双下肢和单侧下肢交替颤动可使全身放松，各系统、各组织器官功能协调。

第十八段：气收丹田养筋骨

【功法】

（1）回到起始势，站稳后随吸气两手臂环抱。

（2）呼气，随呼气两手交叉，气归下丹田，然后再意守丹田 1 分钟。

【作用】使气归丹田，心情稳定平静，气养筋骨。

（三）糖尿病分期保健操

吕老师结合糖尿病不同时期特点，根据多年临床经验，分别针对糖尿病脾瘅早、中、晚期与消渴期的不同患病特点，总结出 4 套简便易行的锻炼方法，即使平时工作忙碌，也可在休息间隙进行。

1.脾瘅早期保健操

（1）送气清脑：正坐或正立，两臂向两侧水平伸出，手心向上，意想两手心（劳宫穴）开放，随着吸气，感受劳宫穴也吸入清凉之气。同时两臂上移至头顶（百会穴），五指并拢、掌心空虚，随呼气将劳宫穴的清凉之气向百会穴送去。此时，头脑有一种轻松、清爽的感觉，当呼气尽时，两臂自然放下，反复2～3次。工作疲劳、头脑不清爽时做此操，可使头脑放松，神清目明。

（2）头手对抗：正坐或正立，两臂向两侧水平伸出，五指分开交叉于头枕部，感到全身放松时，头部轻轻向后用力，两手轻轻向前用力，形成一种轻微、缓慢的对抗，持续100秒。伏案动作1～2小时后可做此操，可放松颈部肌肉，改善头颈部血液循环，防治颈椎病。

（3）盘腿摇摆：正坐在椅子上，自然地将左腿盘到右腿上，左右腿反复交替，可配合有规率地抖动脚踝，也可前后摇摆做弯腰运动。此操作可以改善下肢和腰背部的血液循环。

（4）伸伸懒腰：正坐或正立，双手从两侧缓慢抬至头顶，十指交叉、上翻，眼睛盯着手部，坚持1～2分钟，双手放下。反复数次。

（5）下蹲放松：双脚自然分开站立，双手搭在大腿上，整体下蹲，坚持1分钟后站起，动作宜舒缓，反复5～10次。注意：若腿部沉重疼痛者，宜先做下肢动静脉检查，看是否有血栓形成，有血栓者不宜做。此运动虽简单省时，但可以活动全身，锻炼肌肉，强固腰膝。

2. 脾瘅中期保健操

脾瘅中期以"累"为特征，干什么事情都觉得力不从心。这个时期的运动需要在短时间内疏通经络、贯通气血、恢复精力。除脾瘅早期的5项运动外，另可增加以下3项运动。

（1）叩打肩井增气力：两手交替握拳叩打对侧肩井穴（位于肩上，当大椎穴与肩峰端连线的中点，也是乳头正上方与肩线交接处），力度由轻到重，速度可快可慢，一般左右各叩打26次，以舒适为度。肩井穴是三焦、胆、阳维三经之交会穴，时常叩击肩井穴有助于疏通经络，使人身上下内外通利。

（2）叩打膻中增免疫：左手握拳叩打前胸两乳之间的膻中穴（位于胸部

的前正中线上，平第 4 肋间，两乳头连线的中点），右手握拳叩打与膻中相对应的至阳穴（位于背部，当后正中线上，第 7 胸椎棘突下凹陷中），左右手交替进行，由轻到重，可快可慢，前后各叩打 26 ～ 52 次。中医认为膻中是宗气的发源地，此气有"贯心脉、行呼吸"之用，叩打两穴可宽胸理气，畅通输送宗气的经脉，促进代谢，增强人体免疫力。在叩打至阳穴的同时常要连带上旁边的膈俞、膈关二穴，叩打此三穴可使横膈通利、胸背胁部舒畅。

（3）叩打丹田增体力：左右手握拳，交替叩打丹田前后。前后各叩打 26 ～ 52 次，由轻到重，速度可快可慢。做此运动可大补元气，通活冲、任、督、带等血脉，促进腰腹部气血流畅，可强壮泌尿生殖、胃肠功能，提高全身免疫力，增加活力，消除疲劳。

3. 脾瘅后期保健操

该期体力明显下降，故应选用活动强度较小而且缓和的运动方式锻炼。除早、中期可做的运动外，以下 3 项运动更有利于改善体质。

（1）搓揉两膝治膝疼：正坐位，用两手转着圈搓揉 100 次以上，以有温热感为度，最好不隔衣物。本法可以祛风散寒除湿，通经活络，减轻膝关节疼痛以及防治骨质疏松和增生。

（2）推揉马面经解疲劳：正坐，用两手掌推揉马面经（大腿前面和两侧面前，形似"马面"而得名），各 100 次以上，以有温热感为度。马面经有多条足经走行，若过度劳累，可致经络气血阻滞，出现疲乏无力、下肢沉重感。推揉本经可活血通经，使诸经脉通畅，下肢轻快，消除疲劳。

（3）两腿互助运动利全身：取仰卧位，两手交叉放在枕部，全身放松。选用委阳、合阳、承山三穴为中心交替揉搓或敲打，分一、二、三节。（委阳穴，位于腘横纹外侧，当股二头肌肌腱内侧；合阳穴，位于小腿后面，当委中与承山的连线上，委中下 2 寸；承山穴，位于小腿后面正中，当伸直小腿或足跟上提时，腓肠肌肌腹下出现尖角凹陷处）

第一节：选委阳穴，左腿呈屈膝位，右小腿搭在左膝上，用右小腿当委阳穴处于左膝外上方搓揉 26 ～ 120 次，两腿交换进行。主治腹胁胀满、小便不利、大便不畅、腰脊强痛、下肢挛痛。

第二节：选合阳穴，左腿呈屈膝位，右小腿搭在左膝上，右小腿上下运动，用右小腿（当合阳穴处）轻轻揉搓或敲打左膝顶部，先轻、慢、少，当感觉很好时，可重、快、多，过于疼痛或者劳累可两腿交换。主治脊背腰腿疼痛、下肢痿痹。

第三节：选承山穴。左腿呈屈膝位，右小腿搭在左膝上，用右小腿的承山穴在左膝顶部轻轻揉搓或敲打 26 ～ 120 次，感觉累了两腿交换，休息时两腿放平。主治腰背痛、小腿转筋、便秘、腹痛。

4. 消渴期保健操

消渴期患者血糖升高，达到糖尿病诊断标准，各种并发症还未出现，但随着病情不断加重，并发症有出现的趋势。吕老师认为运动疗法在此期虽见效较慢但非常重要，应提早学习各种保护肢体和脏器的运动，以辅助防治并发症。介绍几种消渴期适宜的运动疗法。

（1）防治手臂麻疼的上肢运动：经常增加上肢和手指肌肉活动，可疏经活络，行气活血，防治手臂麻木疼痛症状。①十指相叩运动：双手十指交叉，进行相握、相叩、相拉运动。手三阴经从胸腹走到手，手三阳经从手走到头，十指的运动不仅可以防治手指、上肢的麻木、疼痛，还能疏通胸腹、头面的经络，对胸腹和头面部组织器官的相关疾病起到很好的防治作用。②手背手掌屈伸运动：先用力握拳，再伸直手掌及手指，做握拳、手指平伸的交替运动，以活动指间、掌指关节及肌肉，使其松解。本运动可配合十指相叩以提高疗效。③肩肘关节运动：将手掌向上，两臂平举，迅速握拳及屈曲肘部，努力使拳达肩部，再迅速伸掌和伸肘，然后两臂向两侧平举，如法反复 3 ～ 5 次。此运动可活动肘关节、小臂、手指、腕关节等，增加上肢和手指肌肉的活动，促进血液循环，可以预防和减轻糖尿病患者手臂麻木疼痛的症状。④按摩三阴三阳经：三阳三阴经指手臂外侧的手三阳经（手太阳小肠经、手阳明大肠经、手少阳三焦经）和手臂内侧的手三阴经（手少阴心经、手太阴肺经、手厥阴心包经）。患者用双手交替按摩两臂内侧和外侧的经脉循行部位。按摩时先按手厥阴心包经，可宽胸理气，养心利肺，使心胸开阔、心情舒畅、脘腹气降、饮食改善；再按手少阳三焦经，使人体水道通，小便利，废物清除，一身轻松。有咳嗽气短、痰喘不利者加按手太阴肺经，有头晕失眠、后鼻道胀痛者加按手少阴心经，有大便不畅或溏泄者加按手阳明大肠经，有消化吸收不良者加按手太阳小肠经。

（2）防治腰背疼痛的运动：此操能使胸、背、腰部肌肉紧张松解，对糖尿病患者出现的胸、背、腰部的劳损性疼痛有较好的防治作用。注意，此操需配合呼吸方能取得佳效。

站式运动：①靠墙蹲坐运动：背靠墙站立，双脚跟距离30cm，在收紧腹肌的同时缓慢屈膝45°左右，向外呼气并心中默数16～26个数，呼气后随吸气缓慢回到站立姿势，重复5～10次。②脚跟抬放运动：直立，将身体重量均匀地放在双脚上，慢慢地将脚后跟抬起、放下，抬起时吸气，双眼上视，放下时呼气，双眼平视或向下视，头部始终保持正直，重复做10次。③后抬腿运动：双手扶椅背，将一侧腿向后上方抬起，膝关节不能弯曲，吸气同时头向后转，眼看脚跟方向，吸气到底再缓慢返回，同时呼气，头眼转向前方平视。另一侧同理。每侧重复3～5次。④叉腰挺胸运动：双脚稍微分开站立，双手叉腰，双膝平直，以腰部为支点，身体缓慢向后弯曲，同时吸气，双眼向后上方仰视，自觉气已吸足时缓慢复回原位，同时呼气。重复3～5次。

坐式运动：做抬腿运动。端坐，双腿伸直与地面形成一定角度，吸气的同时尽量抬起一侧腿至齐腰高度，自觉气已吸足时再返回地面，同时呼气。每侧3～5次。

卧式运动：①脚跟滑动运动：仰卧，吸气的同时缓慢屈膝，自觉气已吸足时再伸直，同时呼气。每侧重复5～10次。②单膝到胸伸展运动：仰卧屈膝，吸气同时手放到腘窝，将一侧膝部向胸靠拢，自觉气已吸足，呼气同时放松复位。每侧重复3～5次。③卧位抬腿运动：俯卧，一侧腿部肌肉收紧，吸气同时抬离地面，保持腿部抬高10秒，自觉气已吸足，呼气同时放回地面。每侧重复3～5次。

而消瘅期往往有心、脑、肾、足多器官的并发症并存，保健操可在考虑具体病情的基础上，判断以哪种并发症为主，参考脾瘅期、消渴期进行运动。

（四）气功疗法

气功是起源于中国的一种健身祛病方法，又称吐纳、导引、静坐、行气、服气等。"气功疗法"一词始于 1933 年董志仁《肺痨病特殊疗养法》，到 1955 年正式统称为气功。气功通过调意、调息和调身的锻炼，发挥人的主观能动性，调动人体自身潜力，调整身体内部的功能，进一步增强体质，提高抗病能力，从而起到防病、治病、强身的目的。实际上，《内经》即提出"导引吐纳"治疗"肾有久病"的气功方法，华佗倡导"导引法"，李时珍的《奇经八脉考》、孙思邈的《千金方》、巢元方的《诸病源候论》等古代中医经典中均有气功养生的专门论述。明代医家徐春圃所著的《古今医统大全》曾专门论述了古代气功养生的经验。

气功可分为动功和静功，二者各有特点，又紧密联系。中医理论认为，动则生阳，静则生阴。静功包括吐纳、行气、打坐、禅定、炼丹、静坐等。应该指出的是，静功的"静"并不是绝对的，而是外静内动，静极生动，强调意和气的训练。即身体的外部形态表现为安静不动，而体内的气血在意念的驱使下按一定的规则有序地运行，故古有"内练精气神，外练筋骨皮"的说法。"动功"指有形体运动的功法，多是外动而内静，动中求静，紧中求松，故曰："静未尝不动，动未尝不静。"自古以来，动功功法很多，多以肢体运动为主，静功则多为练习单纯的姿势，但二者都要求有意念和呼吸的练习。

1. 气功练习原则

练习气功的基本要求是"心要清，息要静，身要松（放松）"，并灵活调整动静、快慢、松紧等。健身气功有 5 项基本原则，实际也是气功功法普遍应遵循的原则。

（1）松静自然："松"指"身"而言，"静"指"心"而言。"自然"是针对练功的各个环节提出来的，姿势、呼吸、意守、心情和精神状态都要舒展、自然。

（2）动静相兼：动静相兼是指"动"与"静"的有机结合，这里的"动"指"动功"，"静"指"静功"。动静相兼要根据习练者的体质、精神状态和练功的不同阶段，灵活调整动功与静功的比重。具体如何选择，一方面靠老师指导，另一方面靠自己的体验进行调整。

（3）练养结合：练养结合指将练功与自我调养结合起来。练功能够明显增强体质，促进身心健康。然而，只顾练功，不注意调养，就违背了练养结合的原则。两者必须密切结合，才能相得益彰。

（4）循序渐进：气功的动作虽然简单，但要纯熟掌握，需要练习一段时间才能逐步达到。练好气功，不能急于求成，必须由简到繁循序渐进，逐步掌握全套功法。练习功法应先打好基础，并善于总结，不骄不躁，才能确保功效早日显现。

（5）持之以恒：同是健身气功习练者，取得的功效差别却常常很大。除了练习不当、杂念太多、外部干扰外，不能持久是最容易出现而又难以克服的问题。一旦习练者偏离了习练法则，习练将半途而废。在端正自己练功目的前提下，纠正心理状态，靠自己的决心和毅力，才能收到点滴功效的累积效应。

2.糖尿病的气功康复疗法

（1）内养功：包括卧位和坐位。

卧位：以仰卧位为宜，双上肢自然放开，排除杂念，静养几分钟。宜采用顺腹式或逆腹式呼吸法，鼻吸鼻呼，呼吸过程中夹有停顿并配合默念字句。①第一种方法：默念第一个字时吸气，念中间字时停顿呼吸，念最后一个字时将气呼出。如默念"我要静""个人静坐""静坐身体好""静坐我病痊愈"等。字数越多，停顿时间越长。②第二种方法：吸气、呼气均不念字，从鼻呼吸或口鼻兼用，先行吸气，随之徐徐呼出，呼吸完毕开始停顿时念字。

坐位：体姿自然舒适，易于全身放松。练法同卧位。内养功，除止息外，还有练功中的静休。练功20分钟左右，由腹式呼吸变为自然呼吸，意守丹田，静养 3～5 分钟。如此，每次练功过程中休息几次，息功时用升降开合之法，全身放松后息功。每日练 2～4 次，每次 10～30 分钟。

本功可练气保健，炼精化气，调整脏腑，平衡阴阳，益气养精。糖尿病可采用第二种呼吸法，并配合练强壮功。

（2）强壮功：子午时分练功，可根据情况采取站式、坐式或自由式。这里主要介绍站式功法，也称站桩，是由古代健身术和武术内家拳的某些基本功法发展而来的。两足平行同肩宽，双膝微屈，不过足尖，松胯放臀，直腰松腹，含胸拔背，沉肩坠肘，虚腋松腕，掌心向内，手指自然分开微屈下垂，头若悬虚，两目平视，或含光内视。若手指向前伸直，掌心有意下按，称下按式。若屈肘呈环抱状，如抱球一般，称抱球式。双手可置小腹前（下丹田）或胸前（中丹田），位置不同可调节运动量。呼吸要求同内养功，也是鼻呼鼻吸，舌抵上腭。深呼吸和逆呼吸不宜在饭后进行，静呼吸则饭前、饭后均可。意守丹田，也可意守膻中、涌泉、印堂等穴。意守印堂时间不宜长。

本功可养气壮力，调整阴阳，健身防病，延年益寿。可用于糖尿病以及伴有较轻心血管、神经系统疾病的患者。

（3）巢氏消渴之气功宣导法：本功法记载于《诸病源候论》，适用于以口渴多饮、小便不利为主要症状的患者，功理在于宣导肾津，以止消渴。

①松衣宽带，安静仰卧，腰部伸展悬空，用骶骨着于床席，两手自然置于体侧。双目微闭，随着呼吸的节律鼓起小腹，意在牵动气机，使之行水布气，津液上升。②接上式，用舌在唇齿之间，由上而下、由左至右搅动 9 次；再由下而上、由右至左搅动 9 次；鼓漱 18 次，将口中产生的津液分数口徐徐咽下，并用意念将其下引到丹田，使水之上源下流，元龙归海，津布热减，静卧数分钟收功。③收功后起立，走到室外，在空气清新、环境幽静之处缓缓步行。在一种愉快轻松的心境下，步行 120～1000 步，使练功后内在的有序在常态下尽可能地保持住，巩固已取得的引肾津、滋上源、止消渴的效果。

本功可引肾元之水上升，以止口渴多饮。

三、注重食疗

食疗是疾病治疗中不可或缺的一部分，吕老师非常注重患者的饮食方案制定，在"二五八"方案中，饮食治疗为8种治疗措施中基础治疗措施的首位。通常，吕老师制定食疗处方时，会从辨病用膳、辨病分期用膳、辨证型用膳、辨证候用膳、辨症状用膳等几方面考虑。

（一）辨病用膳

不同疾病有不同的基本特点，饮食大原则必须顺应疾病的诊治方案。

比如糖尿病食疗。《内经》言："此人必数食甘美而多肥也，肥者令人内热，甘者令人中满，故其气上溢，转为消渴。"形象地描述了糖尿病患者、嗜好肥甘厚味、进食量大的饮食特点。吕老师认为，体重是糖尿病患者最直接、易观察的重要指标，糖尿病饮食方案制定必须遵从使体重向标准体重方向发展这一基本原则。应计算标准体重，根据体重、体型和劳动强度确定每日摄入热量总量，一般三餐摄入量按早 1/5、中 2/5、晚 2/5 分配，也可根据自己的生活习惯分配，但须保证碳水、蛋白质、脂肪比例合理。吕老师也强调，虽然糖尿病患者需要节制饮食，但也不必过"苦行僧"式的生活，同样需要讲究生活品质。食物的种类要保持多样性，但要讲究方法策略。主食需少精细米面、多杂粮，如多吃玉米面、小米、燕麦、糙米等。规律监测血糖，血糖控制不佳时，尽量少摄入肥肉、油脂，炒菜时只需放几滴植物油和少量的调料，如果能白水煮蔬菜则更佳。水果可以适当吃几片，作为加餐或者运动后的犒劳，但要注意挑选水果的种类，糖分高的水果如西瓜、甘蔗、香蕉等不要吃。

再比如肾病食疗。对于糖尿病肾病或慢性肾脏病，吕老师强调优质低蛋白饮食。慢性肾脏病患者应限制蛋白质摄入总量，Ⅰ～Ⅲ期患者蛋白质的总摄入量每日应控制在 50～100g，Ⅳ～Ⅴ期则应控制在 30g 甚至 25g 以下，以优质蛋白为主，可多吃牛奶、蛋清等，不建议食用豆类食品及豆制品，鼓励多进食新鲜蔬菜，不吃损害肾脏的食物，如大量葱、姜、蒜等，慎用鸡、鸭、鱼、海鲜等肉类。不能吃得过饥或过饱。过饥会导致体内更多的蛋白质和脂肪分解提供能量,间接导致尿素氮等代谢产物增加;吃得过饱,非优质蛋白的摄入量就随之增加了。对于糖尿病肾病患者,吕老师建议多食用醋泡花生、醋泡葡萄干、醋泡黄瓜等。他认为食醋既能开胃,又有降低餐后血糖、缓解疲劳、抗氧化及降压的作用。

（二）辨病分期用膳

每个疾病都有一个发展过程,疾病的不同发展阶段有不同的特点和对应的治疗重心,因此,用药需要关注辨病分期,饮食方案也应参考辨病分期。

吕老师根据《内经》相关描述,主张将糖尿病分为脾瘅期、消渴期、消瘅期三期,按期给予用膳指导,而且有时还会将每一分期再细分而给予更为针对性的用膳指导。

脾瘅属于糖尿病前期,仅表现为糖耐量异常、空腹血糖受损或有肥胖、脂肪肝、高脂血症等代谢性疾病。吕老师认为,脾瘅期病情尚轻,病位局限在脾胃,通过合理饮食,适当运动,调整心态,可以减轻体重,增强体力,"去懒复壮",预防脏器疾病的发生,延缓疾病进展。现将其脾瘅期饮食治疗方案介绍如下:

1. 脾瘅初期

脾瘅初期以"壮"为特点。此时患者尚且年轻,思维敏捷、进取心强、学习工作勤奋,超常的辛苦也不会觉得疲惫,难免进食过多,导致肥胖和代谢性疾病。此期患者的饮食有以下特点:①日摄入热量总量超标,导致身体逐渐发胖;②饮食结构不合理,蛋白质、饱和脂肪酸所占比例过大,不饱和脂肪酸、纤维素、维生素等摄入相对不足,造成营养相对不均衡;③每日三餐的热量分配不合理,往往早餐、中餐摄入相对不足,而晚餐摄入的热量所占比例过高,加速了皮下和内脏脂肪的堆积。因此,对于初期的患者而言,要注意保持理想体重,每周自测体重,根据体重变化相应调整饮食摄入;合理安排劳作时间,保证早餐、中餐的数量和质量,减少晚间吃"大餐"的机会;平素可配合饮茶,工作间歇摄入少量坚果,如花生、腰果、核桃等,以避免正餐时由于饥饿感过强而不自觉地增加摄入；尽可能减少外出用餐次数，参加必要的宴请时，尽可能选择蔬菜、粗粮等高纤维、低热量食物，减少各种肉食、油炸食品的摄入。平时应选择热量低、膳食纤维丰富的蔬菜，如冬瓜、苦瓜、芹菜、绿豆芽、黄瓜、西红柿、韭菜、藕、豆腐等。简单介绍几种食谱：

（1）芹菜拌干丝：芹菜250g，豆干300g，葱白、生姜适量。芹菜洗净切段，豆干切细丝；以旺火将花生油烧至七成热，下姜、葱煸后加盐，倒入豆干丝再炒5分钟，加入芹菜一齐翻炒，炒熟加调味料即成。功效：降压平肝，通便。适用于高血压、大便燥结等。

（2）糖醋芹菜：芹菜500g，糖、醋适量。嫩芹菜去叶留茎洗净，余水，待茎软时捞起，切寸段，加糖、盐、醋拌匀，淋香麻油即可。功效：降压，降脂。高血压病患者可常食。

（3）芹菜红枣汤：芹菜300g，大枣10枚，入水共煮，食枣喝汤，常服有效。将芹菜煮水当茶饮用，可安神降压。

（4）芦笋冬瓜汤：芦笋250g，冬瓜300g，加入盐、味精等调料一起煮汤后食用。功效：降脂、降压，清热利水。对高血压、高血脂以及各种肿瘤、夏季发热、口渴尿少等有佳效。

（5）双菇苦瓜丝：苦瓜150g，香菇100g，金针菇100g，姜、酱油、糖、香油适量。苦瓜、姜片切成细丝，金针菇切去尾端洗净；油爆姜丝后，加苦瓜丝、冬菇丝及盐同炒至苦瓜丝变软；最后加金针菇同炒，加入调味料炒匀即可。功效：降低胆固醇，减少脂肪的吸收。当然，还有诸多菜谱，如番茄焖冬瓜、西红柿炒山药、炒洋葱、香菇炒芹菜、白菜炒木耳粉丝、爆炒三鲜、蘑菇青菜、冬瓜烧香菇、炒魔芋等均可食用，不再一一介绍。

2. 脾瘅中期

脾瘅中期以"懒"为特点，由于工作生活紧张，饮食不节制，缺乏运动，如此几年或十几年，血管紧张度和血液黏稠度变高，身体对代谢产物的清除力下降，不仅使人容易疲累，而且会让人心烦急躁，容易生气，记忆力减退，有时头晕眼花，等等。饮食治疗时，除坚持遵照脾瘅初期的饮食治疗原则和方法外，还可选用决明子、山楂、菊花、荷花、枸杞子等药食两用的中药代茶饮，这些代茶饮具有化痰祛瘀、消脂泻浊之功效，可以改善脾瘅中期"懒"之症状。这里介绍几种保健代茶饮和保健粥方。

（1）荷叶茶：新鲜荷叶洗净晾干后搓碎，5～10g包成1包。饮用第一泡浓茶，最好是空腹或是在饭前服，每天可冲3～4包，分3～4次喝完。

（2）荷叶决明花茶：荷叶3g，炒决明子6g，玫瑰花3朵。开水冲泡，每日饮用。可清暑利湿，升发清阳，利尿消肿。

（3）两山决明荷叶茶：山药、山楂、荷叶各15g，决明子10g。水煎取汁，每日饮用。既可清热润燥，又能健脾益肾。

（4）三花减肥茶：玫瑰花、玳玳花、茉莉花、川芎、荷叶各等份。切碎研末，3～5g装1包，每日1包，代茶饮用。可宽胸理气，利湿化痰，降脂减肥。

（5）降脂饮：枸杞子10g，何首乌15g，草决明15g，山楂15g，丹参20g。上几味置于砂锅中加水适量，以文火煎取约1500mL，置于保温瓶中每日饮用。可活血化瘀，轻身减肥。

（6）山楂麦芽饮：生山楂10g，炒麦芽10g。生山楂洗净切片，与麦芽同放杯中冲服饮用，具有消食导滞的作用。

（7）荷叶粥：鲜荷叶一张（约200g），粳米100g，白糖适量。将米洗净，加水煮粥，临熟时将鲜荷叶洗净覆盖在粥上，焖约15分钟，揭去荷叶再煮沸片刻即可。喝时可加适量白糖。对高血脂、高血压和肥胖症患者效果较好。

（8）菊花粥：菊花末15g，粳米100g。粳米加水适量，用武火烧沸，改用文火慢熬，粥将成时调入菊花末，稍煮片刻即可。可作早晚餐食用。清热疏风，清肝明目。

（9）山药粥：山药适量，粳米100g，同放入锅中煮粥服用。山药味甘性温，是常用的药食同源的食材，《神农本草经》谓："主伤中，补虚羸，除寒热邪气，补中益气力，长肌肉。久服耳目聪明，轻身不饥，延年。"有补脾养胃、补肺益肾的功效。

3. 脾瘅后期

该期由脾瘅初、中期逐渐发展而来，大多在临床上可以诊断患有脂肪肝、血脂紊乱、高尿酸血症、高血压、糖调节紊乱等代谢综合征的代谢异常；或者体重增加明显，超过理想体重的10%；腰围较从前明显增加，甚至达到代谢综合征的诊断标准。此时患者多勉强工作，有心无力，曰"难"。

此时，仍要依照饮食治疗的总体原则，达到控制体重、均衡营养的目的，多食用上述利于体重控制的菜肴，并可配合相应的茶饮，长期饮用。在此基础上，还可辨证用膳，以控制病理变化。

（1）阴虚肝旺：①山药萸肉粥：山药60g，山茱萸30g，粳米100g。将山药、山茱萸煎取浓汁，去渣，再与粳米煮成稀粥。每日1次，佐餐食用。②佛手内金山药粥：佛手15g，鸡内金12g，加水500mL，先煎20分钟，去渣取汁，再加入粳米150g，山药30g共煮成粥，粥成调味即可。③菟丝子茶：菟丝子碾碎，每日15g，沸水冲泡。

（2）阴虚阳亢：①鲜芹菜汁：芹菜250g，用沸水烫2分钟，切碎绞汁，可适当调味。每日2次，每次1小杯。②葛根粉粥：粳米100g，加水适量，武火煮沸，改文火再煮半小时，加葛根粉30g，拌匀，至米烂粥成。每日早晚服用，可连服3～4周。③凉拌花生芹菜：将生花生、老芹菜洗净，老芹菜切成段，在沸水中一同煮两分钟后捞出，加少许精盐、香油、味精。热量低，又有饱腹感。

（3）气阴两虚：①山药面：面粉250g，山药粉100g，豆粉10g，鸡蛋1枚。将面粉、山药粉、豆粉、鸡蛋和盐用水和好，揉成面团，按常法切成面条，下锅煮熟。每次50～100g，每日1～2次。可连用3～4周。②菠菜银耳汤：菠菜根100g，银耳10g。菠菜根洗净，银耳泡发，共煎汤服食。可连服3～4周。③豆腐馅蒸饺：用豆腐渣或碎豆腐做馅，用高粱面、莜面或白面做皮。④混合面馒头：豆皮玉米面窝头，全麦面馒头。尤其是用全谷、玉米、黄豆三合面做窝头，有益气养阴的作用。另外由于蛋白质互补作用，以上膳食可使蛋白质生物效价大大升高。

（三）辨证用膳

吕老师提出"本虚定证型，标实定证候"，正气亏虚所表现的证型变化较慢，需要长期调治；邪实表现的证候变化较快。在饮食用膳指导上，也紧密围绕这一思想实践。

1. 糖尿病辨证用膳

（1）辨证型用膳：①气阴两虚：豇豆饭、豇豆粥、薏苡仁粥、绿豆大米莲子粥；怀山药。②肝肾阴虚：薏苡仁粥、绿豆粥、炒苦瓜、芹菜、白萝卜、水萝卜、绿豆芽、枸杞子。③脾肾阳虚：韭菜、蒜苗、小茴香、大白菜、山药、土豆、黄豆芽、胡萝卜。

以上 3 种证型均可食用牛奶或奶制品。

（2）辨证候用膳：①二阳结热：可以做三合面窝头，或做成粥食用，或选芹菜、菠菜、苦瓜、南瓜、胡萝卜、水萝卜、白萝卜等蔬菜中的 2～3 种，做成菜团子、包子、饺子，以清泻二阳。②脾胃湿热：薏苡仁粥；白萝卜、茴香、冬瓜加少量韭菜或青蒜做馅，做成包子或饺子；炒苦瓜、炒冬瓜、炒蒜苗等。③食积痰热：白萝卜粥加生姜、花椒，冬瓜汤加香菜、葱花、生姜。④酒毒所伤：白萝卜、水萝卜拌洋葱；醋拌菜，可以边吃菜，边呷 1～2 口醋。⑤肺胃实热：小米绿豆白萝卜粥，绿豆芽拌菠菜。⑥气郁化热：白萝卜、水萝卜、韭菜饺子，水泡白萝卜丝，绿豆芽拌粉丝。⑦热毒所伤：拌绿豆芽；绿豆芽、荠菜、大白菜、水萝卜、白菜做菜或包子、饺子。⑧阴伤燥热：拌水萝卜、苦瓜、芹菜、油菜、黄瓜、生菜、圆白菜、白萝卜，也可做包子、饺子或菜团子吃。

2. 肾病辨证用膳

吕老师针对不同的常见证型、证候，结合青、赤、黄、白、黑分别对应中医肝、心、脾、肺、肾五脏的原理，分别给出了食疗建议：

（1）补气养血：慢性肾脏病患者病程较长，日久耗伤正气，气血亏虚。吕老师认为气血亏虚是慢性肾脏病的根本病机，建议患者可以多食苹果、樱桃、红枣等红色食物。因为红色入心，可补血养血。

补气养血食疗方：苹果 1 ~ 2 个，红枣 2 ~ 3 个，樱桃 5 个，葡萄干 20 粒，黑木耳适量。

（2）补肾益气：吕老师认为先天不足、烦劳过度或年老体虚等原因导致的肾气亏虚是引发慢性肾脏病的主要原因，在治疗时应重视补益肾气。板栗、腰果、核桃、开心果的食用部分均色黄，与脾相应，能补益脾气。脾为后天之本，肾为先天之本，后天充则养先天，先天足则滋后天。

补肾益气食疗方：板栗 2 ~ 3 个，腰果 5 ~ 6 个，核桃 1 个，开心果 3 ~ 5 个。

（3）活血化瘀：吕老师认为，肾脏疾病患者正气亏虚，气不能推动血液运行，同时各种代谢产物堆积，造成气滞、血瘀、毒邪聚积于肾络，损伤肾脏，进而导致各种肾脏疾病的形成。肾病本为气血亏虚，标为血瘀水停，治疗上主张补气养血与化瘀利水兼顾。板栗长于活血止血；腰果富含不饱和脂肪酸，有预防动脉粥样硬化、中风、冠心病、心肌梗死的作用；黑木耳有抗血小板聚集和抗凝作用，可以减少血液凝块和血栓形成。上述几种食物经常食用可以延缓心脑血管疾病的发生。

活血化瘀食疗方：板栗 2 ~ 3 个，腰果 5 ~ 6 个，黑木耳、小白菜适量。

（4）利水消肿：慢性肾脏病患者常以水肿为主诉来就诊。中医认为肾主水，慢性肾脏病患者肾气亏虚，肾主水功能受损，水液运化失司，泛溢体表而出现水肿。治疗上，吕老师强调利水消肿的重要性。腰果味甘性平，擅利尿；玉米味甘，性平，归胃、膀胱经，具有健脾益胃、利水渗湿之功；现代药理研究表明，土豆有排钠利尿的功效。这三者色黄，与脾相应。脾主运化，既能运化水谷，又能运化水湿，脾健水湿去，水肿消，多食上三味达到利水消肿、健脾利湿之功。

利水消肿食疗方：腰果 5 ~ 6 个，玉米、土豆适量。

（5）润肠通便：慢性肾脏病患者体内病理代谢产物积聚，浊毒内停，必须保证大便通畅，使浊毒有出路，否则邪毒弥漫周身，恐生他变。核桃、开心果既能补脾益肾，同时又含有丰富的油脂，能润肠通便；土豆、白萝卜中含有丰富的纤维素，黑木耳具有较强的吸附作用，这些食物均能促进肠蠕动，减少污物在肠中停留的时间，加速肠内毒素的排出。

润肠通便食疗方：核桃 1 个，开心果 3～5 个，土豆、黑木耳、白萝卜适量。

（四）辨症用膳

吕老师还会根据患者症状变化，指导加减用膳。如患者咳嗽有痰，可以 1 天带皮吃 3～6 个小金橘；如干咳无痰，可以喝百合粥；如果同时伴有记忆力减退，则建议每日服用白果 2～3 个；口干、口渴严重的患者，可多食白菜或萝卜，生津止渴；如气短、乏力明显，则建议每日食用红枣 3～5 个或栗子 1～2 个。

四、心理调护

糖尿病患者有较高的心理、精神障碍发生率，表现为躯体化症状、抑郁、焦虑，等等。患者往往对糖尿病存有恐惧心理和抵触情绪，谈及病情时常表现出焦虑、急躁、抑郁、失望或盲目乐观的情绪倾向，影响患者的身心健康和医患之间的配合治疗。有的患者对糖尿病的认知不够清晰，存在恐惧心理，认为得了糖尿病，就是得了"绝症"，害怕需要终身打针服药；有的人过于敏感，在治疗过程中过分地关注血糖是否达标，神经常常高度紧张；有的人听说了糖尿病足、糖尿病视网膜病变等并发症之后，忧心忡忡，担心自己也出现各种并发症。上述原因使患者的心情长期紧张、焦虑，就容易引发抑郁症、焦虑症等精神类疾病。而且现代研究表明，抑郁、焦虑、急躁等消极情绪会导致神经内分泌系统紊乱，引起血糖升高，增加糖尿病相关并发症发生的风险，反过来又加重糖尿病患者的心理负担。《灵枢·五变》曰："……刚则多怒，怒则气上逆，胸中蓄积，血气逆留，髋皮充肌，血脉不行，转而为热，热则消肌肤，故为消瘅。此言其人暴刚，而肌肉弱者也。""怒气"也是消渴病进展到消瘅期的关键因素。

吕老师认为，糖尿病患者不应对糖尿病怀有敌视、抵触态度，否则情志抑郁，肝失疏泄，气机逆乱，容易加重病情。他强调，患者应将糖尿病当作伴随自己一生的伙伴，鼓励患者化敌为友，了解和掌握糖尿病的防治知识，学会开导自己，放松心情，树立战胜疾病的信心。吕老师认为，糖尿病患者树立战胜疾病的信心，坚持健康的生活方式，从饮食起居、药物治疗等多方面防治糖尿病及其并发症，可以获得幸福美满的生活。

临床诊病中，吕老师重视对患者的宣教，常教患者乐观正确认识疾病，对患者和家属进行心理开导。他常告诉患者在日常生活中做到"五个乐"，即乐于气功、乐于按摩、乐于助人、乐于思辨以及知足常乐，令患者情志平和，气机调畅，鼓励患者培养健康的兴趣爱好，或者从事一些有益的社会活动，转移对疾病痛苦的注意力。

吕老师认为，适当的有氧运动不仅可以有效地帮助患者减体重、降血糖、调血脂，而且有助于改善焦虑、抑郁状态，稳定情绪。患者可以时常练习中医传统功法，如调息运动、意念运动、缓慢起蹲运动、自我按摩、八段锦、五禽戏、太极拳等，能通经活络，行气活血，使心境平和，陶冶性情。也可以练习吕老师独创的降糖十八段锦，在练习的时候要求动作和缓、轻柔，配合规律的呼吸节奏，使内在精神时刻处于放松的状态，起到调畅气机、健身防病的作用。对于心烦抑郁的患者，吕老师常教患者用拍手掌、双手握拳、小鱼际相对敲击或双手十指相交并上下搓揉等方法来缓解焦虑抑郁情绪。

人处于优美的音乐环境中，让曲调与情志、脏气共鸣互动，有助于消除心理、社会因素造成的紧张、忧郁、焦虑恐惧等不良情绪。平素容易忧郁的患者可以通过听欢快或者舒缓的音乐来缓解低落的情绪。吕老师有一个"快乐宝典"——念《青蛙歌》："一只青蛙一张嘴，两只眼睛四条腿，扑通一声跳下水；两只青蛙两张嘴，四只眼睛八条腿，扑通扑通跳下水；三只青蛙三张嘴，六只眼睛十二条腿，扑通扑通扑通跳下水……"这是一首大家都耳熟能详的儿歌。吕老师认为，常念《青蛙歌》算算数，可以锻炼思维，防治老年痴呆；经常焦虑抑郁、情绪低落的患者多念念这个有助于放松心情。

对于麻痹大意、盲目乐观、饮食不节的患者，吕老师也会毫不避讳地指出糖尿病并发症的严重后果，警告患者悬崖勒马，醒聩震聋，往往使患者心悦诚服，积极配合治疗，取得较好的疗效。总之，只有使患者和家属树立对糖尿病的正确认识，认识到合理的药物治疗和生活方式干预可以改善症状、延缓病情、控制并发症，且要持之以恒，身体力行，才能让患者克服恐惧，保持积极乐观的心态，更好地控制血糖和病情，达到"健康""长寿"的终极目标。

（刘江腾、李泽宇整理）

第四节　用药特点

吕老师行医 60 余年，通过对中医基本理论认识的不断深化，继承和弘扬中医名家学术观点，充分汲取现代药理学的研究成果，结合自己的临床实践及经验，形成了特色鲜明的临床用药特点。

一、善于标本同治

吕老师将变化较慢的正虚归为证型，变化较快的邪实归为证候，认为临床上证型变化较慢，证候变化较快，"型"是模式，"候"是随时变化的情况，简称"本虚定证型，标实定证候"。他主张按照《内经》有关"脾瘅""消渴""消瘅"的论述认识糖尿病前期、临床期和并发症期的标本虚实特点。糖尿病常因正气先虚，诸邪乘袭引发，久病则因脏腑脆弱而见并发症丛生，多现虚实夹杂之候，因此本虚标实是其证候基本特点。慢性肾脏病则是在肾气亏虚的基础上兼见其他脏腑虚证，加之外感、劳倦等多种原因，或在病情发展过程中逐渐产生血瘀、气郁、痰湿、浊毒、微型癥瘕等病理产物；辨证应以肾气亏虚为中心，兼顾他脏不足，邪实作为标证，既可单独出现，也可相互兼夹。慢性肾脏病的诊治关键在于处理好治本与治标的关系。

吕老师强调，临床治疗要在疾病分期的基础上，正确处理正虚和邪实的关系，以标本同治为主要治则，针对性地遣方用药。如糖尿病前期（脾瘅期），证见阴虚肝旺、阴虚阳亢、气阴两虚等，常用生地黄、玄参、麦冬、白芍养阴，生黄芪、太子参、玉竹、黄精益气，黄芩、黄连、栀子、何首乌、丹参清热凉肝，珍珠母、石决明、牛膝、黄柏平肝潜阳；临床期糖尿病（消渴期），证见阴虚燥热、肝经郁热、胃肠结热、肺胃实热、湿热困脾、肺热化毒、气阴虚损、经脉失养等，常用柴胡、厚朴、枳实、枳壳理气疏肝，沙参、麦冬、石斛、天花粉生津润燥，苍术、黄连、薏苡仁、石韦、泽兰利湿，生军、黄连、芒硝、赤芍、白芍清泄热结，桑白皮、桔梗、连翘、鱼腥草、金银花、金荞麦清肺解毒，狗脊、木瓜、续断、桑寄生舒筋活络。至于糖尿病并发症期（消瘅期）或慢性肾脏病阶段，可因脏腑虚损、感受外邪、情志不节、脏腑失和的不同，产生瘀血、痰浊、湿热、浊毒等兼夹之邪，进而出现心、脑、肾、眼、足、皮肤等多种并发症，或同时兼有几种并发症，病情迁延难愈，或变化加重，临床当根据具体情况，把握疾病的标本缓急，在证型相对固定的基础上，根据邪实的变化辨清证候，灵活处理治标与治本的关系。病情稳定轻缓时应标本兼顾，如益气行气、养血活血、和胃泄浊、解毒通络、攻补兼施；病情变化标实证突出时，以治标为主，用解毒、清热、凉血、活血、利水、通腑、散结等治法，药用黄连、黄芩、大黄、牡丹皮、赤芍、白芍、柴胡、石韦、葶苈子、三七等。"间者并行，甚者独行"，虚实结合，标本兼顾，以提高临床疗效。

二、巧用"药对""药串"

吕老师临床处方具有"药简效奇"的特点。无论是急性病还是多种慢病合并出现，抑或其他疑难杂病，吕老师的处方药味在 10 味上下，这主要依靠活用药对、药串得以实现疗效。药对是方剂配伍的最小组成单位，是针对病证特点，依据中药四气五味、升降沉浮、归经等药性理论和相辅相成或相反相成的组合原理，在处方中常常固定搭配使用的 2 味中药。其组成简单却合乎法度，是方剂配伍的基础，体现了中医遣方用药的特色和中药联合增效的优势，是医家长期医疗实践的经验总结和精华。药串与药对相似，是指相对固定的 3 味或 3 味以上的药物组合，其来源包括几味药组成的经验方、古代名方的核心配伍以及现代医家创造的经验药物配伍组合等。其构成与配伍基础与药对相似，体现了相须、相使、气血、寒热、辛甘、酸甘、动静、刚柔、润燥、补泻、引经等多种方剂配伍形式。

这种药对、药串配伍，可以更好地发挥药物协同、调节、相辅、相制的作用，并有扩大疗效和引药归经等特殊作用。较固定成方，药对和药串配伍简单，疗效确切，法度严谨，组合应用起来更加灵活，更易切合疾病复杂多变的临床特点。吕老师对药对的运用，是对施今墨、祝谌予、秦伯未学术经验的继承；而药串是吕老师根据历代医家经验并结合自身临床实践，在药对的基础上总结而成，是对前人学术经验的发扬和创新。正是对药对、药串的充分理解和认识，吕老师才做到临床用药精准，取得"药简效奇"的效果。通过对药对、药串的总结和应用，吕老师为我们做了"传承精华，守正创新"的示范。

（一）补气活血药对——黄芪、当归

黄芪，味甘，性微温，归脾、肺经，能补脾肺之气，为补气要药，且有升举阳气的作用，常用于脾肺气虚或中气下陷之证，还能益气固表、托毒生肌、利水消肿。当归，味甘、辛，性温，归肝、心、脾经，功擅补血活血，止血虚、血瘀之痛，适用于血虚引起的各种证候。当归与黄芪配伍即为当归补血汤，主治劳倦内伤，血虚气弱，为补气生血的基础方。吕老师认为，各种肾病久病不愈，痰热瘀毒损及肾元，肾之脉络受伤，而成微型癥瘕，肾之脏真受伤，气化不利，气血不能正常化生，他常用黄芪、当归药对治疗慢性肾脏病。糖尿病肾病、肾风等见气短乏力、面色㿠白、倦怠懒言、贫血、易感冒等气血亏虚之证，可合用太子参、党参、黄精、麦冬、五味子等气血阴阳并补，健脾和胃，以后天养先天。若慢性肾衰竭晚期，见恶心呕吐、纳差呃逆等关格之候，此时邪盛正退，正值病情转化的关键时期，合用半夏、陈皮、枳实、大黄、赤芍、红景天等药味，以益气养血、和胃泄浊，即"护胃气所以护肾元""泄浊毒所以保肾元"之意。若见痰湿不化、舌苔厚腻，合陈皮、半夏、猪苓、茯苓、竹茹等化痰利湿之品。若见慢性肾脏病皮肤干燥、瘙痒，夜间加重等营卫失荣之证，常合赤芍、白芍、鸡血藤、络石藤、白鲜皮、蝉蜕、乌梢蛇等药养血祛风。

（二）肝胃同调药对——香橼、佛手

香橼味辛、微苦、酸，性温，归肝、脾、肺经，其气芳香味辛而能行散，苦能降逆，有疏肝理气、和中止痛之效，用于肝失疏泄、脾胃气滞所致的胸闷，胁痛，脘腹胀痛，嗳气食少及呕吐等证。佛手味辛、苦，性温，归脾、胃、肺经，其气清香而不烈，性温和而不峻，功近香橼而作用较为缓和，既能疏理脾胃气滞，又可疏肝解郁、行气止痛，用于肝郁气滞所致的胁痛、胸闷，及脾胃气滞所致的脘腹胀满、胃痛纳呆、嗳气呕恶等症。吕老师常用香橼、佛手药对治疗糖尿病自主神经病变、糖尿病性胃轻瘫、消化不良、慢性肾脏病、心衰等表现为纳呆食少、脘腹痞满、胀痛、恶心、呕吐、腹胀等症状，临床上常配伍香附、苏梗、苏叶、陈皮、枳壳等，有肝胃同调之意。还可用于糖尿病性心脏病、缺血性心绞痛或心功能不全见胸闷、脘腹胀满等症状者，有心胃同治之意。另外，还常配伍大黄等，用于糖尿病肾病、肾功能不全，肾元虚衰，气化不行，湿浊邪毒内停，阻滞气机升降而出现的腹满、食少、恶心、呕吐等，体现了和胃泄浊治法。

（三）宽中消痞药对——枳实、枳壳

枳实，味苦、辛，性微寒，归脾、胃、大肠经。功能破气消积，化痰除痞，除胀导滞，可用于食积停滞，腹痛便秘，痰浊阻塞气机而见胸脘痞满之病症。枳壳与枳实本为一物，枳实取于幼果，枳壳取于将熟之果，二者的性味归经相同，但枳壳作用较枳实缓和，以行气宽中除胀为主。吕老师认为，脾瘅的病因是数食甘美厚味，过多的糖类和脂肪在体内蓄积，五谷之气溢而使人肥胖，脾运受伤，脾转五谷之气的能力下降，治疗当从《内经》"除陈气"之法。枳实性烈主下行气于腹，枳壳性缓主上行气于胸，二药相须为用，宣通气机，行痰消痞，胸腹同治。吕老师取二药宽中消痞、行气导滞之用，凡糖尿病及各种并发见患者形体肥胖，或合并脂肪肝而见中焦气机滞涩不通，可合入四逆散或香苏饮加减方，药如柴胡、赤芍、白芍、佩兰、豆

蔻、香附、苏叶、苏梗、乌药、木香等。若合并冠心病见心胸痞闷、胸闷疼痛、舌暗有瘀滞之象者，可合入瓜蒌薤白半夏汤加减方，药用瓜蒌、薤白、苏梗、苏叶、丹参、桃仁。慢性肾脏病症见排便困难、腹胀腹满、胸胁苦满等气逆不降之症，可合用大黄、厚朴、柴胡、香附、檀香、沉香，和胃泄浊，理气消胀，宽中降逆。

（四）行气活血药对——乌药、香附

乌药味辛，性温，归肺、脾、肾、膀胱经，能顺气畅中，散寒止痛，常用于寒郁气滞所致的胸胁闷痛、脘腹胀痛、寒疝腹痛及痛经等病证。香附味辛、微苦、微甘，性平，归肝、三焦经，因味辛能散，微苦能降，微甘能和，性平而不寒不热，善于疏肝解郁，调理气机，具有行气止痛之功。《本草纲目》言其为"足厥阴肝、手少阳三焦气分主药，而兼通十二经气分"。乌药、香附药对是吕老师临床常用理气药对。乌药偏理下焦气分、散寒止痛；香附乃气中之血药，疏肝行气又活血调血。二者为伍可广泛应用于糖尿病各期由各种原因引起的气滞腹痛、腹胀、胁肋胀闷不舒等。本药对常合入四逆散而成柴胡疏肝散，治疗消渴病胸痹，见胸部憋闷、喜太息；若有舌质紫暗或有瘀点，常合用丹参、桃仁、红花等散瘀止痛；若有心烦、心悸、失眠、烦热等症，加麦冬、太子参、枣仁等润燥除烦。若见糖尿病神经源性膀胱，尿潴留，少腹拘急，常合用荔枝核、橘核、小茴香、枳壳、郁金、泽泻、泽兰等气水同调。

（五）理气散结药对——橘核、荔枝核

橘核，味苦，性平，归肝经，功能行气散结，又可理气止痛。荔枝核，味甘、涩，性温，归肝、胃经，既能祛除寒邪，行气散滞，有止痛之功，又能入肝经走血分，以行血中之气。二者同入肝经，橘核走气分，荔枝核偏入血分，相须为用，尤擅治疗气机阻滞，或寒凝气滞，或气滞血瘀所致的小腹、少腹病证，如小肠疝气，阴囊、睾丸肿痛，女性少腹刺痛，腹内包块、带下病等。吕老师临床常用橘核、荔枝核药对治疗多种少腹气结之证，如神

经源性膀胱、糖尿病自主神经病变、盆腔炎、糖尿病或慢性肾脏病合并泌尿系感染等。若见胁肋胀满、少腹胀痛、病情随情绪波动而变化者，可合入四逆散，还可随症加入乌药、合欢花、玫瑰花、郁金；若见疲乏无力、腰膝酸软、肌肉萎缩、舌淡苔白，可合用党参、白术、熟地黄、肉桂、枸杞子、黄精等补气益精；若见面色黧黑、肌肤甲错、痛处固定有针刺感，舌质紫暗，可在理气基础上合用牡丹皮、丹参、赤芍、三七、桃仁等活血化瘀之品。

（六）清热利水药对——石韦、金钱草

石韦味苦、甘，性微寒，归肺、膀胱经，利水通淋，为治疗湿热淋病、石淋、血淋、水肿所常用，还能清肺化痰止咳。金钱草味甘、淡，性平，归肝、胆、肾、膀胱经，能利水通淋，排除结石，常用于热淋、石淋，又可清肝胆湿热，退黄疸。临床见急、慢性泌尿系感染，糖尿病合并泌尿系感染及泌尿系结石等见湿热下注尿频、尿急、尿痛，吕老师常选用石韦、金钱草药对，合入四逆散加龙胆、车前、茵陈等药味。《素问·水热穴论》曰："肾者，胃之关也，关门不利，则聚水而从其类也。"《素问·汤液醪醴论》提出："平治于权衡，去宛陈莝……开鬼门，洁净腑。"吕老师认为，治水需重视《内经》"发汗、利小便、活血化瘀"大法，临床须分证论治，标本兼治。若见肿甚者，在此药对基础上合用猪苓、茯苓、泽泻、泽兰、车前子利水消肿以治标；脾虚水停者，合用炒苍术、炒白术健脾渗湿；肺气不利、通调失职者，用桑白皮、葶苈子泻肺利水；偏于下焦湿热者，合用四妙散；兼有血瘀水停者，用桃仁、红花、赤芍、牡丹皮、水红花子、丹参活血化瘀。

（七）滋阴益肾药对——女贞子、墨旱莲

女贞子味甘、苦，性凉，归肝、肾经，能补益肝肾，善清虚热，为清补之品。墨旱莲味甘、酸，性寒，归肝、肾经，功能滋阴益肾，凉血止血。女贞子、墨旱莲药对出自《证治准绳》"二至丸"，主要治肝肾阴虚之头晕目眩、失眠多梦、腰膝酸软、遗精体倦。女贞子于冬至之日采，墨旱莲于夏至之日收，两药相须为用，有交通节气、顺应阴阳之妙用。吕老师常用女贞

子、墨旱莲药对治疗糖尿病因"肥者令人内热"而致营阴耗伤、肝肾阴虚证。尤其在糖尿病并发症期，如张隐庵所言"五脏主藏精者也，五脏脆弱则津液微，故皆成消瘅"，脏腑阴液不足，五体不得濡养者，吕老师常配伍桑椹、枸杞子、麦冬、石斛、百合、黄精等，屡取佳效。治疗糖尿病合并泌尿系感染见尿潜血、慢性肾炎血尿、隐匿型肾炎血尿等，可配伍地榆、白茅根、小蓟、白花蛇舌草等利尿通淋、凉血止血。若糖尿病性心脏病见气短乏力，心悸怔忡，全身浮肿，腰膝酸软，泄泻，舌淡胖，质暗，脉沉迟或细数之阴阳两虚证，常合入生脉饮、参附汤益气滋阴温阳。

（八）凉血养阴药对——玄参、生地黄

玄参味苦、甘、咸，性寒，归肺、胃、肾经，能滋阴降火、清热解毒、凉血养阴，以治热入营分症见咽喉肿痛，温病发斑等。生地黄味甘、苦，性寒，归心、肝、肾经，功长清热凉血、养阴泄热，用治热入营血之消渴病烦渴多饮，热迫血行之吐血、衄血多有良效。《本草征要》云：玄参"滋阴降火、益肾生津。解烦渴、利咽喉。明眼目、清蒸热。瘰证骨蒸，伤寒斑毒。外科瘰疬痈疽，女科产乳余疾"，"地黄凉血补阴、祛瘀生新。养筋骨、益气力。理胎产，主劳伤"。生地黄、玄参均甘寒，生地黄偏于凉血止血，玄参长于凉血解毒、清利咽喉。二者相伍，可使清热凉血、养阴生津之力更强。吕老师临床应用玄参、生地黄药对治疗糖尿病及并发症各期阴血亏虚，火旺津伤的患者，症见口干口苦、腰膝酸软、舌绛体瘦苔干等。糖尿病前期（脾瘅期）若见食欲旺盛、尿黄便干、急躁易怒等症，常合白芍、赤芍、何首乌、丹参、黄连、栀子等清肝泻火、柔肝养阴之品。糖尿病（消渴期）阴虚燥热加重，症见口鼻干燥、多食易饥、舌红有裂纹、苔黄干燥，常伍沙参、石斛、生石膏、黄连、知母等滋阴润燥；若见大便干结难解，也可合入承气辈清解二阳结热。糖尿病并发症期若有周围神经病变或糖尿病足，出现热毒伤阴之象，常配伍金银花、连翘、蒲公英、黄柏等药以清热解毒，凉血养阴。

（九）调补阴阳药串——龟甲、鹿角、玫瑰花

龟甲味甘、咸，性寒，归肝、肾、心经，功长于滋阴、潜阳、清热、益肾、健骨，又能软坚祛瘀，养血补心。鹿角味甘、咸，性温，归肝、肾经，《鹿茸通考》言："鹿茸补精填髓之功效虽甚伟大，然服食不善，往往发生吐血、衄血、尿血、目赤头晕、中风昏厥等症。"吕老师临床喜用成长骨化的鹿角或鹿角熬膏所剩之鹿角霜，性味虽薄但仍有补肾助阳之效。龟甲、鹿角二药即《医便》名方龟鹿二仙胶的核心组成，《本草纲目》记载：龟鹿皆灵而有寿，龟首常藏于腹，能通任脉，故取其甲，以补心、补肾、补血，皆以养阴也。鹿鼻常返向尾，能通督脉故取其角，以补命、补精、补气，皆以养阳也，再加上人参、枸杞子，益气生精。又虑二味为血肉有情之品，味厚易壅滞中焦，常加行气散瘀之玫瑰花而形成龟甲、鹿角、玫瑰花药串（图1）。龟甲能补肾阴，鹿角擅补肾阳属静，玫瑰花理气属动，三药配合，动静相伍，调补阴阳，可达精生而气旺、气旺而神昌的境界。吕老师常用其治疗慢性肾功能不全、肾性贫血、再生障碍性贫血、肺纤维化、股骨头坏死、桥本甲状腺炎、甲状腺功能减退、白血病等先天之本虚损的病证。若见眠差、精神萎靡、记忆力减退，常配伍远志、龙眼肉、杜仲、巴戟天等补益肝肾；若见纳呆食少、脘腹胀满、舌苔厚腻或有齿痕，则常合用焦三仙、香橼、佛手、枳壳、苏梗等畅中和胃之品。若见肢冷、足跟痛、下肢乏力、夜尿频多、盗汗等阴阳俱虚之象，吕老师常嘱患者用西红花、西洋参、冬虫夏草另煎兑入中药同服。

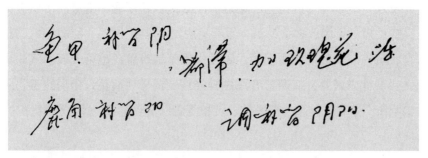

图1　吕老师关于龟甲、鹿角、玫瑰花药串的手写真迹

（十）凉血活血药串——丹参、牡丹皮、赤芍

丹参味苦，性微寒，归心、心包、肝经，能通行血脉，活血祛瘀，善调妇女经脉不匀。因其性偏寒凉，故对血热瘀滞者较为适用。又有言"一味丹参，功同四物"，体现了丹参养血补血之效。牡丹皮味苦、辛，性微寒，归心、肝、肾经，能清热凉血、退虚热、活血行瘀、散结消癥，善治温病发斑、阴分伏热、夜热早凉、血滞闭经、癥瘕积聚。赤芍味苦，性微寒，归肝经，能清血分郁热，祛瘀行滞并缓解疼痛。三药合用即吕老师常用的"三丹汤"，效能凉血活血，滋阴清热。吕老师认为，肾络血瘀日久，瘀血可与痰、郁、热、湿等邪气互相胶结，形成"微型癥瘕"。癥瘕阻滞则新血不生，需用活血祛瘀治法，丹参、牡丹皮、赤芍药串可广泛地应用于糖尿病各期血瘀、血热或瘀热互结证的治疗。当证候辨为肝气郁滞时，吕老师常用此药串合入四逆散化裁，方中赤、白芍同用，取疏肝理气、清热活血之效。对于糖尿病性心脏病见快速性心律失常，属热结血脉者，可酌加用生地黄、黄连、苦参等。

（十一）活血利水药串——桃仁、红花、水红花子

桃仁，味苦，性平，归心、肝、肺、大肠经，功能活血祛瘀、散结消癥，常用于瘀血阻滞之妇科病证及癥瘕痞块。红花味辛，性温，归心、肝经，可以活血散瘀止痛，常用于痛经、血滞经闭、产后瘀阻腹痛、癥瘕积聚、跌打损伤瘀痛。桃仁、红花合用即桃红四物汤的核心药物。水红花子味咸，性微寒，归肝、胃经，能活血消积，健脾利湿，清热解毒，常用于胁腹积聚、胃脘痛、食少腹胀、水臌等病症。吕老师常用桃仁、红花、水红花子治疗糖尿病肾病或其他慢性肾脏病见血瘀水停之面色淡暗、腰部刺痛、少腹不利、舌暗有瘀斑等微型癥瘕已成之症。吕老师认为微型癥瘕形成乃久病入络，伤阴耗气，痰郁热瘀互相胶结于肾之络脉，由瘕聚逐渐变为癥积的过程。初则易治，久则难疗。临床常用本药串配伍丹参、当归、川芎、泽兰等增强活血利水之功，配伍莪术、三七、鬼箭羽、夏枯草、山楂、穿山甲、大

黄、牡蛎化瘀散结；若见倦怠乏力、食少懒言等本虚之象，则酌加灵芝、红景天、黄芪、猪苓、太子参、陈皮、苏梗、佛手、香橼等益气扶正、理气和中之品。

（十二）利水渗湿药串——泽泻、泽兰、茯苓、猪苓

泽泻味甘、淡，性寒，归肾、膀胱经，性寒能泄肾及膀胱之热，尤下焦湿热者适宜。泽兰味苦、辛，性微温，归肝、脾经，性较温和，不寒不燥，行而不峻，能疏肝气而通经脉，具有祛瘀散结而不伤正气的特点，还可通利经脉，行水消肿。茯苓味甘、淡，性平，归心、脾、肾经，药性平和，利水而不伤气，利水作用与泽泻相仿。猪苓，味甘、淡，性平，归肾、膀胱经，甘淡渗泄，利水作用较茯苓为强。上四药为水湿证常用药，也是吕老师临床常用的利水渗湿药串。四味药物性皆平和，可随证候寒热不同配伍有关药物，如湿热配茵陈、金钱草、龙胆草，寒湿配附子、干姜、桂枝等。吕老师临床重视标本同治，痰饮水湿是肾脏病的病理产物，属标实证候，临床对于此类慢性、复杂性疾病，治疗本虚证型与祛除标实证候同样重要。若见脾肾阳虚型，可合用黄芪、当归、枸杞子、桂枝；若见肝肾阴虚型，常合用黄精、生地黄、女贞子、丹参、白芍、牛膝；若见气血阴阳俱虚，可合用调补阴阳药串龟甲、鹿角、玫瑰花，再加黄芪、当归、太子参、西洋参等补虚要药；若兼见血瘀证候，可合用活血利水药串桃仁、红花、水红花子；若兼夹胃肠结滞，可选加生大黄、厚朴、枳实等。

（十三）解毒利水药串——白花蛇舌草、倒扣草、萹草

白花蛇舌草，味辛、苦，性微寒，归胃、大肠、肝经，能清热解毒，消痈排脓，祛瘀止痛。倒扣草味苦、辛，性寒，归肝、肺、膀胱经，清热解表、活血化瘀，利尿通淋。萹草，味甘、苦，性寒，归肺、肾经，功擅清热解毒、利尿通淋。以上三药性偏微寒，能解毒利水，吕老师临床常用于治疗慢性肾炎、肾炎水肿、膜性肾病、蛋白尿、尿路结石、湿热带下等病证。《素问·风论》有言"肾风之状，多汗恶风，面庞然浮肿"，吕老师认为，肾

病变化多端而迅速的特点当"从风论治"。如慢性肾脏病常因外感风寒、风热、风湿而诱发疾病加重，风寒、风湿可以化热生毒，"邪毒所以入络，因络虚所致"，肾是水液诸毒排出体外的主要器官，肾络是行使其功能的最小单位，所以最易受毒的侵袭而受损伤，毒损肾络因而见到精微物质外泄，故见泡沫尿，即蛋白尿，治疗常在益气养血、清热凉血、活血养阴的基础上，加用解毒利水之白花蛇舌草、倒扣草、萆草药串，或合用猪苓、卫矛、桑白皮、熟军、泽兰等增强解毒活血利水之力。对于紫癜性肾炎、肾病综合征等需要长期服用激素治疗的慢性肾脏疾病，吕老师认为使用激素见效后常有口干咽燥、舌红苔黄、脉细数等阴虚化热之象，这是因为肾络受损，血脉不活，湿浊转生热毒，用此药串可清热解毒，抗炎消肿，消除蛋白尿。

（十四）补肾强督药串——狗脊、木瓜、杜仲、续断

狗脊又名金毛狗脊，味苦、甘，性温，归肝、肾经，能补肝肾，强腰膝，坚筋骨，温散风湿，对于肝肾亏虚兼有风寒湿邪引起的腰痛脊强、俯仰不利、足膝酸软最为适用。木瓜味酸，性温，归肝、脾经，有较好的舒筋活络、化湿缓急作用，为治风湿痹痛、筋脉拘挛所常用。杜仲味甘，性温，归肝、肾经，功擅补益肝肾，强筋骨，用于腰膝酸痛或痿软无力之病证。续断味苦、甘、辛，性微温，归肝、肾经，既能补肝肾，又能行血脉，有补而不滞的优点，用于腰痛脚弱、关节缓急等病证。吕老师临床常用此药串治疗糖尿病并发症或慢性肾脏病因肝肾不足所致腰酸乏力、足跟疼痛、筋骨酸痛、俯仰不利，或各种慢性病合并骨质疏松症，或因年老所致关节退行性病变和骨关节炎等。狗脊、木瓜药对配伍杜仲、续断等可以固冲任，通督脉，摄带脉。腰为肾之府，吕老师认为冲、任、督、带四脉皆循行于腰间，对于肝肾亏虚，冲、任、督、带经脉失养所致的各种腰腿痛，本药串均适用。临床上若肝肾亏虚、筋骨失养病机突出，腰腹重坠、肢酸乏力明显，吕老师常用本药串配伍秦艽、牛膝、桑寄生、熟地黄、枸杞子滋补肝肾、强筋壮骨，或加龟甲、鹿角霜等"有情之品"直通任督；若糖尿病周围神经病变，或糖尿病合并骨质疏松，腰腿酸软，筋骨酸痛，肢体麻木冷凉疼痛，下肢乏力甚至步

履艰难，或兼见阳痿、性欲减退等，可加用刺猬皮、蜈蚣、土鳖虫、肉桂，壮督益肾，通络兴阳。慢性肾脏病患者病机复杂多变，吕老师常详查病机之所属，用此药串配合益气养阴、和胃泄浊、补气活血、理气化瘀、渗湿清热、利水解毒等法辨证论治，加黄芪、生地黄、大黄、陈皮、太子参、红景天、川芎、牡丹皮、丹参、白花蛇舌草、泽兰等药，共奏奇效。

（十五）清热解毒药串——金银花、连翘、黄芩

金银花，因其花初开色白，一二日变黄，前后相续，黄白相间，故而得名。其味甘，性寒，归肺、胃、大肠经，功擅清热解毒，轻宣疏散。用于外感风热或温热病初起，发热而微恶风寒者；也可用于疮、痈、疖肿，或热毒泻痢、下痢脓血之病证。连翘，其实似莲作房，翘出众草故名。其味苦，性微寒，归肺、心、胆经，能清热解毒，消痈散结，擅清心泻火，清上焦热。用于外感风热或温病初起见发热、头痛、口渴等症，或热毒蕴结所致的各种疮毒痈肿，或瘰疬结核。黄芩味苦，性寒，归肺、胆、胃、大肠经。功能清热燥湿，泻火解毒，止血安胎，能清肺经气分之热。金银花、连翘辛凉走表，是吴鞠通《温病条辨》中的名方银翘散之核心配伍，二药相须为用，合黄芩，既可清解外来之风热邪毒，又可清解在里之肺胃热盛。该药串被形象地比作中药"青霉素"。吕老师临床常用其治疗急性肾炎，或慢性肾炎、肾病综合征等因外感风热诱发急性发作，热毒留连不去、内陷入营者，或慢性肾脏病素有肺热或因外感风热诱发病情加重者。临床上若湿盛苔腻，常配伍茵陈、泽泻、泽兰、猪苓、灯心草、薏苡仁等渗利化湿药；若见恶风、发热等表证突出者，可以配伍荆芥、蝉蜕、防风等疏风散邪；若热毒壅盛，咽痛红肿、口干口渴、舌红苔黄者，更加玄参、桔梗、板蓝根、鱼腥草、锦灯笼等，以加重清热解毒之力。

（十六）祛外风药串——荆芥、防风、栀子、蝉蜕

荆芥味辛，性微温，归肺、肝经，能祛风解表而性较平和，常用于外感风寒见头痛、发热恶寒、无汗等症。防风味辛、甘，性微温，归膀胱、肝、

脾经，能发散表邪，解表胜湿，又因其入肝经，有祛风止痛之效。《本草汇言》论防风辛温轻散，润泽不燥。二者为荆防败毒散之核心配伍，李中梓言荆芥主皮里膜外之风，而防风主风入骨肉。栀子味苦，性寒，归心、肺、胃、三焦经，善于清心、肺、胃经之火邪而除烦，也有清利湿热、凉血止血之效。蝉蜕味甘，性寒，归肺、肝经，既可清散风热解外风，又可凉肝息风祛内风。吕老师临床常用其治疗隐匿型肾炎、慢性肾炎、肾病综合征、慢性肾衰竭等多种慢性肾脏病合并上呼吸道感染者，或慢性肾脏病因外感诱发急性发作，辨证属于外感风寒、内有郁热者。吕老师提到《内经》有"肾风"之名，认为慢性肾脏病发病多因于风。如肾炎综合征、IgA肾病和紫癜性肾炎等发病后病情进展迅速，临床表现复杂，变化迅速，有风邪善行数变的特点。风又有外风、内风之分，内风常因外风引动，内热又可惹及外风。所以，应用荆芥、防风、栀子、蝉蜕药串，外散风邪，内清郁热，内外风并治而以外风为主。临床上若风寒在表，见头身疼痛、鼻塞流清涕者，可以配伍羌活、白芷、辛夷花等；兼见皮肤瘙痒、全身起风团、皮疹等，常合用当归、牡丹皮、白鲜皮、地肤子、苦参、白蒺藜等和血祛风止痒；而对于慢性肾功能不全因外感加重者，可以合用紫苏叶、紫苏梗、香附、陈皮、半夏、大黄等，和胃泄浊解毒。

（十七）搜内风药串——乌梢蛇、全蝎、僵蚕、蝉蜕

乌梢蛇性平，味甘，归肝经，能祛风，通络，止痉，常用于风湿顽痹，麻木拘挛，中风口眼㖞斜，半身不遂，抽搐痉挛。全蝎味辛，性平，有毒，归肝经，功能息风止痉，解毒散结，通络止痛，《玉楸药解》谓其"穿筋透络，逐痹驱风"。僵蚕味咸、辛，性平，归肝、肺经，能息风止痉，化痰软坚。蝉蜕味甘，性寒，归肺、肝经，既可清散风热解外风，又可凉肝息风祛内风。吕老师非常重视风邪在肾脏病发生发展中的重要作用，除外风因素外，内风与肾脏病同样具有密切的联系。张景岳《类经·肾风肾水》言："病生在肾，名为肾风，其非外感之风可知，然则五风有由内生者，皆此义也，

所以风有内外之分，不可不辨。"肾脏病患者在慢性病程中，常因气血逆乱、阴阳失衡而出现各种"内风"征象，如头晕、耳鸣、头胀、皮肤干燥、肌肉抽搐等症；肾元亏虚明显，气血生化缺乏蒸腾之源，日久也易生内风。吕老师常用乌梢蛇、全蝎、僵蚕、蝉蜕等虫类药搜剔通络，祛除肾络伏风，同时还能散瘀血、除痰浊、泄浊毒，尤其适用于内热、痰湿、血瘀相互胶着形成微型癥瘕所致的慢性肾脏病。由于内风与外风同气相求，慢性肾病容易因外感诱发导致病情反复发作或急性加重，因此吕老师强调内外风同治，临证常搭配祛外风药串。内风扰动肾络，肾失固摄，精微外泄而见大量蛋白尿者，常配伍水陆二仙丹、解毒利水药串。血虚失养，风蕴皮肤，而见肌肤甲错、抓痕累累、皮肤干燥、瘙痒难耐、脱屑等症状，合用当归、白鲜皮、黄芪当归药串、三丹汤等养血凉血、祛风止痒。

三、吸纳现代药理研究成果

吕老师处方"药简效奇"的特点除善于运用"药对""药串"以外，还与他善于吸纳中药现代药理研究成果密不可分。吕老师坚持"古为今用，重在能用；洋为中用，力求好用"的原则，临床遣方用药善于选择具有"一药多用""一专多能"的药物，在充分结合药物的古代文献记载与现代药理研究成果的基础上，放大每一味药的功效价值，往往可以在一两味药的加减变化上显示桴鼓之效。

（一）一味猪苓分期用，利水能扶正

猪苓，味甘、淡，性平，归肾、膀胱经，为多孔菌科真菌猪苓的干燥菌核。本药始载于《神农本草经》，谓其"主痎疟，解毒蛊疰不祥，利水道。久服轻身，耐老"，位列本经药物之"中品"。《药性赋》言其降阳中之阴，除湿肿，利小便。《本草经解》曰："猪苓气平，禀天秋凉之金气，入手太阴肺经，味甘无毒，得地中正之土味，入足太阴脾经，气味降多于升。久服则味甘益脾，脾统血，血旺故耐老，气平益肺，肺主气，气和故身轻也。"《本

草纲目》曰:"猪苓淡渗,气升而又能降,故能开腠理,利小便,与茯苓同功。"临床配伍白术、茯苓、泽泻、桂枝,构成伤寒名方五苓散,治太阳经病不解,水入口即吐;去术、桂加滑石、阿胶,即猪苓汤,治伤寒口渴,呕而思水;合入平胃散、五苓散加滑石、防风、栀子、木通即为除湿胃苓汤,可治脾肺二经湿热壅遏,缠腰火丹。

现代药理研究发现,猪苓的主要化学成分为多糖类、甾体类、非甾体类、氨基酸类、维生素类和无机元素类。其中,多糖是猪苓的主要活性成分,具有较好的抗肿瘤、延缓衰老、增强免疫和保护肝脏、肾脏及抗氧化等作用;甾体类化合物是猪苓发挥利水渗湿功效的主要成分。吕老师认为,慢性肾脏病是以肾元亏损为基本病机的本虚标实证,结合经典理论与现代药理运用猪苓:从"实"论治,可淡渗利湿、行水消肿,减少病理产物对肾脏的损害;从"虚"论治,可健脾除湿,提高患者免疫力,充分发挥一药多用的效果。

吕老师将慢性肾脏病分为早期(虚损期)、中期(虚劳期)、晚期(虚衰期)论治,猪苓在不同分期的配伍思路又有不同,体现了圆机活法、适度取舍之妙。早期(虚损期)的病因主要是风邪热毒伤肾,病机属标实重于本虚,肾脏的微型癥瘕初成。治疗以治标为主,兼以修复肾脏损伤。用猪苓淡渗利水泄浊,解水毒从小便而去,促进肾脏清除代谢废物,配合解毒活血、疏利肝胆、化湿活血、行气活血、清热解毒、消食和中等法,药如金银花、连翘、牡丹皮、丹参、薏苡仁、枳壳、香附、黄柏、陈皮、半夏等。中期(虚劳期)肾脏病理损伤加重,微型癥瘕形成,久病渐成虚劳,特点是邪未除而正已伤,治疗需标本兼顾,以减轻肾脏负担,延缓病情发展。用猪苓泻水湿浊毒内蕴之标,增强免疫、护肾扶正治本,配合通经活络、行气活血、健脾利湿、活血化瘀、滋养肝肾、气血并补等法,药如狗脊、木瓜、川芎、香附、白术、山药、芡实、枸杞子、牛膝、太子参、灵芝等。晚期(虚衰期)肾脏癥瘕既成,病机属虚衰,肾脏功能严重受损,浊毒内留,并影响其他器官的功能。吕老师在此期应用猪苓取其增强免疫之功,又可配伍诸利水药起到"开鬼门"与"洁净府"之效，从而保护肾脏，防止进一步衰竭，配合益气养血、和胃泄浊、活血利水、通络解毒等法，药如黄芪、太子参、灵芝、红景天、生大黄、枳壳、半夏、桃仁、白花蛇舌草、水红花子等。吕老师以一药而兼顾标本，分期配伍显神奇，所谓运用之妙，存乎一心，概莫如是。

（二）灵芝神仙草，高原红景天，益气活血散癥瘕

灵芝为多孔菌科真菌赤芝或紫芝等的干燥子实体。灵芝始载于《神农本草经》，按五脏颜色分为青、赤、黄、白、黑、紫六种，谓赤芝可以益心气、补中，黑芝可以利水道、益肾气，青芝可以明目、补肝气，白芝益肺气，黄芝益脾气、安神，紫可以益精气、坚筋骨，味皆平无毒，位列《本经》药物之"上品"，久服无毒，延年益寿。药理研究表明，灵芝多糖可提高抗氧化能力，抑制脂质过氧化物的形成，提高免疫力并能抗衰老，降血糖、血脂，抗肿瘤；灵芝中的其他成分还可镇静，强心，抗凝血等。吕老师认为灵芝乃道家"神仙草"，可以补心、肺、脾、肝、肾五脏精气之不足，结合慢性肾功能衰竭的病情特点，患者大多病程久，体内瘀血浊毒常有余，脏真受损，五脏之精气常不足，用灵芝可补养五脏精气，奏一药多功之效。结合现代药理学研究成果，吕老师认为灵芝对慢性肾脏病肾功能衰竭有重要价值，不但可以提高患者的免疫力，对肾脏损伤也有一定功效。

《神农本草经》载红景天"味苦、平。主大热、火疮、身热烦，邪恶气"，后世认为红景天可以补益肺气、活血化瘀。在《晶珠本草》中，红景天被称为"索罗玛保"，功效养肺、清热，滋补元气，常被用来泡酒熬汤，以增强体质，抵御高原寒冷缺氧的恶劣环境，被藏民称为"高原人参"。现代药理研究显示，红景天可以扩张血管，改善血流量，降低血液黏稠度，抗氧化，具有良好的抗衰老、抗缺氧、抗疲劳功效，广泛运用于心系病证、脑系病证以及抗高原反应。吕老师结合经典理论与现代药理研究认为，对慢性肾脏病肾功能衰竭患者运用红景天可以提高其免疫力；同时由于患者常常出现肾性贫血这一并发症，血液中血红蛋白含量不足，机体处在慢性缺氧的状

态，红景天能抗高原反应，扩张血管、改善血流量，可以改善患者的慢性缺血、缺氧的状况。

吕老师认为，肾之络脉病变是"微型癥瘕"的形成基础，"微型癥瘕"是慢性肾功能衰竭患者肾脏的基本病理状态。肾主藏精，主水，主纳气，也具有运行气血之能，而肾络是气血运行的基本通路，也是内外之邪侵犯之处。外邪侵犯或久病入络，均可导致肾络阻塞，正常气血不得流通，形成气滞、湿阻、瘀血，与外邪夹杂，又可见痰湿、热毒、水湿等邪气停于肾络，阻碍气机升降出入，因此，瘀血阻络为"微型癥瘕"发病的重要环节，治疗应当补虚化瘀，扶正培本。吕老师临床常将灵芝、红景天合用，补诸脏腑之不足，清化肾络之有余，于微观，肾络"微型癥瘕"可改善，于宏观，慢性肾功能衰竭患者疲乏无力可消除，脏腑元真通畅，气机条达，两药合用相得益彰。

（三）羌活益智类激素，通阳理劳有奇功

羌活味辛、苦，性温，归膀胱、肾经，功能解表散寒，祛风胜湿，止痛。临床主治感冒风寒，头痛无汗，风寒湿痹，项强筋急，骨节酸疼，风水浮肿，也用于阳痿遗精，遗尿尿频，腰膝冷痛，肾虚作喘，五更泄泻。《唐本草》云"疗风宜用独活，兼水宜用羌活"，认为羌活可以治风水。《日华子本草》云"治一切风并气……五劳七伤，虚损冷气，骨节酸疼，通利五脏"，认为羌活可以通利五脏，治虚损。《本草备要》云"督脉为病，脊强而厥"，认为羌活调理督脉，治肾之府。益智仁味辛，性温，归脾、肾经，长于温脾开胃摄唾，暖肾固精缩尿。临床主治脾寒泻泄，腹中冷痛，口多唾涎，肾虚遗尿，小便频数，遗精白浊。刘完素认为益智仁可以"开发郁结，使气宣通"；王好古认为益智仁"益脾胃，理元气，补肾虚，滑沥"，《本草纲目》云"益智，行阳退阴之药也"，《本草拾遗》言"治遗精虚漏，小便余沥，益气安神，补不足，利三焦，调诸气，夜多小便者，取二十四枚碎，入盐同煎服"。

现代药理研究表明，羌活中含有挥发油、香豆素类化合物及其他化合物

成分，具有抗炎、解热、镇痛、调节垂体—肾上腺系统、抗心律失常、抗心肌缺血、改善脑循环、抗血栓形成、抗菌、抗氧化等作用。益智仁中含有倍半萜类、单萜类、二萜类、甾醇类、二苯庚烷类、黄酮类及其他化合物成分，具有保护神经、提高记忆力、抗氧化、抗衰老、抗肿瘤、抗炎、抗过敏、抗应激、强心、抑制肌肉收缩、抑菌等作用。目前，羌活常被用于治疗中风偏瘫、白癜风、阳痿、痛经、小儿癫痫、肾炎水肿、冠心病心绞痛、头痛等疾病。益智仁多用于治疗老年痴呆等神经系统疾病。吕老师认为，羌活有调节和保护垂体—肾上腺系统的作用，益智仁有保护神经、提高记忆力等作用，此药对具有缓解治疗肾病固醇类药物的某些不良反应的药理基础。因此，吕老师临床上常用羌活、益智仁药对治疗肾病综合征、IgA 肾病、紫癜性肾炎、局灶性节段性肾小球硬化（FSGS）、库欣综合征等需要长时间服用糖皮质激素类的疾病，尤其在疾病控制期激素降阶梯治疗阶段，该药对具有天然激素样作用，可以缓解激素的不良反应，在疾病缓解期应用可以代替小剂量激素，起到预防病情复发的作用。尤其对于处在生长发育期的儿童，吕老师认为儿童的下丘脑—垂体—肾上腺轴（HPA 轴）及神经系统尚未发育完全，类固醇类药物对于孩童的损害较重，长期使用激素会引起垂体—肾上腺皮质轴功能以及生长激素被抑制，必须遵守"早使用、早预防、早保护"的原则。在诊治肾病患儿时，吕老师常询问其学业情况和成绩表现，非常关注患儿的身体发育，尤其是智力发育，使用羌活、益智仁防止病情反跳，减少不良反应，促进儿童身体和智力的生长发育。网络药理学研究也证明，羌活、益智仁药对可能通过作用于 REAL、TNF-α、CASP8 等靶点，以及PI3K-Akt、HIF-1、雌激素等相关通路，增强糖皮质激素对肾病综合征的治疗作用，并通过调节 NF-κB 通路、脂肪的消化吸收和细胞色素 P450 通路减少糖皮质激素抵抗和股骨头坏死等不良反应。

（四）桑树一身都是宝，妙用颇多

桑树是桑科落叶小乔木，用途非常广泛。我国是最早种桑养蚕的国家，根据考古发现，距今 5000 ～ 7000 年已有利用桑蚕的丝织品出现。《诗经·豳风·七月》中有记载："蚕月条桑，取彼斧斨，以伐远扬，猗彼女桑。"这是古代种桑养蚕的场景。桑的不同部位都可用来入药，且功效各异。桑叶味苦、甘，性寒，归肺、肝经，功能疏风清热，清肝明目。桑枝味苦，性平，归肝经，功能祛风通络。桑白皮味甘，性寒，归肺经，可以泻肺平喘，利尿消肿。桑寄生味苦，性平，归肝、肾经，可以祛风湿，补肝肾，强筋骨，安胎。桑椹味甘，性寒，归心、肝、肾经，功能滋阴补血，生津，润肠。吕老师临床善于依据糖尿病并发症的不同特点，灵活选用药材的不同入药部位。

种桑者多养蚕，蚕沙也益处颇多，此处介绍一下吕老师的用药经验。蚕沙味甘、辛，性温，归肝、脾、胃经，功能祛风除湿，和胃化浊。《本草从新·药性总义》曰："质之轻者，上入心肺；重者，下入肝肾。中空者发表；内实者攻里。为枝者达四肢；为皮者达皮肤；为心、为干者，内行脏腑。枯燥者入气分，润泽者入血分。此上、下、内、外，各以其类相从也。"

吕老师在脾瘅期、消渴期、消瘅期广泛使用桑叶，但用法有别。脾瘅期有易饥易食、肥胖症状，力求"轻可祛实"，以桑叶之轻宣、苦寒之性，行清热、升发气机之力，常与茵陈、山栀子、淡豆豉同用。消渴期二阳结滞，郁而化热，出现口干多饮，治疗用桑叶配伍佛手、香橼、枳实、枳壳，郁热得散。消瘅期以桑叶治疗糖尿病视网膜合并眼底出血病变，取其质轻向上的特点，可上清头目，常配伍菊花、枸杞子。糖尿病合并汗证，无论寒热虚实均可使用桑叶，且用量须大。若见糖尿病肾病水肿，肺失宣肃，常选用桑白皮泻肺利水，合茯苓、猪苓、泽兰、泽泻、倒扣草、白花蛇舌草等。若见糖尿病周围神经病变肢体麻木，感觉减退，或糖尿病合并皮肤瘙痒、肌肤甲错，吕老师倡导"以枝治肢"。桑枝具有通络的优势，疏通经络而清除痰、瘀、热等病理产物，常合用鸡血藤、络石藤、当归、白鲜皮、地肤子等。若见糖尿病阴虚燥热、腰膝酸软、口渴，可用桑椹配伍天花粉、麦冬、生地黄、葛根、女贞子、旱莲草。若见腰腿疼痛、屈伸不利，筋骨酸痛等，常选用桑寄生，因其不寒不热，是补益肝肾之要剂，与补肾强督药串狗脊、木瓜、杜仲、续断合用，补益肝肾，强筋骨。若见糖尿病性胃轻瘫和糖尿病性肠病便秘、腹泻，常在四逆散、平胃散、承气辈中合入蚕沙以和胃化浊。

现代药理学研究表明，桑枝、桑椹、桑白皮和桑叶中富含的生物碱、黄酮类、多糖类等生物活性物质，具有抑制糖苷酶活性、修复胰岛 β 细胞、保护肝脏等作用，对糖尿病的防治效果明显。桑叶具有抑制 α-葡萄糖苷酶活性、降低血糖水平、修复胰岛细胞、保护肝脏与肾脏作用。桑白皮具有抑制高血糖、改善胰岛素抵抗、增加胰岛素敏感性等作用。桑椹富含黄酮、多糖类物质，具有抗肿瘤、抗氧化、降血糖的生物活性。桑寄生具有降血糖、降血脂、降血压、抗炎镇痛、保护神经等多种作用。蚕沙中可分离得到的多羟基生物碱对 α-葡萄糖苷酶具有显著的抑制作用。桑枝富含生物碱，生物碱是桑枝中降糖活性最为显著的有效成分，我国现已开发首个降血糖原创天然药物桑枝总生物碱片，临床效果显著。吕老师继承了施今墨、祝谌予老中医的经验，以辨病为基础，参考西医药理学研究，常用桑叶、桑枝、桑白皮、桑寄生、桑椹、蚕沙等药调节血糖，并依据糖尿病并发症的不同灵活选用不同桑源药物，在配伍使用中充分发挥桑科药物的降糖作用，取得了较为满意的疗效。

（五）内金山楂三七粉，降脂祛瘀可化浊

鸡内金味甘，性平，归脾、胃、小肠、膀胱经，功能运脾健胃消食，兼能固精止遗。生山楂味酸、甘，性微温，归脾、胃、肝经，味酸而甘，微温不热，功擅助脾健胃，促进消化，生用能入血分而活血散瘀。三七味甘、微苦，性温，归肝、胃经，能化瘀止血，活血定痛，具有止血不留瘀的特点。现代药理研究认为，鸡内金不仅可调节胃肠道功能，还可调节血糖、血脂。山楂具有抗氧化、抑制炎症因子生成、强心、降压、增加冠脉血流量、抗心肌缺血及抗心律失常等作用。三七广泛用于心脑血管疾病的治疗中，其中的主要活性成分三七总皂苷具有抗氧化、调脂、抗血小板聚集、抑制炎症反应的作用。

吕老师认为，高血糖、高血脂、肝脂肪变等代谢成分异常聚集与中医"脾瘅"的脾转输不利、湿热浊毒蓄积相吻合，提出糖尿病前期代谢紊乱状

态、高脂血症、脂肪肝、肥胖、动脉粥样硬化等代谢疾病均可以从脾瘅论治。《素问·奇病论》言："帝曰：有病口甘者，病名为何？何以得之？岐伯曰：此五气之溢也，名曰脾瘅。夫五味入口，藏于胃，脾为之行其精气，津液在脾，故令人口甘也。此肥美之所发也，此人必数食甘美而多肥也。"这段论述指出，脾瘅所表现的代谢紊乱的病因皆为"肥美之所发"，即由饮食过盛造成，治疗常用鸡内金、生山楂既消食化积，又发挥调整糖脂代谢紊乱的功效，同时还可配伍香橼、佛手、枳实、枳壳、大黄、陈皮、半夏等和胃消滞。《素问·通评虚实论》言："凡治消瘅、仆击、偏枯、痿厥、气满发逆，肥贵人则膏粱之疾也。"指出脾瘅进一步发展，可致心脑等大血管病变，从西医的生理病理角度来看，糖脂代谢紊乱进一步加重，脂质在血管内壁沉积，形成动脉粥样硬化和脂质斑块，进而造成血管狭窄、血流动力学改变，发为胸痹、中风等危证，治疗上应未病先防、既病防变，药用三七，止血不留瘀，化瘀不伤正，现代药理研究发现其有抗氧化、抑制血管炎性反应、抗血小板聚集之效。三药合用，降脂化浊又软斑，正体现"古为今用，重在能用；洋为中用，力求好用"的原则与思路。

（黄晓强整理）

第五节　核心方药

吕老师博采众方，且其行医期间仍在不断学习进步，对疾病的治疗和处方思路也逐渐深化，在此对吕老师近年的常用方及代表性处方作简要介绍。

一、红太灵丹

组成：红景天 12 ～ 15g，太子参 20 ～ 30g，灵芝 20 ～ 30g，丹参 25 ～ 60g。

功效：益气活血，安神补劳。

主治：病程日久，证属气血两虚，具有虚劳表现者。常用于慢性肾脏病及消渴病，症见乏力、气短、汗出、口渴喜饮、咽痛、腰膝酸软，舌淡暗，脉沉迟等。

方解：红太灵丹为吕老师临床常用的治疗慢性肾脏病的验方。红景天性寒，味甘、涩，入肺经，产于西藏，为藏医所习用，最早载于藏药书籍《四部医典》，称其"性平、味涩，善润肺，能补肾，理气养血。主治周身乏力、胸闷、恶心、体虚等症"。《晶珠本草》也记载红景天"归肺心经，清肺热，治脉病"。灵芝味甘，性平，归心、肺、肝、肾经，具有补气安神、止咳平喘的功效，其补气但不会温燥助热。《神农本草经》将灵芝列为"上品"，认为"久食，轻身不老，延年神仙"，且有赤芝、黑芝、青芝、白芝、黄芝、紫芝之分。吕老师使用灵芝，重视其调节免疫的功能。现代药理研究显示，慢性肾脏病与免疫反应密切相关，而灵芝的主要有效成分灵芝多糖可促进 T 淋巴细胞和 B 淋巴细胞的增殖，显著激活小鼠腹腔巨噬细胞的吞噬功能。吕老师认为，灵芝可补益肾、肺、心之气，对于慢性肾脏病肾元虚衰、肺卫失固、心气不足等证候具有较好疗效。太子参味甘、微苦，性平，归脾、肺经，具有益气健脾、生津润肺的功效。《本草再新》指出，太子参"治气虚肺燥，补脾土，消水肿，化痰止渴"，认为太子参可治疗水肿。吕老师认为，太子参可补益脾肺之气，其功效虽较人参弱，但温燥之性也较低，有补益而不助邪之功。现代药理研究证实太子参主要含环肽类、苷类、糖类、氨基酸类、磷脂类、挥发油类等化学成分，具有抗氧化、降血糖、抗应激、抗疲劳等功效。丹参味苦，性微寒，归心、肝经，功可活血化瘀，凉血止痛，清心除烦。《神农本草经》曰："主心腹邪气，肠鸣幽幽如走水，寒热积聚；破癥除瘕，止烦满，益气。"又有"一味丹参，功同四物"之说，提示丹参在活血之外，还有补血之效。针对慢性肾脏病"微型癥瘕"的病理特点，丹参可活血化瘀，消癥散结；而对于慢性肾脏病本虚之证，又可益气养血。现代药理研究表明，丹参的水溶性成分丹参总酚酸、丹参素、丹酚酸 A、丹酚酸 B 等可延缓慢性肾衰、糖尿病肾病、马兜铃酸肾病、肾间质纤维化等慢性肾脏病的疾病进展。诸药合用，气血同调，邪正两顾。

临床应用：吕老师常用红太灵丹治疗糖尿病肾病、IgA 肾病、慢性肾功能不全。

（1）糖尿病肾病：糖尿病肾病发病具有"癥瘕致病，虚实相因"的特点。消渴病内热伤阴耗气，阴虚则血脉失于濡养，气虚则血行不畅，津液失于输布，化生痰浊、瘀血，胶结于肾之络脉，形成微型癥瘕，而微型癥瘕又可加重气阴两虚证候。治疗时强调扶正补虚、养血活血，而红太灵丹切合病机，常可用于治疗糖尿病肾病。临床常配伍丹参、牡丹皮、赤芍、莪术等药活血消癥，或生黄芪、炒白术等药益气健脾。又可配伍牛蒡子、桑叶等药宣发肺气，疏利咽喉，调节气机，以促进气血运行的通畅。

（2）IgA 肾病：吕老师认为，IgA 肾病的病机为风毒之邪侵袭肺卫，扰及肾络，肾失封藏。日久精微外泄，气血亏虚，且久病入络，又可出现血瘀证候，故可用红太灵丹治疗。在益气养血活血之余，针对病因，吕老师善用疏风散邪法，药如荆芥、防风、蝉蜕、连翘等。对于兼见水肿的患者，可加用猪苓、茯苓、泽兰、水红花子等药利水渗湿。若兼见血尿者，可加用茜草、小蓟、白茅根、三七粉等药。

（3）慢性肾功能不全：慢性肾功能不全为肾元虚衰，水液失于气化，湿浊邪毒内生，阻滞气机所致。吕老师认为，"微型癥瘕"形成是慢性肾功能不全发病的重要病理因素。因此，治疗既要重视补益肾元，又要重视活血消癥。常可应用验方红太灵丹治疗，或合用黄芪、当归、丹参、牡丹皮、赤芍等药益气养血活血。且慢性肾功能不全患者常见纳差、恶心、呕吐等症状，治疗当理气和胃，配伍香橼、佛手、砂仁等药。

二、脊瓜汤

组成：狗脊 10g，续断 10g，牛膝 10 ～ 30g，桑寄生 10g，木瓜 12g。

功效：固冲任，通督脉，摄带脉。

主治：肝肾亏虚，冲、任、督、带经脉失养所致的腰腿疼痛。

方解：吕老师认为腰痛与奇经八脉循行密切相关。叶天士《临证指南医案》指出，"奇经之脉，隶于肝肾为多""肝血肾精受戕，致奇经八脉中乏运用之力"，提倡"久病宜通任督"。吕老师认为，在奇经八脉中，冲、任、督、带四脉皆循于腰间，与腰府关系最为密切。治疗强调固冲任、通督脉、摄带脉，以此治疗肝肾亏虚以及冲、任、督、带经脉失养所致的腰腿疼痛。狗脊，味苦、甘，性温，归肝、肾经。功可补肝肾，强腰脊，祛风湿。《神农本草经》指出："主腰背强，关机缓急，周痹寒湿，膝痛。颇利老人。"《名医别录》曰："疗失溺不节，男子脚弱腰痛，风邪淋露，少气目暗，坚脊，利俯仰，女子伤中，关节重。"强调狗脊可治疗风寒湿之邪侵犯筋脉所致的腰膝疼痛。桑寄生味苦、甘，性平，归肝、肾经。《神农本草经》言其"主腰痛……充肌肤，坚发齿，长须眉"，《名医别录》言桑寄生"主治金疮，去痹"，均强调了桑寄生补肝肾、强筋骨的作用。续断，因能"续折接骨"而得名，其味苦、辛，性微温，归肝、肾经。《神农本草经》言"川断续筋骨"，《别录》认为续断可止痛，生肌肉。桑寄生与续断均入肝、肾经，两者配伍则补肝肾，强筋骨之力愈彰。狗脊配伍续断、桑寄生，可以固冲任，通督脉，摄带脉，三者共奏强腰壮骨之功。牛膝包括川牛膝和怀牛膝。怀牛膝补肝肾作用较川牛膝强，但吕老师认为怀牛膝有肾毒性，故临床常代以川牛膝。此外，川牛膝善于活血通经，可载药下行。木瓜有舒筋活络、和胃化湿的功效。牛膝与木瓜均入肝经，前者偏于补肾，后者偏于补脾，两者合用则肝、脾、肾三脏同补。古人亦常将牛膝、木瓜同用，治疗肢体痿痹，屈伸不利。《陈氏幼科秘诀》提道："四肢痿痹不伸，胀痛不能忍者，为风毒之气。"在上可用升麻、桔梗，在下宜用牛膝、木瓜。诸药合用，共奏补肝肾、壮筋骨之效。

临床运用：吕老师常用脊瓜汤治疗慢性肾脏病、糖尿病周围神经病变、糖尿病合并骨质疏松症、老年退行性病变骨关节炎及多种肾脏病所致的腰腿疼痛、屈伸不利、筋骨酸痛等。慢性肾脏病及糖尿病久病肾气虚损，气血亏耗，则奇经八脉中蓄存的气血要流入十二经脉之中，补充人体精气。而奇经八脉之冲、任、督、带四脉环绕人体腰部，若冲、任、督、带气血亏损，则腰痛亦犯。故吕老师用药时强调治疗以补益肝肾为主，正气得复，则邪有出路。若临证多见经络不畅、肢体麻木者，加全蝎、蜈蚣通络止痛；若阴虚火旺者，加女贞子、旱莲草、生地黄滋阴清热；若血虚生风者，加丹参、赤芍、牡丹皮凉血活血；肾阳虚者可酌加菟丝子、淫羊藿温肾助阳；目干涩者可酌加茺蔚子、密蒙花养肝明目。

三、补血二丹汤

组成：生黄芪 30～60g，当归 10g，川芎 10～15g，丹参 30g，牡丹皮 10～30g，赤芍或白芍 10～60g。

功效：益气养血，活血消癥。

主治：慢性肾脏病见气虚血瘀证者。

方解：吕老师认为，慢性肾脏病存在"'微型癥瘕'形成"的病机。慢性肾脏病久病入络，痰、热、郁、瘀等诸多病理产物互相胶结，微型癥瘕形成，肾体受损、肾用失司；治疗一方面当重视活血化瘀以治标，一方面要重视益气扶正以治本。而肾元衰惫，行填精补肾法常不能取效，若运用不当，反而壅滞气机，变生他病，因此重视以后天养先天，常用当归补血汤益气养血以扶正，从本论治。又因慢性肾脏病病程较长，久病入络，络脉不行，血脉不活，临床上肾病日久出现唇色紫暗、舌暗者，吕老师常加丹参、牡丹皮、赤芍等凉血活血药，以通活血脉，从标论治，日久形成代表方补血二丹汤。黄芪、当归为李东垣的《内外伤辨惑论》当归补血汤，黄芪味甘性温，有益气扶正、补益肺脾之效；当归味甘而辛，为补血之圣药，主血虚诸症，补中有通，有补而不滞之效。吕老师在此基础上加用川芎、丹参、牡丹皮、芍药，益气养血，更增活血化瘀之力。川芎味辛而性温，为"血中气药"，有活血行气、祛风止痛之效。丹参味苦，性微温，入心、肝经，有凉血活血、养血补血之功，《神农本草经》指出其有"止烦满，益气"之效，可治"心腹邪气，肠鸣幽幽如走水，寒热积聚"，能调理胃肠气机以助脾胃运化，护胃气畅后天之本，调运化助先天之肾。牡丹皮味苦、辛，性微寒，功擅清热凉血、活血化瘀，《本草纲目》称其"和血，生血，凉血。治血中伏火，除烦热"，指出牡丹皮除活血凉血之外，仍有养血生血之效。赤芍味苦，性微寒，归肝经，功可清热凉血，散瘀止痛；白芍味苦、酸，性微寒，归肝、脾经，功可养血柔肝。吕老师常赤芍、白芍同用，既可养阴柔肝，又可活血凉血，补肝体，畅肝用，有攻补兼施之意。此外，丹参、芍药、牡丹皮等药，《神农本草经》明言其可除癥瘕积聚，而药力平和，活血化瘀、消癥散结而又不伤正气。此外，黄芪、当归、川芎、赤芍等药合用，有《医林改错》补阳还五汤之意，益气行血，通活血脉，活血散结，有助微型癥瘕消除之效。诸药合用，共奏益气养血、活血化瘀、消癥散结之效。

临床运用：吕老师治疗慢性肾脏病，重视"六对论治"。气虚明显者，根据患者元气亏虚之轻重调整黄芪用量，可重用黄芪 60g，甚至 90g。气阴两虚者常加葛根、玄参、生地黄、夏枯草等育阴活血清热之品。其中，玄参、夏枯草更有散结之效。肺肾阴虚为主则加麦冬、五味子，肝肾阴虚为主则合枸杞子、菊花，阴虚阳亢者常用磁石、怀牛膝等。阳虚者则常选用炙黄芪，并依据患者阳气亏虚之轻重酌加淫羊藿、巴戟天、仙茅、金樱子、芡实等温补肾阳，固摄敛精。兼气滞者，合方四逆散，或加柴胡、银柴胡、枳壳、枳实、香附、乌药等，其中银柴胡多用于防止久用柴胡伤肾劫液，枳实多用于大便不畅，乌药多用于气滞偏寒。痰湿者常加陈皮、清半夏、茯苓、苍术、泽泻等。痰热者可加瓜蒌、黄连、竹茹、陈皮、清半夏等。结热者多用大黄、黄连、栀子、火麻仁、番泻叶等。郁热者每选柴胡、黄芩、牡丹皮、栀子、薄荷、佛手等。湿热者常选茵陈、栀子、苍术、黄柏、土茯苓、薏苡仁等。兼见水湿者，重视活血利水治法，常加猪苓、茯苓、泽泻、泽兰、桃仁、红花等。脾胃失和者，常选香橼、佛手以辛润调气而以开胃。肾精不足者，可加龟甲、鹿角以通补任督而益精。

四、加味茵陈蒿汤

组成：茵陈 10～30g，栀子 10～15g，丹参 10～15g，牡丹皮 10～

15g，赤芍 10 ～ 30g。

功效：清热利湿，凉血活血。

主治：肥满等见湿热瘀阻证者。

方解：茵陈、栀子合用出自《伤寒论》茵陈蒿汤，原书主治湿热熏蒸之黄疸，为吕老师用以治疗湿热中阻证的经验药对，尤其适用于肥胖患者。吕老师认为，肥胖为饮食不节，运化不及，体内脂肪堆积过多所致，长期易患多种代谢性疾病，治疗重视清利湿热。茵陈性微寒，味辛、苦，功可清利湿热，《神农本草经》曰："主风湿寒热邪气，热结黄疸。"现代药理认为茵陈可保肝利胆，同时具有调脂、降压及降血糖、抗动脉粥样硬化作用。栀子性寒，味苦，主"胃中热气"，可清利三焦湿热，清心火。故用茵陈、栀子清热利湿。研究显示，栀子水提物、京尼平苷和西红花苷对于 2 型糖尿病大鼠的血糖、血脂有明显调节作用。若患者形体肥胖，喜食油腻或甜食，舌红，苔黄腻，兼有高脂血症、脂肪肝等，常可运用本药对；如兼有便秘，可酌加大黄。丹参、牡丹皮、赤芍为吕老师常用的活血药串，三者均可活血化瘀，丹参还可清心安神，牡丹皮可清热凉血，赤芍可通利二便，三药同用，增强活血化瘀力量的同时，清解血分郁热，消郁导滞。诸药相合，既清利湿热，又清解瘀热，活血凉血，针对肥胖证属湿热瘀阻者，往往取得佳效。

临床应用：吕老师常用加味茵陈蒿汤治疗腹型肥胖患者，茵陈一般可用至 30g。若兼有肝肾阴虚者，可加用玄参、麦冬、枸杞子、女贞子，以清湿热、滋肝阴，配合运动、饮食等生活方式干预以减重。若湿热内蕴较重，表现为形体肥胖、急躁易怒、口干口苦、舌红苔黄腻、脉弦滑者，可加用山楂、泽泻等清热利湿，泄浊降脂。若虚实夹杂，既见湿热之证，又兼见正虚时，常以茵陈平胃散化裁清热化湿，茵陈用量常为 20g，且用药时间相对较短，中病即止，以防伤正气。素体阳虚或平素嗜食生冷，此寒湿内蕴为患，症见腹部冷痛、小便清长、大便质稀、舌淡苔白、脉沉迟等，常配伍苍术、白术健脾燥湿。

五、加味四逆散

组成：柴胡或银柴胡 10g，枳实 6 ～ 10g，枳壳 6 ～ 10g，赤芍 15 ～ 30g，白芍 15 ～ 30g，生甘草 10g。

功效：疏肝理气。

主治：气机郁滞。

方解：四逆散为《伤寒论》中的经典方剂，吕老师常用该方剂加减治疗多种气机郁滞证候，临床取得佳效。加减善用药对，常枳实、枳壳同用，以增理气除郁之力，破气散结，泄热降浊；赤芍、白芍同用，入肝经走血分，既可养血柔肝敛阴，又可活血凉血逐邪。此外，常改柴胡为银柴胡，或柴胡、银柴胡同用。银柴胡外可和解透邪，内可清热疏畅气机，又防久用柴胡伤肾劫液。更佐生甘草益脾和中，调和诸药。

临床应用：广泛用于糖尿病、肾脏病、心脏病、甲状腺疾病、更年期综合征、高脂血症、失眠、慢性泌尿道感染及女性子宫附件炎、月经不调等疾病，但见肝郁气滞、气机不畅者，皆可随证化裁。肝郁气滞证症见胸胁胀满、嗳气不舒、排气不畅者，可于方中加香橼、佛手、香附、乌药，以加强疏肝、理气、和胃之功。见急躁易怒、头晕目眩或双目干涩、口苦咽干者，加黄芩、菊花、枸杞子、密蒙花、龙胆草，以加强清泄湿热、清肝明目的作用。对于手足寒冷、脉沉细等肾阳不足证者，常于方中加入鹿角胶、淫羊藿、巴戟天、九香虫等温补肾阳、活血通脉。肝胃失和，症见多食、肥胖、便干者，吕老师常加玉竹、酒大黄。玉竹养阴益气，使人少食而不饥；酒大黄尤善消积导滞，可导湿热浊邪从大便而出。若湿热内蕴，症见肥胖，或伴高血脂、脂肪肝者，加茵陈、栀子、决明子等以清利湿热，且可配合食用黄瓜、木耳。

六、止消系列方

止消系列方剂是吕老师治疗消渴病肾病的经验方剂，为治疗糖尿病肾脏病微型癥瘕的具体体现，活血化瘀、消癥散结治法贯穿始终。针对阴虚、阳虚、阴阳俱虚的不同证候特点，分别采用止消通脉宁、止消温肾宁、止消保肾宁3种方剂。止消通脉宁治疗消渴病肾病气阴虚血瘀证，止消温肾宁治疗消渴病肾病气阳虚血瘀证，止消保肾宁治疗消渴病肾病阴阳两虚血瘀证者。临床验之疗效确切。

（一）止消通脉宁

组成：黄芪、生地黄、葛根、丹参、桃仁、熟大黄等。

功效：益气养阴，化瘀散结。

主治：气阴虚血瘀证之消渴病肾病。

方解：黄芪、生地黄配伍，为施今墨治疗糖尿病之降糖对药。黄芪可益气健脾，补气升阳，可降低尿蛋白；生地黄可滋阴凉血，清热除烦。二者配伍，针对消渴病之气阴两虚证。葛根、丹参相伍，为祝谌予教授常用活血对药。葛根生津止渴，滋养筋脉；丹参活血化瘀，清心凉血，可改善血液循环；二者配伍，可增强活血化瘀效果。伍用桃仁，助活血化瘀之力。熟大黄泻下积滞，推陈致新，《神农本草经》曰："下瘀血，血闭，寒热，破癥瘕积聚。"可导湿浊邪毒从大便而出，为治疗慢性肾脏病之要药。诸药相伍，黄芪、生地黄益气养阴以治本，葛根、丹参、桃仁、熟大黄活血消癥以治标，针对消渴病肾病"'微型癥瘕'形成"病机，共奏标本同治之效。

（二）止消温肾宁

组成：黄芪、当归、川芎、淫羊藿、熟大黄等。

功效：益气温阳，化瘀散结。

主治：气阳虚血瘀证之消渴病肾病。

方解：黄芪、当归为《内外伤辨惑论》当归补血汤，功可益气养血以治本；川芎味辛而性温，《日华子本草》称其可"治一切风，一切气，一切劳损，一切血"。淫羊藿味辛甘而性温，入肝、肾经，《神农本草经》认为淫羊

137

藿可"利小便，益气力，强志"。患者肾病日久，伤及肾阳，以淫羊藿温补肾阳。熟大黄可荡涤积滞，泻下湿浊邪毒。诸药合用，取益气温阳、化瘀消癥之效。

（三）止消保肾宁

组成：黄芪、当归、川芎、山茱萸、熟大黄等。

功效：滋阴助阳，益气固肾。

主治：气阴阳俱虚血瘀证之消渴病肾病。

方解：黄芪、当归为《内外伤辨惑论》当归补血汤，功可益气养血以治本；川芎味辛而性温，可"治一切风，一切气，一切劳损，一切血"。山茱萸味酸，微温，功可补肝肾，涩精气，固虚脱，既补益肝肾阴血，又固摄肾精，防止尿蛋白等精微物质外泄而出。配合熟大黄破积滞，行瘀血。诸药合用，益气养血，补肾敛精，活血消癥，泄浊解毒。

止消通脉宁、止消温肾宁、止消保肾宁是吕老师治疗糖尿病肾病的经验方剂。为验证其疗效，吕老师团队开展了多项临床研究，疗效确切。"十五"期间，团队承担了国家科技攻关项目"糖尿病肾病肾功能不全优化方案研究"课题。该课题参照 RENAAL 研究（氯沙坦肾脏保护研究）设计思路，采用随机、单盲、平行对照和多中心临床研究方法，以止消通脉宁、止消温肾宁、止消保肾宁为主要方剂的中医辨证论治方案与西药氯沙坦进行对照，显示中药在改善肾功能、提高生存质量等方面，疗效与西药氯沙坦无显著差异。"十一五"国家科技支撑计划"糖尿病及其主要慢性并发症中医药防治综合方案的研究——中医全程干预糖尿病肾病进程综合方案研究"，对糖尿病肾病早期临床期患者，使用该系列方剂的中医辨证治疗方案与西药厄贝沙坦进行对照。该实验采用多中心随机对照实验的方法，观察周期为 24 个月，并采用终点事件进行疗效的评价。最终课题纳入早期糖尿病肾病（Ⅲ期）患者 153 例，结果显示中药组优于西药厄贝沙坦组，终点事件发生率也显著降低。中药组尿微量白蛋白排泄率（UAER）明显优于西药厄贝沙坦组；两组早期糖尿病肾病（Ⅲ期）治疗前后对比，UAER 指标有显著性差异。可见，止消系列方剂临床疗效确切。此外，吕老师团队还开展了一系列动物实验和细胞实验，以探究止消系列方的作用机制。研究显示，止消通脉宁通过抑制 TGF-β1 的表达，改善肾小管上皮细胞纤维化，调控纤维化细胞因子 CTGF、PAI-1 和 MMP-9 等 mRNA 表达；对糖尿病心肌病、糖尿病周围神经病变，也有一定疗效。止消温肾宁可降低大鼠的尿微量白蛋白肌酐比（ACR），24 小时尿蛋白、空腹血糖（FBG）、尿素氮（BUN）、糖化血清蛋白（GSP）、低密度脂蛋白胆固醇（LDL-C）、总胆固醇（TC）等肾功能及糖脂代谢指标，调控晚期糖基化终末产物（AGEs）的蓄积，抑制结缔组织生长因子（CTGF）的表达，缓解肾小球及肾小管病变等。

临床应用：止消温肾宁用于治疗消渴病肾病气阳虚血瘀证，症见畏寒肢冷，神疲乏力，手足浮肿，皮肤苍黄粗糙，时有恶心，舌胖淡暗，边有齿痕，苔白，脉细。或可配合杞菊地黄丸等治疗。止消保肾宁用于治疗消渴病肾病气阳虚血瘀证，症见神疲乏力，口渴咽干，五心烦热，舌红暗，苔黄，脉细数。或可配合温脾汤、济生肾气丸等治疗。止消通脉宁用于治疗消渴病肾病阴阳俱虚血瘀证，症见畏寒肢冷，口渴咽干，五心烦热，神疲乏力，手足浮肿，皮肤苍黄等。对于血瘀明显者，可随方加入丹参、三七、川芎等活血通脉；对于水饮停聚明显者，可随方加入茯苓、猪苓，或合方苓桂术甘汤；对于湿热明显者，可合方四妙散加减。

（狄晓哲整理）

第二章　验案分析

第一节　糖尿病及其并发症

一、糖尿病

（一）2 型糖尿病肝肾阴亏、湿热血瘀案

王某，男，54 岁，汉族。2017 年 10 月 20 日初诊。

主诉：发现血糖升高 8 年余。

病史：患者于 2009 年确诊为 2 型糖尿病，既往未服用任何降糖药物，未规律监测血糖。2017 年 4 月，查空腹血糖 10.8mmol/L，糖化血红蛋白 8.7%，尿糖 4+，就诊于北京大学第一医院，考虑为 2 型糖尿病，予口服二甲双胍 0.5g，日 3 次口服降糖。父母均患糖尿病。患者平素吸烟 20 ～ 40 支 / 天。

刻下症：乏力，怕热，偶有汗出，腰部酸困，左手麻木，嗳气，自觉口臭，无心悸、胸闷，纳眠可，大便调，小便有泡沫，夜尿 1 次。

查体：舌暗红，苔黄腻，脉弦滑。

西医诊断：2 型糖尿病。

中医诊断：消渴病（肝肾阴亏、湿热血瘀）。

治法：滋补肝肾，活血清热。

处方：枸杞子 10g，女贞子 30g，丹参 30g，牡丹皮 20g，赤芍 20g，川

芎 10g。14 剂，日 1 剂，水煎，早晚分服。

调护：低盐低脂糖尿病饮食，每日牛奶 500mL 分早晚服，每日 1 个鸡蛋，轻巧活动，规律作息，保持情绪稳定。

二诊（2017 年 12 月 15 日）：患者诉服上方后，乏力、怕热等症状明显减轻，空腹血糖 6.5mmol/L。仍有汗出，腰酸，左手麻木，饭后偶有嗳气，纳眠可，大便黏滞不爽，2 ～ 3 日 1 行，小便未见明显泡沫，夜尿 1 次。舌暗红，苔黄腻，脉弦滑。前方加鸡内金 10g，生山楂 10g，蒲公英 30g。14 剂，服法同前。

三诊（2018 年 1 月 2 日）：患者诉服上方后大便通畅，空腹血糖波动在 7mmol/L，平素性情急躁。舌暗红，苔白腻，脉弦。前方加茵陈 30g，炒山栀子 10g，片姜黄 10g，水红花子 10g，去牡丹皮、赤芍、枸杞子、女贞子。14 剂，服法同前。

随访患者 3 个月余，病情稳定，血糖控制尚可，空腹血糖波动在 6 ～ 7mmol/L。

按：糖尿病是因体内胰岛素分泌绝对缺乏和 / 或相对不足而引起的一种以高血糖为主要表现的代谢性疾病。其临床表现为"三多一少"，即多饮、多食、多尿和身体消瘦。与中医"消渴病"相对应。在本案治疗中，吕老师重视调肝。他认为肝与消渴病关系密切，从肝论治 2 型糖尿病在清除肝脏代谢废物、增强人体代谢能力、增加胰岛素敏感性、保护胰岛 β 细胞功能、改善血液黏稠度及微循环等方面效果显著。消渴病患者多因饮食不节、嗜食肥甘厚味导致脾胃受损，不能运化水湿，湿邪化热壅滞肝胆；再加上生活节奏加快或生活压力较大，肝主疏泄功能失常，气机逆乱，影响脾胃的升降功能；同时气行则血行，气滞则血瘀，后期因气郁化火又可累及肝阴。而肝肾精血同源，阴阳互滋互滞，肝阴不足可累及肾阴，日久阴损及阳，故复杂难治。消渴病日久，气阴耗伤，肝肾亏虚故出现乏力、怕热、胸闷等症，湿热血瘀则出现腰部酸困、左手麻木等症。治宜滋补肝肾，活血清热。初诊时以枸杞子、女贞子药对为君培补肝肾阴虚，兼以补血二丹汤通活血脉。牡丹皮、丹参与赤芍同用，取清热凉血、活血降糖之意。诸药均入肝经，能够滋肝阴，养肝血，活血脉。川芎辛温香燥，走而不守，为血中之气药，可行血活血。枸杞子与女贞子取二至丸之意，滋阴不碍邪。诸药配伍，共助降糖活血之用。二诊时结合舌暗红、苔黄腻、脉弦滑以及大便黏滞的症状，考虑患者体内有膏脂浊邪积聚，湿热胶结于体内，故在前方基础上加鸡内金、生山楂、蒲公英消食积，清除蓄积在体内的油脂浊气等，从而达到降糖、降脂、减轻体重、降低血液黏稠度的效果。三诊时考虑到患者平素性格急躁，肝火素旺，治法仍以清肝气、泻肝火、祛湿热为主，将清热滋阴活血药物牡丹皮、赤芍、枸杞子、女贞子换为清肝泻火祛湿药物茵陈和山栀子，又加入姜黄和水红花子起到活血通络之用。临床上，吕老师常用龙胆泻肝汤中的龙胆草 10～20g，木通 6g，栀子 10g，泽泻 10g 等及茵陈 30g，栀子 10g 药对加减以清除体内代谢产物，或加入山楂 10～15g，鸡内金 6～10g 等消导之品加快体内的代谢。肝以疏通为要，恢复其升发、疏泄的功能可更好地调节全身代谢，常用药物有香橼 10g，佛手 10g，苏梗 10g，香附 10g，郁金 10g 等。肝之体宜柔宜敛宜补，有助于保护胰岛 β 细胞功能，减少糖尿病并发症，常用药包括生地黄 10～30g，黄精 20g，女贞子 15～30g，墨旱莲 10～20g，枸杞子 10～15g，五味子 10～20g 等。同时配伍活血通脉药物丹参 15～30g，牡丹皮 10～30g，赤芍 15～30g，川牛膝 20～30g，水红花子 10g，川芎 10～15g，当归 10g，桃仁 10g，红花 10g，莪术 10g，鬼箭羽 15g 改善血液循环，从而达到改善糖脂代谢、保肝护肝、减轻胰岛素抵抗、增加胰岛素敏感性的目的。本案中，吕老师将现代病理与中医经典理论相结合，灵活运用从肝论治 2 型糖尿病的理论，虽药味少、药量小，但疗效佳。

（周婧雅整理）

（二）2 型糖尿病气虚血瘀、肝胆湿热案

王某，女，59 岁，汉族。2018 年 4 月 21 日初诊。

主诉：发现血糖升高 13 年。

病史：患者于 2006 年因饮食、作息不规律出现口渴、多饮、多尿、体

重下降等症状，就诊于当地医院输液治疗（具体不详），输液过程中出现多汗、乏力、心慌等临床表现，急送至当地人民医院查血糖 20mmol/L，诊断为"2 型糖尿病"，予降糖等对症处理，症状好转后出院。后因血糖波动多次就诊于当地医院，口服降糖药物、皮下注射胰岛素治疗。现降糖方案：口服西格列汀片（100mg），每次 1 片，日 1 次口服；伏格列波分散片（0.2mg），日 3 次口服；甘精胰岛素 14U 睡前皮下注射。血糖控制在餐前 6～7mmol/L，餐后 9～10mmol/L。刻下症：口干口苦，饮多，乏力，畏寒热，双足凉，偶有视物模糊、手脚麻木，五心烦热，盗汗明显，自汗，头晕，纳可，左耳痒痛流脓，耳鸣，平素嗜食肥甘之品，眠差，大便 1～2 日 1 行，质干，夜尿 1～2 次。

查体：舌暗红，苔白腻，脉沉滑。

西医诊断：2 型糖尿病。

中医诊断：消渴病（气虚血瘀，肝胆湿热）。

治法：清热祛湿，益气活血。

处方：龙胆草 10g，炒栀子 10g，柴胡 10g，黄芩 10g，炒枳实 10g，炒白术 10g，丹参 30g，牡丹皮 15g。28 剂，日 1 剂，水煎，早晚分服。

调护：饮食轻巧，少吃鸡鸭鱼肉海鲜等物，适量运动。

二诊（2018 年 5 月 20 日）：服药后仍有口干口苦，但较前好转。血糖控制在餐前 6～7mmol/L，餐后 8～10mmol/L，糖化血红蛋白 6.9%。左耳痒痛流脓，耳鸣如蝉，盗汗较前减轻，晨起汗多，眠差，大便日 1 行，不干，夜尿 1～2 次。舌暗红，苔白略黄，脉沉弦。处方：茵陈 30g，炒栀子 10g，丹参 30g，牡丹皮 10g，川芎 15g，红景天 15g，猪苓 30g，生薏苡仁 30g，芡实 15g，赤芍 30g。28 剂，日 1 剂，水煎，早晚分服。

三诊（2018 年 8 月 20 日）：无明显口干、口苦，喜热饮，手足心发热，偶觉咽中有痰，难咯出，耳道仍间断发痒流脓，双下肢发凉，无麻木疼痛，偶有心慌，纳眠可，大便日 1 行，质偏干，小便正常。舌暗红，苔薄白，脉细弦。前方加淡豆豉 5g，生甘草 10g。28 剂，日 1 剂，水煎，早晚分服。

随诊 2 年，血糖控制稳定，睡前胰岛素减量至 8U，症状较前好转。

按：本案患者的糖尿病病程长，且已经出现视物模糊、手脚麻木等临床症状，提示进入消渴病消瘅期。患者既有气虚、阴虚、阳虚、肝脾亏虚等虚证表现，也有肝经湿热、胃肠热结等实证表现，故病性为虚实寒热夹杂。初诊时，吕老师治疗以清热祛湿、益气活血为主，扶正与祛邪相结合。患者左耳疼痛流脓，耳鸣、口干口苦明显，提示肝胆湿热，药用龙胆草、炒栀子、柴胡、黄芩，取龙胆泻肝汤之意。龙胆草善泻肝胆之实火，并能清下焦之湿热；黄芩、栀子苦寒泻火；柴胡还可疏肝解郁，以畅达气机。患者平素嗜食肥甘厚味，膏脂积聚过多，脾胃失于健运，内生痰湿停滞，以炒枳实、炒白术畅通中焦之气机，健运脾胃。患者常有视物模糊、手脚麻木，可见目络、肢体络脉的微型癥瘕逐渐形成，因此以丹参、牡丹皮活血化瘀，散结消癥。二诊时患者口干口苦减轻，耳道瘙痒流脓之症较前减轻，时有耳鸣。龙胆泻肝汤可清泻肝火，清肝经湿热，但不宜久服，诸症减轻后，吕老师改用茵陈配栀子泻水道而利湿热，清三焦之火。猪苓、生薏苡仁健脾渗湿，芡实补脾的同时还能益肾固精。患者自汗仍明显，吕老师增用红景天以助固本培元之效，此为吕老师临床常用之效药。另增川芎行血中之气，赤芍化肝郁之血滞。三诊时湿热证已较前大减，但仍恐余邪留连不除，故继用前方。由于患者偶有心慌，增淡豆豉以清心除烦，生甘草补脾益气、调和诸药。后患者多次来诊，血糖控制尚可，诸症好转。本案病机虚实夹杂，但吕老师以肝胆湿热为突破口，急治其标，清肝泻肝，祛除肝之湿热，兼以健脾、活血、行气，待湿热之势减退，渐加补益之品，以红景天扶助正气。另外，吕老师常告诉患者"鸡鸭鱼肉海鲜少吃，每顿不要吃太饱"。糖尿病患者常有"多吃懒动"的通病，摄入过多却又无法代谢消耗，则体内陈气不断蕴积，而饮食轻巧是吕老师"三个轻巧"理论中调治糖尿病的重要一环。饮食运动与药物调治相配合，疗效更显。

（刘媛媛整理）

（三）2 型糖尿病气虚血瘀、肝胃气滞案

王某，女，65 岁，汉族，2017 年 3 月 26 日初诊。

主诉：间断口干、多饮 10 年余。

病史：患者 10 年前无明显诱因出现口干多饮，诊断为 2 型糖尿病。自测空腹血糖 8 ～ 9mmol/L，餐后 2 小时血糖 11 ～ 16mmol/L。既往有高血压、高脂血症病史。刻下症：胃脘痞闷胀满，烧心，反酸，嗳气，食欲旺盛，偶有胸闷，乏力，左臀及大腿酸痛，时有头晕、头痛，夜寐易醒，小便可，大便不成形，日 1 行。

查体：舌绛、苔黄中裂，脉弦。

西医诊断：2 型糖尿病。

中医诊断：消渴病（气虚血瘀，肝胃气滞）。

治法：益气活血，疏肝理气，消食和胃。

处方：黄芪 30g，当归 10g，太子参 20g，苏梗 10g，香橼 10g，佛手 10g，猪苓 30g，白芍 20g，丹参 30g，甘草 10g，鸡内金 10g，山楂 15g。14 剂，日 1 剂，水煎，分早晚 2 次口服。

调护：清淡饮食，适当活动，保持良好心态。

二诊（2017 年 4 月 9 日）：服药后腹胀、反酸、烧心等症状好转。饭后偶有胸闷，左腿坐骨神经痛，偶左侧偏头痛，每日下午头晕、乏力。眠差，易醒，二便调。舌淡，苔黄，脉沉。调整处方：茵陈 30g，炒栀子 10g，丹参 30g，川芎 10g，苏梗 10g，水红花子 10g，香橼 10g，佛手 10g，白芍 30g，甘草 10g。14 剂，煎服法同前。

三诊（2017 年 4 月 23 日）：服药后患者腹胀、反酸、烧心症状明显好转，测空腹血糖 7mmol/L，餐后血糖 9mmol/L。近日头痛未作，仍乏力、易困倦，大便调，舌红苔薄，脉细弱。于二诊方加灵芝 30g，红景天 15g。14 剂，煎服法同前。

四诊（2017 年 5 月 10 日）：乏力、困倦明显好转，血糖控制稳定，1 周前因双足疼痛多次按揉，后见双足肿痛，偶有口干，大便成形，日 1 ～ 2 次，

小便有少量泡沫。舌紫暗，少苔，脉细。调整处方：黄芪30g，当归10g，川芎15g，猪苓30g，泽兰15g，鸡内金10g，红花10g，桃仁10g，甘草10g，水红花子10g。14剂，煎服法同前。

服药后，患者诸症缓解，无反酸烧心、嗳气胃胀等症。门诊随诊3年，病情稳定。

按：本案患者食欲旺盛，喜食肥甘，日久糖脂代谢异常，甘气上溢，转为消渴。消渴病日久，耗气伤津，中气虚弱，且血糖控制不佳，加之饮食失节，脾运受伤，气机不畅，水湿不化，气滞、血瘀、湿热、食积互结，引起胃失和降；肝木横克脾土，脾胃运化功能失常则水谷壅滞中焦，水液停聚则湿浊内阻，临床表现为胸闷脘痞、胃胀嗳气、反酸烧心；胃不和则卧不安，患者平素失眠易醒；脾不升清则头晕、头痛；消渴病耗气伤阴，久病入络，气虚血瘀，经脉失养，则臀腿疼痛。本病病位在肝、脾、胃，病性属本虚标实。治疗以益气活血、疏肝理气、消食和胃为主。黄芪为君药，辅以太子参益气健脾养阴；药串苏梗、香橼、佛手疏肝和胃理气，患者肝失疏泄，横逆犯土，脾胃升降失司，气滞中焦，食湿积胃，以此三药疏肝理气，和胃消积，功在抑木以培土，恢复脾胃功能。当归、白芍、甘草补血活血，调肝理脾，缓急止痛；山楂、鸡内金消食健胃、行气散瘀；猪苓利水渗湿。二诊时患者胃痛、烧心好转，出现胸闷、头痛、腿痛等症，以水红花子、茵陈、栀子活血止痛，利湿清热。三诊时患者诸症好转，但仍觉疲劳、乏力，故加灵芝、红景天扶助正气，增强免疫力。四诊时患者因足痛处理不当出现足部肿痛，提示局部有瘀血，以桃仁、红花活血化瘀，消肿止痛。经治疗后患者诸症好转，随诊3年病情稳定。在本案的治疗中，吕老师使用了香橼、佛手，灵芝、红景天，桃仁、红花药对。其中，香橼、佛手是理气药对，常用于各期糖尿病肝胃气滞证见胃脘胀满疼痛、嗳气、恶心、胸闷等临床表现。临床常用量香橼10g，佛手10g，可与香苏散配伍使用。桃仁、红花药对是活血药对，一般桃仁6～8g，红花6～8g。灵芝、红景天是益气活血药对，两者相配，益气、活血、扶助正气，增强机体免疫力，控制血糖。灵芝常用量为15～30g，红景天为10～20g。在本案中，吕老师针对患者本虚标实的病机特点，治疗标本兼顾，用多组药对，扶正以益气、活血，祛邪以理气、消食，故其病情日趋稳定。

（胡洁整理）

二、糖尿病肾病

（一）糖尿病肾病湿热血瘀案

柴某，女 49 岁，2016 年 3 月 1 日初诊。

主诉：发现血糖升高 12 年，乏力、双下肢水肿 1 年。

病史：2004 年患者体检时发现血糖升高，空腹血糖 12.8mmol/L，诊断为"2 型糖尿病"，予诺和灵 30R 皮下注射，平素血糖控制尚可。1 年前患者无明显诱因出现乏力，双下肢可凹性水肿，于当地医院查尿常规示蛋白（++），潜血（±），后诊断为"糖尿病肾病"，予百令胶囊、黄葵胶囊。2015 年 11 月复查尿常规示尿蛋白（++），潜血（++），自觉疗效不明显，现为求进一步诊治前来就诊。既往有高血压病、高脂血症、左侧输尿管结石术后病史。生化全项：白蛋白 38.5g/L，葡萄糖 8.2 mmol/L，尿素氮 10.8 mmol/L，肌酐 114.2 μmol/L，尿酸 544.0μmol/L。24 小时尿蛋白定量 7787.5 mg（尿量 3200mL）。现口服百令胶囊 4 片，日 3 次；黄葵胶囊 3 片，日 3 次；诺和灵 30R，早 28U，晚 26U，皮下注射。刻下症：易疲乏，久立后腰酸痛，休息可缓解，晨起自觉面部浮肿，可缓解，至下午 3～4 点钟自觉面部再次浮肿，温水洗脸后改善。双下肢水肿，自觉腿沉，纳眠可，喜热饮，小便色黄，夜尿 1～2 次，大便日 1 次，成形，不干。

查体：舌质淡红，边有齿痕，苔薄黄，脉沉。

西医诊断：2 型糖尿病，糖尿病肾病，高血压病，高脂血症，高尿酸血症。

中医诊断：消渴病肾病（湿热血瘀）。

治法：清热利湿，行气活血。

处方：茵陈 30g，炒山栀子 10g，丹参 30g，赤芍 15g，牡丹皮 15g，草决明子 30g，枳实 10g，生甘草 10g。14 剂，日 1 剂，水煎，早晚分服。

二诊（2016 年 4 月 5 日）：查 24 小时尿蛋白定量 1764mg（尿量 2100mL），尿蛋白（＋），潜血（±），尿素氮 10.2mmol/L，肌酐 96.5μmol/L，尿酸 446.5μmol/L，糖化血红蛋白 6.9%。患者服药后整体感觉良好，腰酸、乏力、水肿均明显缓解，夜尿 1 次。诉劳动后双手指尖麻、痛，舌淡胖，齿痕，苔薄白，小裂纹，脉沉细无力。前方加鬼箭羽 20g，黄连 10g。14 剂，煎服法同前。

三诊（2016 年 5 月 10 日）：复查空腹血糖 7.6mmol/L，尿素氮 10.0mmol/L，尿酸 449.0μmol/L，肌酐 95.2μmol/L。糖化血红蛋白 6.6%；24 小时尿蛋白定量 572mg（尿量 2000mL）。近期无明显诱因出现 2 次阵发性心悸，伴全身乏力，持续约几秒钟，休息后可自行缓解，腰酸、水肿等症状继减，仍有劳动后双手指尖麻木痛，余同前。舌体胖，舌质淡，苔薄白，有裂纹，脉沉。处方：茵陈 30g，炒山栀子 10g，丹参 60g，赤芍 20g，牡丹皮 20g，泽兰 15g，土茯苓 30g，威灵仙 30g，草决明 30g，女贞子 30g。28 剂，煎服法同前。

按： 糖尿病肾脏病属于消瘅期范畴。消渴病日久，治不得法，热伤气阴，久病入络，在气阴两虚的基础上，内热、痰湿、气滞、血瘀相互胶结，导致络脉病变，形成微型癥瘕。微型癥瘕是将古代文献和现代病理相结合的创新性理论，微型既指病变隐匿，发生于机体的微小部位；又提示病变处于早期，微不可见。癥瘕反映病变从无形可查到有形可征的特点，同时也提示糖尿病存在一定的可控性和可逆倾向。

本案患者消渴病日久，耗气伤阴，体内病理产物积蓄，湿热瘀血阻滞肾络，肾脏功能受损，尿中可见大量蛋白尿。湿热阻滞气血，不能输布四肢百骸，则腰酸、乏力、腿沉等症明显。吕老师以加味茵陈蒿汤为基础方，方中茵陈、山栀子清利三焦湿热，牡丹皮、丹参、赤芍三药同用，增活血化瘀之效，还可清解血分郁热，消郁导滞。草决明泄浊降脂，枳实调畅中焦气机。二诊时患者明显改善，尿蛋白大幅下降，尿酸也较前下降。劳动后双手指尖麻、痛，仍为瘀血阻络的表现，吕老师在守方的基础上，加鬼箭羽 20g 以增强活血作用。三诊时患者 24 小时尿蛋白定量下降至 572 mg，诸症好转，但偶尔出现心悸，是心络微型癥瘕形成的表现，吕老师加大牡丹皮、芍药、丹参剂量，以增强活血消癥的力量，又以威灵仙活血通络止痛，女贞子与草决明相配，共奏交通心肾、引阳入阴之效。该患者疗效显著，后坚持服用中药3年，24小时尿蛋白仍能保持在500mg左右，延缓了慢性肾脏病的发展进程。

（刘媛媛、刘轶凡整理）

（二）糖尿病肾病肝肾不足、湿热血瘀案

李某，男，65岁，汉族，2015年5月16日初诊。

主诉：发现血糖升高3年，尿中泡沫2年。

病史：患者3年前体检时查空腹血糖12.6mmol/L，于当地医院诊断为"2型糖尿病"。自行口服消渴丸改善症状，血糖控制不佳，未规律服用西药。2年前发现尿中蛋白升高，2个月前加用阿卡波糖片，餐前1片控制血糖。查空腹血糖7.4mmol/L，餐后10.6mmol/L，糖化血红蛋白7.7%；24小时尿蛋白定量2.56g；尿常规示尿蛋白（++）；自测空腹血糖波动在8 mmol/L左右，餐后血糖波动在11mmol/L左右。刻下症：双下肢乏力明显，轻度水肿，双目干涩模糊，怕热，盗汗，晨起口苦，大便不成形，质黏，小便有泡沫。

查体：脉细弦，舌红嫩胖，有齿痕，苔水滑。

西医诊断：糖尿病肾病。

中医诊断：消渴病肾病（肝肾不足，湿热血瘀）。

治法：补益肝肾，活血化瘀，清利湿热。

处方：菊花10g，枸杞子10g，丹参30g，牡丹皮10g，龟甲20g，鹿角片15g，木香10g，黄连15g，猪苓30g，茯苓30g。14剂，日1剂，水煎，早晚分服。

调护：轻巧活动，规律作息，保持情绪稳定。

二至七诊随症加减，治则、治法同前。

八诊（2015年8月22日）：与家人争吵后出现右眼底出血，伴牙龈间断出血，视物模糊，双眼干涩，口苦，纳少，眠可，大便日1～2次，不成形，小便深黄。调整处方：银柴胡10g，赤芍30g，牡丹皮30g，木贼30g，枳实

10g，枸杞子 15g，黄芩 10g，炒山栀 10g，龙胆草 10g，白芍 60g，生甘草
10g，三七粉 6g（分冲）。14 剂，煎服法同前。

九诊（2015 年 9 月 5 日）：未见眼底、牙龈出血，双目干涩好转，辅助
检查：24 小时尿蛋白定量 1.9g。自测空腹血糖 5.6mmol/L，餐后 2 小时血糖
8.7 mmol/L。纳眠可，大便日 2 ～ 3 次，偏稀，小便色深黄，有泡沫，夜尿
1 次，双下肢水肿减轻。舌淡苔黄腻，脉滑数。调整处方：菊花 10g，枸杞
子 10g，木贼草 30g，山茱萸 15g，川牛膝 30g，猪苓 20g，茯苓 20g，丹参
30g，郁金 10g，泽兰 20g，川芎 10g。14 剂，煎服法同前。

患者长期门诊随诊，双下肢水肿减轻，血糖控制稳定，尿蛋白（＋）。

按：本案患者发现血糖升高的时间虽不长，但发展迅速，已出现明确的
肾脏损害和眼底病变，表明其体内积蓄的糖毒对机体已造成了广泛的损害，
病情进入消渴病肾病中期。消瘅期的基本病机是五脏柔弱，正气损伤，气血
阴阳亏虚，微型癥瘕形成。微型癥瘕形成后又会进一步加重气血阴阳亏虚，
因此益气扶正是消渴病肾病的重要治法之一。该患者出现乏力、眼干涩、视
物模糊、盗汗、大便不成形等症，均是肝肾气阴两虚、正气不足的表现。初
诊时以枸杞子、菊花清肝明目，补益肝肾；木香、黄连清热燥湿；猪苓、茯
苓利水消肿；又以鹿角片、龟甲等血肉有情之品滋养肝肾，补其不足，体现
了吕老师重视阴阳、治病求本的根本治则。丹参、牡丹皮活血化瘀，破癥除
瘕，体现了吕老师治疗消渴病肾病的特色所在。该患者在稳定期以补益肝
肾、阴阳同调、活血化瘀为主，标本兼顾，攻补兼施，病情稳定向好。八诊
时，患者因怒气上逆，肝失疏泄，出现眼底、牙龈急性出血，热证明显。故
急则治其标，以清热凉血、清肝泻火、化瘀止血为主，体现了"间者并行，
甚者独行"的治疗思路。在通常情况下，消渴病肾病患者一旦出现显性蛋白
尿，病情多进展较快难以遏制，若感触外邪、饮食不节、劳倦过度、治疗失
宜等情况出现，常见变证、急症、重症，如腑气不通（大便不下、小便不
行）、水凌心肺（周身水肿，心悸气短，胸闷咳痰，喘息不能平卧等）、动风
（抽搐、转筋、震颤、眩晕等）、动血（鼻衄、齿衄、肌衄、呕血、眼底出血

等）、伤神（躁扰不宁，或表情淡漠，甚至意识不清、神昏谵语等）、血脱（爪甲色白、心悸惊惕、眩晕昏仆等）等，临床需紧急处理。九诊时，患者出血症状好转，治疗重点再次转以滋补肝肾、活血化瘀、清热利水为主，标本兼顾，体现了吕老师灵活的辨治思路。

（刘媛媛整理）

（三）糖尿病肾病气阴两虚、肾络瘀热、水湿内停案

赵某，女，67 岁，2014 年 7 月 25 日初诊。

主诉：发现血糖升高 20 年，双下肢水肿 1 年。

病史：患者于 20 年前发现血糖升高，确诊为 2 型糖尿病。1 年前出现双下肢轻度水肿，就诊于航天中心医院，予利尿药对症治疗后水肿消退。半年前再次出现双下肢浮肿，且较前严重，就诊于航天中心医院查尿常规：尿蛋白（+++），尿潜血（++）。诊断为糖尿病肾病，予利尿剂对症治疗后，水肿消失出院。后间断口服肾炎康复片、百令胶囊等，下肢仍间断水肿。既往有甲状腺功能减退病史。尿常规：尿蛋白（++++），尿潜血（++），24 小时尿蛋白定量 5.625g。生化全项：尿酸 308μmol/L，肌酐 78μmol/L，尿素氮 9.1mmol/L，甘油三酯 2.29mmol/L，总蛋白 42.9g/L，白蛋白 23.6g/L，球蛋白 19.3g/L，胆固醇 7.86mmol/L，低密度脂蛋白 4.65mmol/L。甲状腺功能：游离三碘甲腺原氨酸 2.05 pg/mL，促甲状腺激素 8.8μIU/mL。刻下症：双下肢水肿，夜尿频多，尿中泡沫。

查体：舌胖，苔薄黄，脉沉滑。

西医诊断：2 型糖尿病，糖尿病肾脏病 G2A3 期，甲状腺功能减退。

中医诊断：消渴病肾病（气阴两虚，肾络瘀热，水湿内停）。

治法：益气养血，凉血活血，利水渗湿。

处方：生黄芪 60g，当归 10g，丹参 30g，牡丹皮 20g，赤芍 20g，茵陈 30g，炒栀子 10g，猪苓 30g，茯苓 30g，泽兰 20g，川芎 15g，白花蛇舌草 30g。14 剂，水煎，日 1 剂，早晚饭后服。

调护：注意休息。

二诊（2014年8月6日）：服药后水肿好转，夜尿次数减少，3～4次/晚，尿中泡沫。查尿常规：尿潜血（++），尿蛋白（+++）。乏力，腰酸，药后胃脘不适，大便日1行，舌质红，中间有裂纹，苔薄腻，脉沉。前方加山茱萸15g，香附10g，乌药10g。7剂，煎服法同前。

三诊（2014年8月8日）：服药后患者胃脘不适较前好转，仍有双下肢轻度水肿。查尿常规：尿蛋白（+++），尿潜血（++）。乏力，纳食不佳，夜尿3次，泡沫尿，偶有口干、口苦，大便可，日1行，眠可，舌质红裂纹少津，苔薄腻，脉沉。处方：生黄芪90g，当归10g，丹参30g，牡丹皮30g，赤芍30g，茵陈30g，炒栀子10g，猪苓30g，茯苓30g，泽兰20g，川芎15g，甘草10g。14剂，煎服法同前。

四诊（2014年8月22日）：水肿继续减轻，查24小时尿蛋白定量1.7g。继用上方加减。患者坚持随诊治疗，尿蛋白逐渐减少，双下肢水肿消失。

按：本案患者以水肿为主症就诊，首先应鉴别肾病导致的水肿与甲状腺功能减退导致的水肿。患者水肿症状出现在甲状腺功能减退之前，且临床表现为指凹性水肿，与甲状腺功能减退引起的黏液性水肿不同，可判定水肿由肾病引起。患者有20年糖尿病史，否认高血压病史，有大量蛋白尿，考虑消渴病肾病。吕老师主要运用对症辨病论治与辨证论治相结合的辨治方法。本案患者首诊以气阴两虚、肾络瘀热为主证，故以生黄芪、当归益气生血；丹参、牡丹皮、赤芍、川芎、炒栀子凉血活血补血；加猪苓、茯苓、泽兰健脾益气，利水渗湿以治水湿内停所致水肿；再以茵陈、栀子清利湿热，以除患者体内积蕴的湿热之邪；针对本病浊毒内留的病机，佐以白花蛇舌草清热解毒，利湿通淋。二诊患者水肿、尿频症状较前好转，出现胃脘不适及腰酸疼，属肾阳不足、肝胃气滞，加乌药、香附温胃散寒、行气止痛，山茱萸、乌药温固肾气。三诊患者水肿、尿频、胃脘不适等症状较前好转，表明脾肾虚寒的病机缓解，而以气阴两虚兼有水湿内蕴、肾络瘀热、湿热中阻等为主要特点，故以生黄芪、当归益气生血，丹参、牡丹皮、赤芍、川芎、当归凉血活血以针对本病肾络瘀热的基本病机，猪苓、茯苓、泽兰健脾益气、利水渗湿以针对水湿内蕴所致的水肿、小便频，茵陈、栀子清利湿热以针对舌苔的湿热征象，甘草健脾益气、调和诸药。

（文亮亮、胡洁整理）

（四）糖尿病肾病脾肾两虚、痰热内结案

秦某，女，71岁，2017年10月31日初诊。

主诉：发现血糖升高22年，肌酐升高2年。

病史：患者22年前因生气后出现乏力症状，就诊于当地医院，查空腹血糖9mmol/L，诊断为"2型糖尿病"，予消渴丸治疗，血糖控制尚可。持续服用消渴丸5～6年后效果逐渐不显，改用胰岛素治疗。目前治疗方案：诺和灵R，6U，三餐前，皮下注射。血糖控制不佳，偶发低血糖。2015年体检发现肌酐升高至115μmol/L，于当地接受中医药治疗，疗效不佳。既往高脂血症病史。尿常规：潜血（±），血糖（±），蛋白（-）。生化全项：总胆固醇6.24mmol/L，甘油三酯1.82mmol/L，低密度脂蛋白4.15mmol/L，肌酐111μmol/L，尿素氮7.2mmol/L。血糖7.5mmol/L。腹部超声：双肾缩小，右肾8.2cm×4.5cm，左肾6.5cm×3.5cm，实质增强，胆囊增大伴多发结石。刻下症：腰酸，足跟痛，耳鸣耳聋，眼花，易上火，消瘦，口干喜饮，畏寒，多食易饥，眠差，入睡困难，大便日1次，质可，小便频数，夜尿2～3次。

查体：舌暗红，苔黄腻，舌中光而无苔，脉弦细。

西医诊断：糖尿病肾病。

中医诊断：消渴病肾病（脾肾两虚，痰热阻滞）。

治法：补益肾气，理气消滞。

处方：狗脊10g，续断10g，川牛膝30g，香橼10g，佛手10g，香附10g，乌药10g，炒枳实10g，川芎15g，生甘草10g。14剂，日1剂，水煎，早晚分服。

二诊（2018年1月9日）：查24小时尿蛋白定量0.268g，24小时尿量2000mL。服药后腰酸、乏力、足跟痛皆好转，耳鸣耳聋、口干、眼花较前好转，睡眠较前改善，大便日1行，夜尿3次，吃肉后小便中泡沫增多。舌暗

红，苔薄黄，脉弦滑。前方加鸡内金10g，生山楂10g。14剂，煎服法同前。

三诊（2018年4月10日）：查肌酐90.3μmol/L，尿素6.4mmol/L，计算所得肾小球滤过率69.84 mL/min，尿酸289μmol/L，糖化血红蛋白6.5%。腰酸、足跟痛皆明显好转，耳鸣耳聋改善，仍有眼花、口干、易饥、多食多饮，畏寒畏热，小便中泡沫减少，大便正常，眠可。舌暗红，苔薄黄，脉沉弦。处方：蔓荆子10g，升麻10g，葛根15g，黄柏15g，生黄芪30g，太子参30g，白芍30g，姜半夏10g，鸡内金15g，生山楂20g。28剂，煎服法同前。

四诊（2018年7月10日）：查肌酐63.4μmol/L，尿素6.6mmol/L，肾小球滤过率86.75%，尿酸398μmol/L。诸症改善，仍有双下肢乏力，听力下降，眼花，口干渴，易饥，多饮，多食，畏寒，纳可，眠差，难以入睡，小便偏少，大便正常。舌胖嫩，苔薄白，脉滑数。处方：狗脊10g，续断10g，川牛膝15g，芡实10g，薏苡仁20g，鸡内金10g，川芎15g，丹参30g，海金沙20g，枸杞子10g。28剂，煎服法同前。

患者随诊2年，肾功能指标维持稳定。

按：本案患者以腰酸、足跟痛、耳鸣耳聋、夜尿频数为主症，提示肾元受损，肾气不足。消瘦、口干喜饮、畏寒、多食易饥、眠差等症，提示兼有阳虚、阴虚、脾气不足等本虚证和痰热内结等邪实证。病性为虚实夹杂。初诊时，吕老师以补肾培元、健运脾胃为主。肾乃先天之本，脾为后天之本，补肾健脾、扶助正气利于推动体内病理产物的消散。狗脊、续断、牛膝可起到温补肾阳、强健筋骨、引火归原之效。患者易上火、口渴喜饮、多食易饥是内有郁热，耗伤气阴，胃强脾弱的表现，吕老师使用药串香橼、佛手、香附、乌药，配伍炒枳实畅通中焦之气机，疏肝理气，行积导滞。究其病理变化，是肾之络脉微型癥瘕形成，用川芎行血中之气，活气中之血。二诊时患者诸症好转，舌脉较前复正，效不更方，加鸡内金、山楂化湿消积，健脾助运。三诊时，调整基础处方为益气聪明汤。黄芪、太子参甘温以补脾胃；蔓荆子、升麻、葛根轻扬升发，升举清阳，生津止渴；黄柏清泄湿热，此时正气渐复，乃渐增祛邪之品；白芍、半夏取肝脾同调之意。全方共奏益气升阳、聪耳明目之功。四诊时，患者的肌酐已下降至 63.4μmol/L，肾小球滤过率上升至 86.75%，肾功能较前得到明显改善，但症状仍未完全缓解。吕老师继以狗脊、续断、牛膝固本培元，加枸杞子养肝以明目，添薏苡仁、芡实健脾渗湿、益肾固精，并配合川芎、丹参活血通脉，散结消癥。除此之外，吕老师还巧用海金沙泄浊通滞，降尿酸以预防尿酸结石形成，起到未病先防的作用。在本案的治疗中，吕老师从扶正入手，待正气渐复，逐渐加入祛邪之品祛邪而不伤正。该案效佳，可见吕老师遣方用药之精准，加之患者长期守方，坚持服药，也是取效的关键。

（刘媛媛整理）

（五）糖尿病肾病气阴两虚，络脉瘀阻案

王某，男，67 岁，2017 年 4 月 22 日初诊。

主诉：发现血糖升高 20 余年，发现尿蛋白 3 个月。

现病史：患者 1996 年因周身瘙痒于医院就诊查空腹血糖 12mmol/L，诊为"2 型糖尿病"。口服"糖适平"、二甲双胍等口服药治疗，2002 年改用胰岛素治疗。现注射方案为万苏林 R 早 20U，中 22U，晚 18U。血糖餐前 5～7 mmol/L，餐后 8～10 mmol/L。2017 年于大同市第三人民医院复查尿蛋白（＋）。2017 年 4 月复查尿常规：尿蛋白（+++），尿潜血（+++），24 小时尿蛋白定量 3.81g（尿量 2350mL）。生化全项：尿素氮 5.4mmol/L，肌酐 110.1μmol/L。诊断为"糖尿病肾脏病"，口服金水宝治疗，控制血压。既往有高血压病、冠心病支架置入术后病史，口服阿司匹林、倍他乐克、施慧达等药对症控制。刻下症：乏力，腰痛，心悸，耳鸣，眼睑及双下肢无明显水肿，胃凉。纳可，眠欠佳，大便可，小便可，起夜 2～3 次。

查体：舌红苔白略燥，脉弦。

西医诊断：糖尿病肾病，高血压病，冠心病支架置入术后。

中医诊断：消渴病肾病（气阴两虚，络脉瘀阻）。

治法：益气养阴，活血通脉。

处方：太子参 30g，丹参 30g，牡丹皮 20g，赤芍 20g，川芎 15g，黄芪

30g，当归 10g，水红花子 10g。14 剂，日 1 剂，水煎，早晚分服。

二诊（2017 年 5 月 6 日）：复查 24 小时尿蛋白定量 1.01g（尿量 1900mL），肌酐 108μmol/L。乏力稍有好转，腰酸好转，心悸缓解，耳鸣，纳可，眠差易醒，夜尿 2～3 次，大便日 1 行，质可。处方：生黄芪 30g，当归 10g，川芎 15g，猪苓 30g，茯苓 30g，泽兰 15g，丹参 30g，牡丹皮 15g，赤芍 15g，水红花子 10g。14 剂，日 1 剂，水煎，早晚分服。

三诊（2017 年 6 月 3 日）：服上方近 1 个月，复查 24 小时尿蛋白定量 1.0g（尿量 2100mL），肌酐 99μmol/L，尿潜血（＋），近期空腹血糖 5～6 mmol/L，餐后 8～10 mmol/L，万苏林 R 减至早 18U，中 20U，晚 14U。二诊所述症状进一步减轻，起夜已无。舌暗红，苔白腻，脉弦。上方去茯苓，加香橼 10g，佛手 10g，太子参 30g。14 剂。

后随诊 1 年，24 小时尿蛋白控制在 1g 以内，血肌酐稳定。

按：本案患者患糖尿病肾病，见大量蛋白尿及轻度血肌酐升高，存在较严重的心血管基础病，以乏力、腰痛、心悸为主要症状。高血压、糖尿病、冠心病是临床常见的相关疾病，与患者长期的的不良饮食、生活习惯有关，多存在湿热或血瘀的标实证及气阴两虚的本虚证。本案患者即气阴两虚，络脉瘀阻证。初诊以补血二丹汤加减治疗。以当归补血汤补益气血，丹参、牡丹皮、赤芍活血通脉清热，兼以养阴，川芎通利上下气血，水红花子入下焦活血利水。二诊指标明显改善，但肌酐仍偏高，故在上方基础上增加猪苓、茯苓、泽兰活血利水，协助肾脏代谢水液。第三诊血肌酐降至正常范围内，起夜亦无，提示肾功能有所恢复，血糖亦得到明显改善，验证了此前的治疗方向正确。结合此诊舌苔稍腻，在原方上略加减，加香橼、佛手调理中焦气机，后续继续守方加减治疗。补血二丹汤是吕老师治疗糖尿病、糖尿病肾脏病的常用方剂，此方的重点在于活血通脉，也常用于合并心脑血管基础病的糖尿病患者。

（刘媛媛、刘轶凡整理）

三、糖尿病性视网膜病变

糖尿病性视网膜病变肝郁肾虚案

马某，女，58 岁，2018 年 11 月 10 日初诊。

主诉：视物模糊 5 年，间断加重半月余。

病史：5 年前因乏力、视物模糊至北京武警医院就诊，诊断为 2 型糖尿病，糖尿病视网膜病变。予以二甲双胍 0.25g，日 3 次；格列美脲 2mg，日 1 次。查空腹血糖 9mmol/L，餐后 13mmol/L。刻下症：视物不清，双眼干涩，无疲惫乏力，腰膝酸软，无口干口苦，双下肢凉，无明显水肿。平素无饮食控制，每晚快走 1 小时，纳可，眠差。

查体：舌红无苔，脉细。

西医诊断：糖尿病性视网膜病变。

中医诊断：消渴病目病（肝郁肾虚）。

治法：清肝明目，理气活血补肾。

处方：菊花 10g，鸡内金 15g，川芎 10g，丹参 30g，红景天 30g，牡丹皮 30g，檀香 10g，淡豆豉 10g，猪苓 30g，炒枳实 15g。28 剂，日 1 剂，水煎，早晚分服。

调护：控制饮食，适度运动，保持心情愉悦。

二诊（2018 年 12 月 8 日）：眼干、视物模糊、腰酸较前减轻，汗多，易激动，烘热汗出以头面部为主，如水样。喜温饮，平素不欲饮水，纳可，眠差难以入睡，大便 2～3 日 1 行，质可，小便色黄。舌红边有齿痕，苔薄白，脉弦细。处方：前方加桑叶 10g，枸杞子 10g，赤芍 20g，川牛膝 30g，去鸡内金、檀香、淡豆豉、炒枳实。28 剂，煎服法同前。

三诊（2019 年 1 月 29 日）：眼干、视物模糊较前好转，烘热汗出减轻，嘱患者坚持服药。继用前方，28 剂，煎服法同前。

患者随诊半年，症状好转自行停药。

按：糖尿病视网膜病变属微血管病变，临床将糖尿病视网膜病变分为非增殖期和增殖期。非增殖期可以见到视网膜微血管瘤和出血、渗出。增殖期血管管壁脆弱，破裂出血，导致玻璃体积血、新生血管性青光眼和牵拉性视网膜脱离，最终视力丧失。中医古籍对消渴病引起的视觉障碍早有记载。刘河间指出消渴一证可"变为雀目或内障"，戴思恭言"三消久之，精血既亏，或目无见，或手足偏废"。目为肝之窍、肾精之所藏，为血之宗，糖尿病视网膜病变的病因病机较为复杂。吕老师认为，糖尿病视网膜病变在糖尿病气阴两虚的基础上常夹杂有瘀血等病邪蕴结，本虚标实、虚实夹杂，治疗常以补益肝肾和活血化瘀为主。本案患者为中老年女性，初诊时主症为视物模糊，双眼干涩，腰膝酸软，脾气急躁，舌红无苔脉细。患者消渴日久，平素饮食不节，损伤脾胃，运化失司，精微不能上承目络，目精失养，加之脾气急躁，肝郁日久化火，灼伤目络，故见视物模糊、双眼干涩；患者年老体弱，肾精虚衰，故时有腰膝酸软，下肢寒凉，辨证属肝郁肾虚。故吕老师以二丹汤加减。丹参、牡丹皮活血通络；川芎、枳实、檀香调畅气机升降；鸡内金消食散积，豆豉为大豆发酵制品，可消食助运，常用于肥胖、血糖控制不佳的代谢综合征患者；猪苓利水渗湿，助脾健运，菊花清肝明目。全方共奏理气活血补肾，清肝明目之功。二诊时患者双眼干涩、视物模糊较前好转，腰酸较前减轻，肝郁化火，情绪激动影响肝之疏泄，肝火上炎，火热之邪迫津液外出，则头面多汗出；热扰心神，则眠差难以入睡；肝火下移膀胱，膀胱湿热，故小便黄；肝火灼伤津液、大肠传导功能失职，故大便秘结。吕老师在初诊方基础上加桑叶增强清肝明目之力，枸杞子滋补肝肾，赤芍清热凉血。牡丹皮、赤芍二药同用，凉血活血之力倍增，使血热得清而不妄行，血流畅顺而不留瘀。川牛膝味苦降泄，"走而能补，性善下行"，活血化瘀，引血下行，与川芎配伍，通上达下，调和升降，使阴阳调和，升降有序，有清泻肝火、活血化瘀之效。三诊时患者诸症缓解，故守方更进，后期随访患者病情得到控制。

（田楚箫整理）

四、糖尿病周围神经病变

糖尿病周围神经病变气滞血瘀、络脉瘀阻、阴虚内热案

孙某，男，54岁，汉族。2020年9月22日初诊。

主诉：间断多食易饥12年余，伴左侧肢体及左侧面部麻木2个月余。

病史：患者于2008年6月无明显诱因出现多食易饥，平素每日规律散步1～2km。2008年12月查空腹静脉血糖13.2mmol/L，糖化血红蛋白9.3%，胰岛素（0h）6.98μIU/mL，胰岛素（2h）28.38μIU/mL，糖尿病抗体3项（－），确诊为"2型糖尿病"。予格列齐特缓释片15mg，日1次；二甲双胍0.25g，日3次。自测空腹血糖4.5～7.9mmol/L，餐后血糖4.1～10.0mmol/L。偶发低血糖，后调整方案为磷酸西格列汀片100mg，日1次。测血糖空腹血糖6.2～7.9mmol/L，餐后血糖9.3～11mmol/L。2019年10月患者无明显诱因出现视物模糊，查空腹血糖7.78mmol/L，糖化血红蛋白6.3%，自行调整磷酸西格列汀片50mg，日1次。2020年7月，患者无明显诱因出现左侧肢体及面部麻木伴有蚁行感，以下肢为重，无疼痛、发凉，于当地医院就诊，确诊为"糖尿病周围神经病变"。予甲钴胺片1片，日3次，效果不佳。刻下症：左半侧肢体及面部麻木，有蚁行感，以下肢为重，夜间尤甚，偶有下肢抽搐。平素善思虑，急躁，间断头晕头胀，时有耳鸣。怕热，自汗，以左侧为甚，无明显乏力，食欲可，进食后偶有上腹痞满。口干喜饮，每日2000mL，视物模糊，左膝酸软，无明显腰酸腰痛。眠差，不易入睡，梦多易醒。大便质干难解，日1行，小便量多，无泡沫，夜尿3次。

查体：舌质紫暗，苔薄白，脉弦涩，舌下脉络轻度青紫迂曲。

西医诊断：糖尿病周围神经病变。

中医诊断：消渴病痿痹（气滞血瘀，络脉瘀阻，阴虚内热）。

治法：行气活血通络，养阴清热。

处方：乌梢蛇10g，僵蚕10g，丹参30g，地骨皮30g，牡丹皮10g，川芎10g，生甘草10g。14剂，日1剂，颗粒剂，早晚冲服。

调护：保持心情舒畅，作息规律。主食每天150g为宜，多食蔬菜，少食肉类、水果，戒食坚果、甜点，餐后1小时适度活动，定期监测血糖。

二诊（2020年10月13日）：患者诉服药后左半侧肢体及面部麻木、蚁行感较前稍改善，偶有下肢抽搐，间断头晕、耳鸣，怕热，左半身出汗较多，纳可，进食后偶有上腹痞满，眠差，不易入睡，梦多易醒，口干喜饮，视物模糊，便干，日1行，小便量多，无泡沫，夜尿3次。舌质暗，苔薄白，脉弦涩，舌下脉络轻度青紫迂曲。处方：乌梢蛇10g，僵蚕10g，丹参30g，地骨皮30g，牡丹皮20g，川芎15g，生白芍15g，赤芍15g，生甘草10g。14剂，冲服法同前。

三诊（2020年10月27日）：患者诉服药后左半侧肢体及面部麻木、蚁行感明显好转，无明显下肢抽搐，左半身出汗较多，间断头晕、耳鸣，怕热好转，纳可，进食后偶有上腹痞满。眠差，不易入睡，梦多易醒。口干喜饮，视物模糊。便干，日1行，小便量多，无泡沫，夜尿2次。舌质暗淡，苔薄白，脉弦，舌下脉络未见青紫迂曲。处方：乌梢蛇10g，僵蚕10g，丹参30g，地骨皮30g，香橼10g，佛手10g，牡丹皮10g，川芎10g，生甘草10g。14剂，冲服法同前。

随诊1年，患者肢体功能基本恢复，长期中药调理。

按：糖尿病周围神经病变是糖尿病常见的慢性并发症之一。病变早期以感觉神经障碍为主要临床表现，如肢体麻木、疼痛、灼热、发凉或其他异样感觉等，通常对称性分布，下肢较上肢严重。病变中晚期可出现运动神经障碍的临床表现，如肌力、肌张力减弱，肌肉萎缩，腱反射减弱，肌电图异常等。其与中医消渴病痿痹相对应，多由饮食不节、情志失调等导致内伤脏腑功能失调化生内热，内热耗伤气阴，阴虚燥热，瘀浊内生，加之久病血瘀，微型癥瘕形成，肢体络脉瘀结，失于濡养而变生痿痹。典型糖尿病周围神经病变表现为双侧袜套样感觉异常，本例患者以左侧肢体及面部麻木，既往无脑血管病史，且其糖尿病病程较长，考虑为糖尿病性周围神经病变。病程日久，目络和肢体微小络脉的微型癥瘕已经形成，当以化瘀散结消癥法贯穿治疗全程。由于患者平素思虑急躁，情志不畅，肝失疏泄，气机阻滞，气不能行血，血行不畅，瘀血内生，阻滞络脉；同时患者消渴病日久，热邪耗伤阴液，阴液不足则脉道失濡，阴虚生内热，热邪煎熬血液形成瘀血，进一步影响气血运行。瘀血阻络，筋脉失于濡养，故见左侧肢体麻木。夜晚阳气内藏，阴气用事，血行进一步受阻，故麻木症状夜间加重。结合患者舌质紫暗，苔薄白，脉弦涩，舌下络脉轻度青紫迂曲。四诊合参，辨证为气滞血瘀、络脉瘀阻、阴虚内热。治以行气活血通络、养阴清热之法。用丹参、川芎活血化瘀，川芎为"血中气药"，还可行气止痛；乌梢蛇、僵蚕祛瘀通络止痛；地骨皮、牡丹皮清热活血；生甘草调和诸药。二诊时，患者肢体及面部麻木症状好转，但下肢抽搐未见明显好转，结合舌脉，考虑血瘀情况仍较重。故加大牡丹皮、川芎用量，同时牡丹皮还可清虚热，改善患者怕热症状；并加入生白芍、赤芍各 15g，取芍药甘草汤之意，柔肝益阴、缓急舒筋，赤芍还可加大活血之力。三诊时，患者麻木等症状有所好转，结合舌脉表现，提示瘀血证有改善；但进食后偶有上腹痞满，提示气滞证仍较突出，故使用香橼、佛手以疏肝理气止痛。吕老师将现代临床病理与中医经典理论相结合，提出糖尿病周围神经病变的病理变化：血气逆留，髋皮充肌，血脉不行，瘀而生热，热则消肌肤；日久血瘀络阻，不达四末，肢体无以濡养则四肢麻木发凉。正如叶天士云："病久气血推行不利，血络之中必有瘀凝。"瘀血既是消渴病日久的病理产物，又是消渴病并发症的致病因素。祝谌予先生提倡从瘀血辨治本病，吕老师师承祝老，亦认为血瘀贯穿本病发展始终。若病在早期，投以当归、丹参、赤芍等药即可取效；病至中、晚期，已属难治，甚至可致残，必用地龙、蘆虫、蜈蚣、僵蚕等虫类药方能达到活血化瘀、搜剔经络之效。

（周楠整理）

五、糖尿病足

（一）糖尿病足肝肾亏虚、气滞血瘀案

李某，女，65 岁，汉族，2008 年 7 月 7 日初诊。

主诉：发现血糖升高伴手足发凉麻木 7 年，脚趾甲黑 1 个月余。

病史：患者 2001 年因口渴多饮、手足发凉、麻木就诊，查空腹血糖 15mmol/L，餐后血糖 20mmol/L，确诊为"2 型糖尿病"，予盐酸二甲双胍片 0.25g，日 3 次。1 年后因过敏反应停用二甲双胍，改服消渴茶，服用 2 年后，因胃肠不适停用，此后间断用药，具体药物不详，血糖控制不良。2007 年 9 月使用胰岛素早 12U、晚 10U，餐前 30 分钟皮下注射，血糖控制尚可。1 个月前，患者自觉脚趾甲黑并偶感疼痛。刻下症：手足发凉、麻木，趾甲黑，偶感疼痛，腰腿酸疼，轻度浮肿，多汗出，急躁易怒，视物模糊，大便日 2 行，质正常。

查体：舌胖淡暗，苔白，脉细。

西医诊断：糖尿病足 0 级、糖尿病周围神经病变。

中医诊断：消渴病足（早期，肝肾亏虚，气滞血瘀）。

治法：补肝肾，通督任，行气血，活脉络。

处方：枸杞子 15g，菊花 10g，狗脊 10g，川续断 10g，川牛膝 30g，炒杜仲 10g，柴胡 10g，丹参 30g，威灵仙 10g，秦艽 15g，羌活 30g，生甘草 10g。14 剂，日 1 剂，水煎，早晚分服。

调护：控制血糖；穿宽松鞋袜；每日温水（水温低于 40℃）清洁并轻柔擦干，保持趾间皮肤清洁干燥；防止皮肤烫伤；避免修甲过短，时常检查足部有无裂口、破溃、皲裂，可用润肤露，保持足部皮肤柔软。

二诊（2008 年 7 月 21 日）：测空腹血糖 6 ～ 7mmol/L，双下肢浮肿、视物模糊、多汗症状均减轻。舌胖淡暗，苔白，脉细、两寸偏弱。前方加生黄芪 30g，当归 10g。28 剂，服法同前。

三诊（2008 年 8 月 18 日）：手脚发凉疼痛、腰腿酸痛、趾甲变黑等诸症

均减轻，但时有反酸。纳可，眠安，大便日2行，小便调。舌胖暗红，苔薄黄，脉细数、两寸不足。前方加煅瓦楞子30g，川芎10g。42剂，服法同前。

四诊（2008年10月6日）：下肢疼痛减轻，脚转暖。趾甲暗，排尿不畅。舌暗红，苔薄黄，脉数。前方加乌梢蛇12g，石韦60g。14剂，服法同前。

五诊（2008年11月3日）：趾甲转红，手脚疼痛明显好转，脚亦转暖，腰腿酸痛等诸症均减轻。口干，偶有恶心、烧心。舌胖，苔薄黄，脉滑数。处方：狗脊10g，川续断10g，川牛膝30g，炒杜仲10g，丹参30g，威灵仙10g，秦艽15g，菊花10g，枸杞子15g，柴胡10g，生甘草10g，葛根30g，牛蒡子25g，桃仁10g，红花10g。14剂，服法同前。

患者长期门诊随诊，病情稳定。

按：糖尿病足是糖尿病常见的慢性并发症，是由于糖尿病代谢紊乱、周围神经病变、血管病变、感染或烫、冻、烧、挤压伤等因素致皮肤、血管、神经、肌肉、骨骼损伤乃至坏死的慢性进行性病变，致残、致死率高，是糖尿病最严重的并发症之一。值得关注的是，本案患者病变已累及大血管，故可见足趾色黑，皮温降低，同时伴有手足麻木症状，提示其并发糖尿病周围神经病变。血管长期狭窄闭塞，局部缺乏血供，加以神经受损，局部皮肤感觉减退，对外界刺激感觉减退，更容易因物理因素损伤出现足部破损、畸形，从而导致并促进糖尿病足的发生发展。故治疗此类患者的过程中，除积极治疗原有血管、神经病变，还需注重糖尿病足相关预防调护宣教，防止疾病的进展与恶化。糖尿病足的中医病名为"消渴病足""脱疽"或"筋疽"等，多因消渴病病程迁延，热毒炽盛、气阴两虚或阳虚血运不畅致血脉瘀阻，亦有湿热、热毒、痰浊等邪实阻塞，气血津液无法输布，最终导致经脉失养、脉络瘀阻而形成坏疽。本案患者消渴病日久，耗伤气阴，煎熬阴液而成瘀血痰浊，瘀浊内阻，微型癥瘕瘀结于肢体络脉，故肢体失于濡养，日久变生消渴病足，症见手足发凉、麻木，趾甲黑，偶感疼痛。肝肾精血亏虚，不得上承濡养清窍，故见视物模糊。又有"肝为风木之脏，因有相火内寄，体阴用阳，其性刚，主动主升，全赖肾水以涵之，血液以濡之"，肝肾阴虚，肝体失于濡养，故肝之气机疏泄失调，而见急躁易怒。肾气亏虚，水液蒸腾气化功能障碍，水湿停聚，而见浮肿。舌胖淡暗，苔白，脉细。综合四诊，辨证为肝肾亏虚，气滞血瘀。初诊时吕老师以脊瓜汤思路加减化裁，枸杞子、菊花配伍以滋补肝肾，清肝明目，辅以柴胡疏肝。狗脊、川续断、炒杜仲合以补肝肾，强腰脊，祛风湿，止痛，加川牛膝活血通络，载药下行以达病所。《本草正义》谓狗脊"能温养肝肾，通调百脉，强腰膝，坚脊骨，利关节，而祛痹着，起痿废；又能固摄冲带，坚强督任"，督任二脉得通，则肾气通畅，正气可入，邪气可出。威灵仙、秦艽、羌活共用，祛风湿，通络止痛，以针对肢体脉络不通的病机，兼以解痉，行气血，一定程度上缓解动脉痉挛闭塞所致的下肢缺血。二诊患者虚损症状有所改善，舌脉提示仍有气虚血瘀，故合以当归补血汤，益气养血活血，以助通络。此后三诊、四诊在前方基础上对症加减，加石韦以利尿，加乌梢蛇以搜剔祛邪，消瘕散结，直达病所。故服用14剂后，患者趾甲转红，手脚疼痛明显好转。五诊患者热象明显，症见咽痛、口干，伴见恶心，反酸烧心，苔薄黄，脉滑数，故较前方减生黄芪、当归、川芎，加入葛根以清热生津，牛蒡子以清热解毒利咽。在本案治疗中，吕老师重在培补肝肾，行气活血，化瘀通络，围绕肝肾不足、瘀血阻络的核心病机开展诊疗，组方精当，直达病所，故其疗效立竿见影。

（潘星如整理）

（二）糖尿病足肝肾亏虚、瘀血阻络案

张某，男，75岁。2004年7月30日，初诊。

主诉：发现血糖升高8年，双足疼痛发凉20日。

病史：患者于1996年确诊为2型糖尿病，未予诊治。20日前出现双足疼痛不适，查双下肢B超示无下肢血管病变。曾静脉滴注前列地尔5日，疼痛症状无明显改善。刻下症：双足疼痛不适，自觉发凉，畏寒，纳食尚可，眠可，大便可。

查体：双足皮肤未见破溃，肤温降低，足部皮肤变薄，毛发稀疏，皮色

紫褐，可见多处色素沉着，足背动脉搏动略弱。舌暗淡，苔白，脉沉。

西医诊断：糖尿病足病0级。

中医诊断：消渴病足病早期（肝肾亏虚，瘀血阻络）。

治法：补益肝肾，活血通络。

处方：①内服方：狗脊10g，续断10g，川牛膝30g，地骨皮30g，赤芍20g，白芍20g，丹参20g，牡丹皮20g，炒栀子10g，蜈蚣3条，土鳖虫10g，忍冬藤30g。7剂，日1剂，水煎，早晚分服。②外洗方：炙川乌30g，炙草乌30g，追地风30g，伸筋草30g。7剂，日1剂，水煎后静置，待温度适宜时外洗。

调护：控制血糖，穿宽松鞋袜。

二诊（2004年8月27日）：服药后诸症减轻，双足疼痛明显改善，乏力、气短明显好转，大便偏干，1～2日1行。舌质暗，苔黄腻，脉沉弦。处方：①内服方：一诊方加太子参30g，牛蒡子30g。14剂，煎服法同前。②外洗方不变，7剂，用法同前。

三诊（2004年9月30日）：服药后双足疼痛、发凉改善，仍乏力，气短，大便仍偏干，舌质暗，苔黄腻，脉沉弦。处方：①内服方：同前方（二诊方）。14剂，煎服法同前。②外洗方不变，7剂，用法同前。

患者症状好转后，自行抄方调理，未再随诊。

按：本案患者初诊尚在消渴病足早期，内热耗伤气阴，气虚不运血，阴虚津枯血滞，血脉不利则致瘀血阻络，瘀血、内热、气郁、痰浊等病邪在络脉相互纠结，聚散无常形成微型癥瘕，肌肤失养而出现皮肤发凉、疼痛不适的症状，故选用脊瓜汤以补肾通督，重用赤芍、白芍、丹参、牡丹皮等活血通络止痛，用蜈蚣、土鳖虫两虫类药搜剔消癥。消渴病以阴虚内热为基本病机，故用栀子清血分热兼化瘀、忍冬藤清热解毒兼通络，地骨皮养阴，兼有"以皮治皮"、润皮毛之意。外洗方中川乌、草乌两味大辛大热之品同用，重在温经散寒、通阳止痛，佐伸筋草、追地风以舒筋活络，缓解足部络脉不通之痛，此方用于糖尿病足无破溃时，嘱咐糖尿病神经病变患者使用时注意水温，以防烫伤。二诊时患者疼痛明显改善，故仍以原方为基础加减用药。苔黄、脉细数提示其血瘀的表象已缓解，热伤气阴之本证渐渐明晰，故去地骨皮而选用益气养阴力更优的太子参。外洗方同前以巩固疗效。本案中，吕老师谨守病机，有者求之，无者求之，标本兼治，既抓住微型癥瘕阻络之标，又于无形之处抓住消渴病阴虚燥热之本，温阳活血与养阴清热同用，标本结合故应手而效。针对消渴病足外科病的特点，内服与外用双管齐下，充分发挥中医药治疗消渴病足的特色。

（林元媛、潘星如整理）

六、糖尿病性心脏病

糖尿病性心脏病气阴两虚、瘀血阻络案

白某，女，52岁，汉族，2010年10月10日初诊。

主诉：发现血糖升高12年，间断心前区刺痛2月。

病史：患者12年前发现血糖升高，于当地医院诊为"2型糖尿病"。口服苯乙双胍75mg，日1次；格列苯脲7.5mg，日1次。空腹血糖在11.2～12.9mmol/L，尿糖持续（++++）。2个月前患者突然出现心前区刺痛，口服速效救心丸后缓解。辅助检查：空腹血糖13.6mmol/L，尿糖（+++），24小时尿糖定量3.9g，胆固醇6.76mmol/L，甘油三酯29.9mmol/L，血压170/100mmHg。心电图：左室肥厚，心肌缺血。刻下症：胸闷痛，时而心前区刺痛，乏力，气短倦怠，口干烦躁，视物不清，头晕，便溏，肢体麻痛，面唇色暗。

查体：舌紫暗，舌胖有齿痕，苔薄白，脉沉细无力。

西医诊断：糖尿病性心脏病。

中医诊断：消渴病心病（气阴两虚，瘀血阻络）。

治法：益气养阴，活血通络。

处方：太子参15g，生黄芪30g，玄参15g，生地黄15g，五味子10g，麦冬10g，丹参30g，赤芍15g，川芎10g，佛手12g，泽泻10g，葛根15g，天花粉10g。14剂，日1剂，水煎，早晚分服。

调护：低盐低脂糖尿病饮食；定期监测血糖；注意保暖；可多做扩胸运动，运动量从小量逐渐加量，避免剧烈运动；避免情绪激动。

二诊（2010年11月8日）：服药后，患者心前区刺痛的发作次数明显减少，胸闷气短减轻，仍觉乏力，偶有头晕、眼花，手足麻木、发凉。舌质暗，舌体胖大，苔薄白，脉沉细。处方：太子参15g，生黄芪30g，知母9g，升麻6g，柴胡6g，玄参15g，生地黄25g，五味子10g，麦冬10g，丹参30g，赤芍15g，川芎10g，三七4g，泽泻10g，葛根15g，天花粉15g。14剂，煎服法同前。

三诊（2010年12月1日）：仍觉口干、乏力，胸闷，气短。舌质暗，舌体胖大，苔薄白，脉沉。处方：党参15g，生黄芪45g，知母15g，升麻6g，柴胡6g，玄参15g，生地黄25g，五味子10g，麦冬10g，丹参30g，赤芍15g，川芎10g，三七4g，泽泻10g，葛根15g，天花粉15g。14剂，煎服法同前。

后患者规律随诊，血糖稳定，心绞痛未再发作。

按：糖尿病性心脏病指在糖尿病基础上并发或伴发的心脏病变，包括糖尿病心血管病变、心肌病变、心脏自主神经功能紊乱所致心律失常、心功能不全等。其病变机理尚未明确，可能与胰岛素抵抗、脂质代谢紊乱、微循环异常、血管壁功能障碍等相关。本病属中医消渴病心病范畴，患者本有消渴病阴虚燥热、脏腑虚损的基础，加以外邪侵袭、饮食不节、七情内伤等致病情迁延难愈，久病瘀血、浊毒内生，病理产物胶结形成微型癥瘕，瘀结于心之络脉，不通则痛，发为胸痹心痛。本案患者以气阴两虚、瘀血阻络为主证，故选取生脉散为主方以益气养阴，合四物汤以养血活血、宣痹止痛。吕老师在本案中灵活运用施今墨先生的降糖经典对药：黄芪配生地黄益气养阴以治其本，丹参配葛根活血化瘀以治其标，标本同治，共奏益气养阴、活血化瘀之效。患者久病气阴耗伤较重，故再合以生脉饮，加大益气复脉、养阴生津之功。因患者仍有胸闷、气短，偶有头晕眼花，口干，脉沉迟，或为胸中大气下陷，清阳不升，津不上承，二诊、三诊中组方合以升陷汤益气升陷，并逐步加大黄芪用量以补气升气。吕老师提出消渴病心病的病位在心，与肝、肾、脾（胃）诸脏相关，基本病机为气阴两虚、痰瘀互结、心脉痹阻，临床应注重病证候结合论治。吕老师组方精当，其用药常可直达病所，手到病除。

（潘星如整理）

七、糖尿病脑血管病

（一）糖尿病脑血管病阴虚阳亢、痰热腑实、清窍不利案

李某，女，43岁，汉族。2019年3月24日初诊。

主诉：间断多饮、多食10年余，伴左侧肢体力弱、言语謇涩1个月余。

病史：患者2009年1月无明显诱因出现多饮（每日2～4L）、多食易饥，体重于6个月内增加15kg，BMI 29.30kg/m²。2009年6月体检查空腹血糖18.8mmol/L，糖化血红蛋白12.9%，诊断为"2型糖尿病"，使用胰岛素控制血糖，多次变更降糖方案仍控制不佳，空腹血糖9～12mmol/L，餐后血糖12～16mmol/L。2019年2月22日无明显诱因出现饮水呛咳；2月23日出现左上肢活动不利伴麻木，言语含糊；2月25日晨起出现言语不清、左上肢活动不利伴麻木加重，同时出现左下肢力弱，无法行走，左侧鼻唇沟较对侧略浅，示齿口角右偏，神志恍惚，时清时昧，于当地医院急诊就诊。行颅脑CT示右侧中脑及桥脑低密度，诊断为"多发腔隙性脑梗死"，予醒脑静注射液、天麻素注射液、丁苯酞氯化钠注射液静脉输液治疗后略有好转。刻下症：左侧肢体轻度麻木伴轻度活动不利，左上肢能持物，能独立行走至2楼，神弱，言语欠流利，轻度构音障碍，左侧鼻唇沟较对侧略浅，示齿口角右偏，自觉喉中有痰，难以咳出，偶有头晕头痛，纳眠差，小便夜尿2次，大便4～5日1行，质干难解。

查体：舌质暗红，苔黄厚腻，脉弦滑略数。

西医诊断：糖尿病脑血管病、脑梗死恢复期。

中医诊断：消渴病脑病（阴虚阳亢，痰热腑实，清窍不利）。

治法：滋阴潜阳，化痰清热，通腑开窍。

处方：瓜蒌 18g，胆南星 12g，生地黄 25g，北沙参 15g，玄参 25g，丹参 15g，葛根 25g，生大黄 12g，玉竹 15g，豨莶草 25g，桑枝 25g，全蝎 6g，地龙 12g，水蛭 12g，土鳖虫 9g，蝉蜕 9g，僵蚕 9g，鲜竹沥水 90mL（另兑），羚羊角粉 3g（冲服）。3 剂，日 1 剂，水煎服，早晚温服。配合甲钴胺片、叶酸片营养神经，硫酸氢氯吡格雷片、阿司匹林肠溶片双联抗血小板聚集，阿托伐他汀钙片降脂稳斑，门冬胰岛素三餐前、地特胰岛素睡前皮下注射控制血糖。

二诊（2019 年 3 月 27 日）：服药后，精神好转，查体同前。喉中有痰较少，质稠色黄，可以咳出，偶有头晕头痛，无耳鸣，纳可，眠可，小便可，起夜 2 次，大便日 1 行，质干。舌质暗红，苔黄厚腻，脉弦滑。处方：瓜蒌 25g，胆南星 12g，生地黄 25g，北沙参 15g，玄参 25g，丹参 20g，葛根 25g，生大黄 12g（后下），玉竹 15g，豨莶草 25g，桑枝 25g，全蝎 6g，地龙 12g，水蛭 12g，土鳖虫 9g，蝉蜕 9g，僵蚕 9g，鲜竹沥水 90mL（另兑），羚羊角粉 3g（冲服）。7 剂，日 1 剂，水煎服，早晚温服。

三诊（2019 年 4 月 3 日）：服药后神志清，精神可，左侧肢体麻木好转，言语较前流利，左侧鼻唇沟较对侧略浅，示齿口角右偏，痰量明显减少，偶有头晕，头痛已无。舌质暗淡，苔薄白腻，脉弦滑。处方：瓜蒌 25g，胆南星 12g，生地黄 25g，北沙参 15g，玄参 25g，丹参 20g，葛根 25g，熟大黄 12g（后下），玉竹 15g，豨莶草 25g，桑枝 25g，全蝎 6g，地龙 12g，水蛭 12g，土鳖虫 9g，蝉蜕 9g，僵蚕 9g，鸡血藤 30g，木瓜 15g。14 剂，日 1 剂，水煎服，早晚温服。

随诊 1 年，患者肌力、语言基本恢复，症状明显改善，未继续就诊。

按：糖尿病并发脑血管病属消渴病脑病或消渴病中风范畴。一般认为本病在消渴病的基础上，由风痰瘀血闭阻脑络所致，临床可表现为头眩、肢体麻木、痴呆等，因其症状不典型且进展迅速，需要重视和及时干预。本病常见多发腔隙性脑梗死，病情不仅比较复杂，治疗也比普通脑血管病困难。本例患者即为多发腔隙性脑梗死。初诊时，吕老师根据对病分期辨证方法，根据糖尿病脑血管病的不同发病阶段，抓住病机侧重点。中风分为中风先兆期、急性期和后遗症期，急性期又分为中经络和中脏腑。本案患者属于中风后遗症期，患者常虚瘀并存，或后遗半身偏瘫，或后遗失语，口舌歪斜，痴呆，震颤，多为本虚标实、虚实夹杂之证，临床辨证施治首当分清标本虚实。常用方如补阳还五汤、地黄饮子等，吕老师常据证随方加用全蝎、蜈蚣、地龙等搜风通络之药，并配合针灸、按摩等综合治疗措施。此外，吕老师重视辨清证候的标本虚实。中风病虚证以阴虚、气虚、肝虚、肾虚、脾虚证候多，急性期以阴虚证多，后遗症期兼而有之。实证以瘀血、气郁贯穿始终，初期多痰热、胃肠结热，晚期多痰湿。治疗急性期应重视养阴，清热化痰，行气通腑；后遗症期则应益气固本、温化痰湿、活血化瘀。本案初诊以化痰清热、通腑开窍的星蒌承气汤为基础方，加用生地黄、沙参、玄参等育阴增液，丹参、葛根、地龙、水蛭、土鳖虫等活血化瘀通络。其中，桑枝舒筋活络，善走肢体；全蝎搜风通络，善走舌络。二诊时，患者服药3剂，精神好转，痰量减少，大便排出1次，确有疗效，考虑患者发病前即有大便不畅的情况，故在一诊方基础上加大瓜蒌用量，加强泄热通腑化痰的作用，增加丹参用量以清热凉血祛瘀。三诊时，患者神志清，精神可，左侧肢体麻木好转，言语较前流利，痰量明显减少，头痛已无，大便通畅，则停用鲜竹沥水、羚羊角粉，将生大黄改为熟大黄，减缓祛实通腑之力，加用鸡血藤、木瓜以活血舒筋通络。本例患者虽属中风后遗症期，但仍存在阴虚阳亢、痰热腑实、清窍不利，所以治疗予养阴潜阳、化痰清热、通腑开窍的星蒌承气汤。星蒌承气汤"脑病治肠""上病治下"的中医理论与西医提出的"菌-肠-脑轴"有异曲同工之妙。

（胡洁、周楠整理）

（二）糖尿病脑血管病气机郁滞、湿热内阻案

司某，女，58岁，汉族，2014年5月24日初诊。

主诉： 发现血糖升高10年，突发右半侧肢体活动不利、语言謇涩7日。

病史： 患者于10年前发现血糖升高，于当地医院确诊为"2型糖尿病"。

7 日前患者因情绪不佳突发右半侧肢体活动不利伴语言謇涩。查空腹血糖 13mmol /L，糖化血红蛋白 10.6%，CT 示左基底节与放射冠状区脑梗死。刻下症：右半侧肢体活动不利，言语謇涩，口苦而干，渴喜冷饮，脘腹胀满，大便干结，小便短赤。

查体：舌质红，苔薄黄微腻，脉弦滑。

西医诊断：2 型糖尿病；脑梗死。

中医诊断：消渴病脑病（气机郁滞，湿热内阻）。

治法：理气解郁，清热化湿。

处方：柴胡 6g，赤芍 30g，白芍 30g，枳壳 20g，枳实 20g，生甘草 6g，郁金 10g，石菖蒲 12g，全瓜蒌 15g，生薏苡仁 20g，生大黄 10g（后下），玄参 12g，天花粉 20g，葛根 20g，厚朴 8g。7 剂，日 1 剂，水煎，早晚分服。

调护：调畅情志，注意休息。

二诊（2014 年 6 月 5 日）：患者诉右侧肢体活动较前好转，言语不清改善，仍口苦喜饮，大便通畅，日 2 次，小便正常。舌质红，苔薄黄微腻，脉弦滑。在原方基础上调整生大黄为 6g。调护：循拍手臂内侧、大腿内侧经脉，各拍 26 次，做运动康复训练。保持心情愉悦。定期监测血糖。

随诊半年，在此方基础上加减化裁。2015 年 1 月复诊时，患者诉言语转清晰，生活可以自理。

按：本案中，吕老师采用对病分期辨证论治，结合患者主诉，辨病属于消渴病并发脑血管病，分期属于中风急性期。肝为刚脏，体阴而用阳，肝主疏泄，肝疏泄失职，气机不畅，湿热痰瘀内生，加之情绪变化，致气机逆乱，闭阻脑窍，发为中风病。结合患者舌质红，苔薄黄微腻，脉弦滑，辨证属气机郁滞、湿热内阻。治以理气解郁、清热化湿。选用四逆散、菖蒲郁金汤、星蒌承气汤加减。四逆散，可疏肝解郁、调脾行滞、条达气机，柴胡疏肝散、血府逐瘀汤等方即在四逆散的基础上加减而来。现代研究亦发现，四逆散具有减轻炎症反应，促进脑源性神经营养因子分泌，调节神经递质等作用，可改善中风病预后。初诊方中，柴胡、枳壳、枳实疏肝理气，赤、白芍同用以柔肝缓急，石菖蒲、郁金、厚朴祛痰开窍，全瓜蒌、生大黄、玄参泄热通便，生薏苡仁、葛根清热利湿通络，天花粉以清热生津止渴。二诊时，患者肢体活动不利、言语不清、大便不畅皆有所好转，疗效确切，故在一诊方的基础上减生大黄用量，余药不变，继予服用。患者于半年后生活已可自理，故停用中药汤剂口服，以康复训练配合保健手法以促进疾病进一步恢复并预防再次发病。

（周楠整理）

八、糖尿病胃肠病（胃轻瘫）

糖尿病胃轻瘫胃气不和案

廖某，女，55岁，2019年11月11日初诊。

主诉：发现血糖升高10年余，饭后恶心4个月余。

病史：患者于2007年体检时发现血糖升高，空腹血糖 > 7 mmol/L，未予治疗。2008年因血糖控制不稳，予二甲双胍2片，日1次。2015年，患者于当地中医院诊治，服中药汤药控制血糖，停服二甲双胍。2016上半年，患者查空腹血糖8.3mmol/L，就诊于当地医院。予二甲双胍睡前2片，日1次；格列吡嗪2片，日1次，控糖。因血糖控制不佳将格列吡嗪改为4片，日1次，二甲双胍剂量不变。2019年7月患者出现餐后恶心，查空腹血糖7.75mmol/L，糖化血红蛋白6.6%。刻下症：食后恶心感，无呕吐，偶有口干、口苦，欲饮热水，偶有乏力，偶有腰酸腰痛，无手足麻木感，双下肢皮肤干燥，双目干涩，纳可，眠差，大便日1行，成形，偶有大便干结，小便微有泡沫，无夜尿。

舌脉：舌暗红，苔厚有齿痕，脉沉弦细。

西医诊断：糖尿病胃轻瘫。

中医诊断：消渴病痞满（胃气不和）。

治法：理气和胃，活血化瘀。

处方：紫苏梗10g，紫苏子10g，香橼10g，佛手10g，丹参30g，川芎10g，牡丹皮15g，赤芍15g，猪苓30g，水红花子10g。28剂，日1剂，水煎，早晚分服。

二诊（2020年3月23日）：患者仍有餐后嗳气、恶心，口干、口苦较前稍减轻，乏力改善。舌暗红，苔白腻，有齿痕，脉沉弦细。处方：在前方基础上去猪苓，28剂，煎服法同前。

三诊（2020年4月26日）：患者餐后恶心较前好转，嗳气、口干、口苦明显减轻，乏力、腰腿酸痛、双目干涩诸症均减轻，原方继服。

随诊8个月，患者纳食佳，神清，精神好，遂自行停服中药。

按：糖尿病性胃轻瘫的主要临床表现为食欲不振、上腹胀、嗳气、恶心、呕吐等。本病属于中医"消渴病痞满"的范畴。现代研究认为，本病的发生与高血糖导致的自主神经病变及消化道激素分泌异常、胃肠道平滑肌间质Cajal（卡哈尔）细胞减少相关，NO（一氧化氮）生成减少，胃血管不规则收缩，血小板聚集于血管内皮，血管平滑肌增生，这一系列病理变化致胃微循环受损，使得2型糖尿病患者的胃黏膜血流量明显低于健康人，胃底紧张性收缩减弱、顺应性减低、蠕动减慢，最终导致胃排空延迟，出现诸多临床症状。《千金翼方·十六卷》言："食不消，食即气满，小便数起，胃痹也。""痹者闭也，疲也。"吕老师认为糖尿病性胃轻瘫的基本病机以消渴病日久导致中气虚弱、脾胃升降失调为主，脾气虚弱、运化无力，胃络中津血无法循行，血停为瘀，瘀血久留难去，影响胃络中气血的运行及输布，故吕老师常并用理气、活血药物以疏气血，应六腑以通为顺，助中焦气机条畅。本案患者糖尿病病史10年余，以食后恶心、嗳气为主症，西医诊断为糖尿病性胃轻瘫。脾主运化，患者消渴病日久，阴虚内热，脾胃虚弱运化受损，胃失和降，则出现食后恶心、嗳气；气机阻滞，水湿不运，聚湿生痰，痰湿内停，故口干、口苦、舌苔厚，双目干涩，双下肢皮肤干燥、大便干结；舌暗红、脉弦细提示体内有郁热、瘀血等实邪。故治疗时选用紫苏梗、紫苏子理气和胃，"其梗本乎地者亲下，下气尤速"（《本草经解·紫苏》），紫苏梗宽胸利膈，尤擅理气宽中，紫苏子质滑润而下，性下达而消，加之香橼、佛手理中焦气机，此四味药是吕老师临床常用于理气调胃的药串；加川芎疏肝理气，水红花子健脾利湿，猪苓利水渗湿，丹参、牡丹皮、赤芍清热活血。

患者二、三诊时餐后嗳气、恶心等症状好转，故守方更进。本案中，吕老师合理运用对症辨证论治思路，辨证准确，用药灵活，使患者诸症得以缓解。

（田楚箫整理）

九、糖尿病神经源性膀胱

糖尿病神经源性膀胱湿热下注、肝郁气滞、脾肾亏虚案

黄某，女，72岁。2009年11月13日，初诊。

主诉：发现肾积水5个月，血糖升高伴排尿困难2个月余。

病史：患者2009年6月体检发现左肾积水，无明显不适。9月24日于外院查腹部B超：左肾积水（大量）伴左侧输尿管扩张，同时发现血糖升高，诊断为2型糖尿病。9月28日泌尿系MRI：神经源性膀胱。2009年底查膀胱残余尿B超：排尿后残余尿约841mL，左肾盂轻度积水。建议膀胱造瘘留置导尿，减轻肾脏负担。患者拒绝造瘘，寻求中医治疗。辅助检查：血肌酐90μmol/L，尿素氮7.1mmol/L，尿酸475μmol/L。MRI：①左肾输尿管积水，梗阻位于输尿管膀胱入口；②神经源性膀胱。CT：①左肾输尿管积水；②神经源性膀胱；③双肾囊肿。刻下症：排尿困难，白天小便量少，夜尿频多，小腹胀满，饭后尤甚，无腰酸、腰痛，咽痒，汗出，纳可，眠差，大便日1行，双下肢轻度水肿，情绪急躁，焦虑不安，舌红，苔薄黄腻，脉细数。

西医诊断：糖尿病神经源性膀胱。

中医诊断：消渴病癃闭（早期，湿热下注，肝郁气滞，脾肾亏虚）。

治法：清利湿热，兼补脾肾。

处方：石韦30g，瞿麦10g，萹蓄10g，川牛膝30g，木瓜30g，荔枝核10g，橘核10g，狗脊10g，川续断10g，连翘30g，郁金10g，木蝴蝶10g，生甘草10g。14剂，日1剂，水煎，早晚分服。

调护：放松精神，避免劳累，应用"二五八"方案，定期监测血糖、尿量、B超和肾功能。赠言"智慧的沐浴，思辨的快乐"。

二诊（2009年11月24日）：白天小便量少，夜尿频多，残余尿823mL。处方：川牛膝30g，狗脊10g，川续断10g，柴胡10g，荔枝核10g，橘核10g，刺猬皮10g，穿山甲10g，木蝴蝶10g，甘草10g，石韦30g，太子参30g，白芍30g。14剂，煎服法同前。

三诊（2009年12月8日）：尿量少，小便不畅，残余尿585mL。前方加冬葵子20g，夏枯草10g，瞿麦10g，鬼箭羽20g，萹蓄10g。7剂，煎服法同前。

四诊（2009年12月14日）：小便不利较前改善，情绪紧张时加重，前方加生黄芪30g，柴胡10g，白术10g。14剂，煎服法同前。

五诊（2010年2月1日）：小便量少，排尿不畅，每天尿量800～1000mL，乏力，口干口苦，无腹胀及双下肢水肿，纳可，眠差，大便三四日1行。舌暗红，苔黄，脉沉细。处方：生黄芪30g，白术15g，陈皮10g，升麻10g，柴胡10g，太子参30g，当归10g，香附10g，乌药10g，荔枝核10g，橘核10g，石韦30g，知母10g，黄柏10g，牡丹皮30g，刺猬皮10g，赤芍30g，蜈蚣5g。14剂，煎服法同前。

六诊（2010年2月25日）：膀胱残余尿209mL。前方去荔枝核、橘核、刺猬皮、蜈蚣。7剂，煎服法同前。

后以补中益气汤加减治疗多年，残余尿波动在100～300mL。至2016年3月24日，膀胱残余尿386mL。血肌酐73.1μmol/L，尿素氮6.17mmol/L，血尿酸344μmol/L。病情平稳。

按：糖尿病神经源性膀胱是由糖尿病神经病变即交感和副交感神经受损引起的膀胱平滑肌麻痹，临床表现为排尿功能异常，起病隐匿。一般认为，本病由消渴病日久耗伤气阴，阴损及阳，阳虚无力蒸腾气化所致；亦有认为在肾气亏虚、命门火衰的基础上，伴有肺、脾、肾及三焦功能异常导致的津液代谢障碍，水液潴于膀胱。吕老师认为，本病的中医病名应为消渴病癃闭，是因消渴病治不得法，肝肾亏虚、心脾受伤、经脉失养所致，以肝、脾、心、肾诸脏气受损，膀胱气化不利，三焦功能失常为主要病机，气滞、湿热、血瘀等实邪亦参与其中，导致疾病不断进展。本案患者初诊时，病性虚实夹杂，表现为脾肾气虚，伴有肝郁化火、湿热内蕴证，以邪盛标实为主，故初诊时以八正散清热利湿。橘核、荔枝核入肝经，走下焦理气散结；连翘、郁金疏肝泻火，木蝴蝶清肺利咽，重在祛邪治标；兼用脊瓜汤补益肝肾，固护根本。二诊时恐患者久病年高，气虚不运、阴虚血滞兼湿热阻滞，日久则累及络脉，形成血瘀，故加刺猬皮、穿山甲活血化瘀，通经活络。三诊时更加鬼箭羽以破血通经，夏枯草以清热散结，冬葵子以利尿通淋。四诊时因邪实已去大半故加黄芪、白术以补气固本。五诊时考虑患者正气亏虚严重，虽诊为消渴病癃闭不久但已有中晚期疾病表现，病程实为中期，遂改用补中益气汤"助脾气散精"，使水液下输膀胱，加用香附、乌药理气除胀，知母、黄柏以清余热，牡丹皮、赤芍以凉血活血，兼防温药伤阴，蜈蚣以通经达络，诸药合用，标本兼顾，方使病情平稳，取得了较好的疗效。吕老师十分重视身心同治。本案中，吕老师嘱咐患者放松精神，避免劳累，定期监测血糖、尿量、B超和肾功能，这种注重医患沟通、标本兼顾、整体调治的诊疗精神，为良好的临床疗效奠定了基础。

（田楚萧、林元媛整理）

十、糖尿病合并感染

（一）糖尿病合并泌尿系感染肾气亏虚、肝郁血瘀、湿热内蕴案

刘某，女，48岁，2003年7月14日，初诊。

主诉：发现血糖升高10余年，尿频、尿急、尿痛反复发作8年。

病史：患者10余年前体检时发现血糖升高，未予重视及诊治。8年前无明显诱因出现尿频、尿急、尿痛，于当地医院就诊，诊断为"2型糖尿病、泌尿系感染"。予口服抗生素及降糖药物治疗，具体药物不详。经治疗后，患者自诉尿频、尿急、尿痛症状缓解，遂停用抗生素并间断服用降糖药物。此后，患者尿频、尿急、尿痛情况常因过饱、进食辛辣及情志不畅而复发，自行口服抗生素后效果不佳。既往高血压病史。辅助检查：尿常规示白细胞（++），潜血（-），蛋白（-）。刻下证：腰腿酸痛，心烦失眠，口干喜冷，尿

频、尿急、尿痛，阴部瘙痒难忍，大便黏腻不爽，腹胀。患者常悲观失望。

查体：舌质暗红，苔黄厚腻，脉弦滑数。

西医诊断：2型糖尿病、泌尿系感染。

中医诊断：消渴病淋证（肾气亏虚，肝郁血瘀，湿热内蕴）。

治法：补肾通督，行气活血，清热化湿。

处方：①内服方：狗脊10g，川续断10g，川牛膝10g，杜仲10g，柴胡10g，赤芍10g，白芍10g，香附6g，乌药6g，鱼腥草30g，黄连30g，大腹皮10g，生甘草6g。7剂，日1剂，水煎，早晚分服。②外洗方：五倍子30g，蛇床子30g，地肤子30g，白鲜皮30g，刺蒺藜20g，苦参30g。7剂，日1剂，装布袋内，盆煮沸，放温时洗敷，每次15～20分钟，日3次。

二诊（2003年7月22日）：尿频、尿急、尿痛减轻，阴部瘙痒解除，腰腿酸痛好转，已能入睡，仍觉尿路不适，五心烦热，颈腰酸痛，腹胀不解，大便黏滞，舌红苔黄，脉数。处方：狗脊10g，川续断10g，川牛膝10g，柴胡10g，赤芍10g，白芍10g，香附6g，乌药6g，鱼腥草30g，黄连30g，生甘草6g，盐知母10g，盐黄柏10g，地骨皮30g，猪苓30g，白花蛇舌草30g，炒山栀10g，黄芩10g。14剂，煎服法同前。

三诊（2003年8月17日）：诸症减轻，排尿欠畅，尿色较深，大便转干，脘腹胀满，手足心热，舌红苔黄，脉数。处方：狗脊10g，川续断10g，川牛膝10g，柴胡10g，赤芍10g，白芍10g，香附6g，乌药6g，鱼腥草30g，黄连30g，生甘草6g，盐知母10g，盐黄柏10g，地骨皮30g，猪苓30g，白花蛇舌草30g，炒山栀10g，黄芩10g，枳壳10g，生大黄10g（后下）。7剂，煎服法同前。

四诊（2003年8月24日）：脘腹胀满，全身略觉酸痛，睡眠不实，值经期，月经量多有块，舌质暗红，苔黄厚腻，脉弦滑数。处方：狗脊10g，川续断10g，川牛膝10g，柴胡10g，赤芍10g，白芍10g，香附6g，乌药6g，鱼腥草30g，黄连30g，生甘草6g，盐知母10g，盐黄柏10g，地骨皮30g，猪苓30g，白花蛇舌草30g，炒山栀10g，黄芩10g，枳壳10g，生大黄10g（后下），炒蒲黄10g（包煎），五灵脂10g（包煎）。7剂，煎服法同前。

五诊（2003年9月3日）：腹胀，反酸，睡眠差，尿道不适感，嗳气频作，尿常规检查阴性。处方：狗脊10g，川续断10g，川牛膝10g，杜仲10g，柴胡10g，赤芍10g，白芍10g，香附6g，乌药6g，鱼腥草30g，黄连30g，大腹皮10g，生甘草6g，煅瓦楞子30g，吴茱萸3g，黄连6g。14剂，煎服法同前。

六诊（2003年9月14日）：尿常规（-），劳累时腰酸腿痛，已2个月未用抗生素，尿频、尿急、尿痛等症未发，其他症状消失，心情好转，已能正常工作生活，舌红，苔薄黄，脉滑。处方：狗脊10g，川续断10g，川牛膝10g，杜仲10g，柴胡10g，赤芍10g，白芍10g，香附6g，乌药6g，鱼腥草30g，黄连30g，大腹皮10g，生甘草6g。14剂，1剂水煎，分4份，分2日早晚服，以巩固疗效。

患者长期规律随诊，病情稳定。

按：糖尿病合并泌尿系感染属于消渴病淋证的范畴。吕老师认为，淋证的病因是肾元亏虚，热邪侵袭。其中肾虚责之禀赋不足、年老体弱、耗损过度，热邪包括热毒、湿热、瘀热等病理产物。若病久迁延不愈，余邪留连不解，肾虚累及肝脾，则病性为本虚标实，病位在肾、膀胱和尿道，与肝、脾有关。本案患者属于典型的糖尿病合并泌尿系感染。因患者心情抑郁、肝气不舒，血脉不活，气郁化热，热循肝经下移膀胱则膀胱湿热，产生一系列经络阻滞、气滞血瘀、湿热下注的临床表现。吕老师在初诊时使用补肾通督之脊瓜汤，行气活血之柴胡疏肝散以及清热化湿之黄连、鱼腥草、大腹皮，在二诊至六诊根据其他兼夹证，在初诊方基础上随证加减，取得较好疗效。《素问·上古天真论》曰："女子七岁肾气盛，齿更发长……七七任脉虚，太冲脉衰少，天癸竭，地道不通，故形坏而无子也。"吕老师认为，围绝经期的妇女，肾气由盛渐衰，天癸渐绝，冲任二脉也随之而衰少，冲任空虚；肝藏血，主疏泄，司血海，体阴而用阳，能调节情志，疏泄一身之气机，使气血条达，情志舒畅。临床上，围绝经期妇女情志异常甚为常见，此时的妇女处于肾虚肝郁的生理状态，湿热邪气易乘虚侵袭，扰乱膀胱和尿道的气化功能，表现为膀胱、尿道热。结合本案为老年女性，肝肾阴精已亏，肝郁气滞则血瘀内生，肾气亏虚则气化功能失常，湿热之邪乘虚侵袭，治以补肾通督、行气活血、清热化湿。吕老师对中医经典理论的灵活运用可在本案中略窥一二。

（周楠、周婧雅整理）

（二）糖尿病神经源性膀胱湿热下注、气滞血瘀证案

谢某，女，67岁。2019年8月10日，初诊。

主诉：发现血糖升高5年，尿频、尿急、尿痛2年，加重伴排尿困难半年。

病史：患者于2014年确诊为2型糖尿病。目前服用二甲双胍1片，日2次；拜唐苹1片，日3次。血糖波动在空腹5.8～6mmol/L，餐后9～11mmol/L。2017年，患者无明显诱因出现尿频、尿急、尿热就诊于北京大学第一医院，考虑诊断为"糖尿病合并泌尿系感染"，予抗生素治疗后症状未见好转。2018年行膀胱镜检查：尿道口增生。患者间断服用中药治疗，病情时有好转。半年前，无明显诱因出现尿频、尿急症状加重伴排尿困难。查糖化血红蛋白5.8%，尿常规：白细胞219.5/μL，红细胞101.5/μL，细菌2139.6/μL。刻下症：尿频、尿急、尿痛、尿道烧灼热、尿线变细，常有憋尿感，排尿不畅，情绪易急。无腰酸、双下肢水肿、胸闷、乏力。纳可，眠浅易醒。大便黏，日1次。

查体：舌暗红，苔黄腻，脉沉滑。

西医诊断：糖尿病神经源性膀胱；泌尿系感染。

中医诊断：消渴病癃闭（湿热下注，气滞血瘀）。

治法：清热利湿，行气活血。

处方：葛根20g，醋柴胡10g，枳实10g，枳壳10g，赤芍30g，白芍30g，川芎15g，黄柏15g，知母15g，石韦60g，卷柏15g，生甘草10g。7剂，日1剂，水煎，早晚分服。

二诊（2019年8月27日）：患者服上方后尿痛缓解，排尿困难明显好转。仍有尿频、尿急，每40～60分钟需排尿1次，每次约50mL。纳可，眠差，夜尿多，小便无泡沫，大便日1次，成形。舌暗红，苔黄腻，脉沉

滑。处方：葛根 10g，醋柴胡 10g，知母 10g，黄柏 10g，卷柏 10g，赤芍 30g，牡丹皮 30g，栀子 10g，石韦 60g，生甘草 10g。14 剂，煎服法同前。

患者自行服用二诊方 1 年余，电话随访诉排尿通畅，仍在规律服用中药。

按：本案患者初诊时以邪实为主。膀胱者，州都之官，津液藏焉，患者泌尿系感染 2 年，湿热邪毒侵扰膀胱，膀胱气化功能失常，则小便排出不畅。肝主疏泄，性喜条达，患者因病情反复而情绪低落，久之肝疏泄失职，肝气郁结于内，体内气机运行失常。气为血之帅，血为气之母，气行则血行，气滞则血瘀，结合患者舌暗红，苔黄腻，脉沉滑，辨证为湿热下注，气滞血瘀。故初诊时，吕老师着重清热化湿兼行气活血，重用石韦 60g 增强清热利湿、通淋止痛之力；葛根生津液，起阴气，助津液正常输布；四逆散疏肝理气；川芎、卷柏活血化瘀；知母、黄柏清热燥湿，滋阴降火。现代药理研究表明，知母、黄柏兼具降血糖、降血脂及抗炎作用。生甘草取导赤散中甘草梢清热解毒、止茎中痛之意，因临床中甘草梢少见，故以生甘草代之。二诊时患者症状好转，故守方续进，其眠差实因肝火亢盛，扰动心神所致，因此又加牡丹皮、栀子清肝泻火。本案中吕老师嘱咐患者适当饮水，放松精神，避免劳累，定期监测血糖、尿量、B 超和肾功能，注重临床细节，对患者负责。

（林元媛整理）

第二节　肾脏疾病

一、慢性肾炎

（一）IgA 肾病气虚血瘀、水湿内阻案

王某，女，36 岁，汉族，2016 年 4 月 8 日初诊。

主诉：发现尿潜血 6 年，尿蛋白 5 年。

病史：患者于 6 年前体检时发现尿潜血（++），未予重视，2011 年 6 月产后出现尿蛋白（+），无双下肢水肿，血压未见增高，患者亦未予重视。4 年前化脓性扁桃体炎后，复查尿常规：蛋白（+++），红细胞 20～30/HPF。尿色深，自觉乏力，疲倦，腰困重，就诊于中日医院住院治疗，行肾穿检查：局灶增生性 IgA 肾病。予黄葵胶囊及福辛普利降尿蛋白治疗，百令胶囊益肾，双嘧达莫抗血小板，碳酸氢钠碱化尿液治疗。2015 年 10 月 22 日感冒后发现肉眼血尿，于当地医院住院治疗，予雷公藤多苷、黄葵胶囊、金水宝等药治疗，后血尿缓解，尿蛋白（+），予以出院。2016 年 3 月于当地医院就诊，查 24 小时尿蛋白定量 1.1g，住院治疗效果不佳，建议激素治疗，患者拒绝。刻下症：疲乏无力，腰酸沉困，口干口渴，畏寒，喜热饮，汗出正常，无心慌、胸闷，无腹胀，纳眠可，大便可，小便有泡沫，双足轻度浮肿。

查体：舌质暗，苔薄白而水滑，边有齿痕，脉细滑稍浮。

西医诊断：IgA 肾病。

中医诊断：慢肾风（气虚血瘀，水湿内阻）。

治法：益气祛湿，通活血脉。

处方：生黄芪 30g，当归 10g，丹参 30g，赤芍 20g，莪术 10g，猪苓 30g，川牛膝 30g，牡丹皮 20g，桂枝 10g，红花 10g，桃仁 10g，茯苓 30g，灵芝 30g，红景天 20g。28 剂，日 1 剂，水煎，早晚分服。

调护：少食肉类，每日牛奶 500mL 分早晚服，低盐饮食，轻巧活动，规律作息，保持情绪稳定。

二诊（2016 年 5 月 3 日）：服药后疲劳、乏力较前好转，已无口干口渴。仍有畏寒，偶有汗出，患者诉近来月经量少，色可，少量血块，无痛经，纳眠可，大便日 1 次，成形，小便色淡黄，有泡沫。舌质暗红，苔薄白，边有齿痕，脉细滑。效不更方，28 剂，日 1 剂，水煎，早晚分服。

三诊（2016 年 6 月 3 日）：服药后尿中泡沫明显减少，1 周前因感冒出现肉眼血尿，现感冒痊愈，疲劳、乏力较前好转，仍略有怕冷，双足已无浮肿。本次月经提前，经量较前增加，纳可，眠差多梦，大便1～2日1次，质黏，小便可，有泡沫。舌质暗，苔薄黄，边有齿痕，脉细略弦。方药：生黄芪30g，当归10g，丹参30g，刘寄奴10g，赤芍20g，牡丹皮20g，川芎10g，三七粉6g（冲服）。28剂，日1剂，水煎，早晚分服。

四诊（2016年7月8日）：服药后，尿中泡沫较前进一步减少，疲倦乏力较前改善，近日因工作繁忙，加班次数较多，出现双足肿胀，纳可，眠差多梦，大便1～2日1次，质黏，偶便溏，小便有泡沫。舌暗红，苔白腻略黄，边有齿痕，脉细弦。方药：生黄芪30g，当归10g，丹参30g，刘寄奴10g，赤芍20g，牡丹皮20g，川芎10g，三七粉6g（冲服），猪苓30g，白花蛇舌草30g，茯苓30g，泽兰20g。28剂，日1剂，水煎，早晚分服。

五诊（2016年10月27日）：服药后复查24小时尿蛋白定量0.23g，尿潜血（±）。现无明显疲劳乏力，仅久坐后腰部酸困，纳可，眠稍差，睡眠梦多，小便可，大便质黏。舌暗红，苔薄白略黄，边有齿痕，脉弦滑略数。方药：丹参30g，川芎15g，赤芍20g，牡丹皮20g，莪术10g，猪苓30g，白花蛇舌草30g。28剂，日1剂，水煎，早晚分服。

后续随访1年，病情稳定。

按：IgA肾病的临床表现具有多样性，可见血尿、腰痛、乏力，也可有蛋白尿、水肿，晚期也会出现肾衰竭的表现。IgA肾病多由风热邪毒乘虚侵袭人体，造成肾体受损，肾络微型癥瘕形成，肾用失司，风热邪毒伤及肾之络脉，则热迫血溢而成血尿，肾之封藏失司则精微下泄而成蛋白尿。本案患者初诊时有气虚、阳虚、血瘀、水湿等多种表现，故治当益气扶元以补肾体而畅肾用，利水渗湿以祛湿阻而调气机，通活血脉以散结聚而消癥瘕，温阳化气以护卫表而祛风邪。初诊时以补血二丹汤加减化裁，因患者气短乏力明显，故加灵芝、红景天以增益气培元之用。添莪术以益散结消癥之功，益猪苓以增利水渗湿之效；配川牛膝、桃仁、红花既增活血化瘀、通活血脉之力，又有气血并治、活血利水之能。配桂枝一味，是一药多用，既能甘温以益阳气之弱，又可辛散以祛风邪之害，合黄芪、灵芝等有辛甘化气之妙，伍桃仁、红花等有温通血脉之功，与黄芪、赤芍同用更有黄芪桂枝五物汤之意，益气固表与解肌和营并举。二诊时，诸症悉减，舌脉亦渐复其正，故效不更方。三诊时，突遇外感而现肉眼血尿，此由风热邪毒而成，与湿相合则成湿热，与血相合则迫血妄行，故有便黏、眠差、苔黄、脉数等症，畏寒及浮肿俱不明显，故急则治其标，去桃仁、红花、川牛膝等活血化瘀之品，而增三七粉以化瘀止血，刘寄奴有活血疗伤之效，祛瘀而无伤正之弊。因脉象见弦，眠差多梦，恐久病气机不畅，又遇风热邪气而致肝气不和，故稍佐川芎以理气，同时亦有祛风之效。四诊已无肉眼血尿及畏寒之象，但因劳累而现双足肿胀，舌苔白腻略黄，此为湿郁化热之证，故加猪苓、茯苓、白花蛇舌草等利水渗湿清热之品。五诊时，诸症明显好转，脉已不细，体力已复，畏寒已无，已无气虚及阳虚之象，但仍眠差多梦，便黏苔黄，脉弦而数，人卧则血归于肝，肝经有热则夜寐多梦，故去黄芪、当归等益气扶正之品，而专以牡丹皮、赤芍等清肝之热，配合丹参、川芎、莪术以通活血脉、散结消癥，猪苓以利水渗湿，白花蛇舌草以清热解毒。在本案的治疗中，吕老师以补血二丹汤为基础进行加减，补血二丹汤是吕老师常用的验方之一，除用于慢性肾脏病外，亦多用于糖尿病并发症期。元气虚损明显者，吕老师每用黄芪30～60g，亦常合用灵芝、红景天、人参等补益元气；若络脉瘀结较重者，赤芍常用30g，甚至60g，亦常合用莪术、桃仁、红花等，甚者可用乌梢蛇、蕲蛇等；若兼水湿，则常用猪苓、茯苓，常用30～60g；若兼热毒，常加金银花、连翘、白花蛇舌草；若有脾胃失和，每合用香橼、佛手以辛润开胃；若肾精不足，常用龟甲、鹿角以通补任督而益精。在临床应用中，吕老师强调要重视辨病、辨证的有机融合，重视疾病的不同阶段，重视患者的临床症状，灵活加减使用。

（张耀夫整理）

（二）IgA 肾病气虚血瘀、湿浊内停案

李某，女，45 岁，汉族，2016 年 10 月 22 日初诊。

主诉：血肌酐升高 15 个月。

病史：患者 2015 年初无明显诱因出现头晕、乏力，未予重视。2015 年

7月因头晕、乏力加重就诊于承德医学院附属医院，查血压173/112mmHg，血肌酐186.9μmol/L，尿蛋白（+++），红细胞46.89/HPF，24小时尿蛋白定量12447mg，总蛋白57.90g/L，白蛋白27.6g/L。当月行肾穿刺病理活检：硬化性肾炎，符合IgA肾病Lee分级V级。诊断：慢性肾炎IgA肾病V级，慢性肾衰竭失代偿期；高血压3级（很高危）；胆囊炎。住院予贝那普利每日10mg降压、降尿蛋白治疗。2015年8月出院后就诊于北京协和医院，予泼尼松每日60mg治疗，3个月后逐渐减药至停服，改服雷公藤多苷20～60mg至今，用药期间肌酐持续、缓慢增长。2016年10月21日于协和医院查血肌酐223μmol/L，尿素氮11.57mmol/L，24小时尿蛋白5344.7mg，尿常规见尿蛋白1.0g/L，尿潜血（±）。刻下症：双下肢轻度指凹性水肿，眼睑浮肿，小便无力，泡沫量多，夜尿1～2次；畏热多汗，手足畏寒；头晕恶心，胸闷心悸，双下肢沉重无力、震颤，受凉后疼痛麻木；纳少，时有反酸；眠差，卧不安；大便日1次，质可成形。

查体：舌淡，苔薄，脉滑细。

西医诊断：IgA肾病（Lee分级V级）、慢性肾衰竭失代偿期。

中医诊断：慢肾风（气虚血瘀，湿浊内停）。

治法：益气养血，化瘀活血，利水化浊。

处方：生黄芪30g，当归10g，太子参30g，丹参30g，牡丹皮20g，赤芍20g，猪苓30g，泽兰15g。28剂，日1剂，水煎服，早晚分服。

调护：清淡饮食，少食肉类，忌食辛辣，心情愉快，轻缓运动。

二诊（2016年11月20日）：服前方28剂后，双下肢及眼睑水肿较前减轻，已无恶心、反酸，畏热多汗及小便无力症状有所改善，夜尿1次，色黄；复查指标见血肌酐197μmol/L，尿素氮13.87mmol/L，24小时尿蛋白1030mg，尿常规见尿蛋白0.3g/L，尿潜血（-）。现患者双下肢久行后仍有水肿，沉重无力，偶有震颤，潮热时头晕心烦，腹胀，大便日1次，质不干。纳可，眠差，入睡难。诉末次月经为7个月前，平素月经周期为40日。BP 138/90mmHg，舌红，苔白腻，脉弦滑。前方加白花蛇舌草30g，茵陈30g，炒山栀子10g。28剂，日1剂，水煎服，早晚分服。

三诊（2016年12月21日）：服前方28剂后，双眼睑及下肢水肿减轻，小便调，夜尿已无，手足畏寒较前减轻；复查指标见血肌酐188μmol/L。尿素氮12.22mmol/L，白蛋白33.0g/L。现患者稍有疲乏，畏热多汗，心烦失眠，难以入睡，手足偶有麻木，纳可，大便日1次，质稀，不成形。舌红，苔薄白，脉细无力。处方：生黄芪30g，当归10g，丹参30g，赤芍15g，牡丹皮15g，泽兰15g，川芎10g，茵陈30g。

随访患者2年，病情稳定。

按： IgA肾病理Lee氏分级主要根据患者的肾小球、肾小管、肾间质的情况进行分级，V级是其中最重者，出现弥漫肾小球新月体形成、肾小管萎缩和肾间质纤维化等情况，临床治疗难度较大。本案患者初诊有双下肢轻度指凹性水肿、小便泡沫、胸闷心悸、双下肢沉重无力等气虚、血瘀、湿浊多种表现，治疗应当益气培元固本，调达肾脏功能，利水化浊以调达气机，通利血脉以消癥瘕、祛积聚，故以补血二丹汤加减化裁。因患者气虚、乏力、食少，加太子参以益气健脾；猪苓、泽兰以利水化浊；黄芪、当归配伍，共奏益气养血、阳生阴长之功；丹参性寒，且能养血；牡丹皮合赤芍活血凉血，通经消癥。二诊时诸证改善明显，尿蛋白显著降低，舌苔由薄变腻，头晕心烦、下肢水肿等湿、热、浊毒内困之象仍相对明显，故加白花蛇舌草、茵陈、山栀子以增清热化湿泄浊之力。三诊时因患者水肿减轻，去猪苓；因纳可，脾胃健运，去太子参；仍有湿热留恋之征，故仍以补血二丹汤为基础，减赤芍、牡丹皮用量，泽兰、茵陈利水清热，加川芎活血通脉消癥。本案吕老以验方补血二丹汤为基础加减，该方常用于慢性肾脏病及糖尿病并发症的治疗，并随证加减。若元气虚损明显，吕老师每用黄芪30～60g，常合灵芝、红景天、太子参等补益元气；若兼水湿，则常用猪苓、茯苓30～60g；若兼热毒，加炒山栀子、茵陈、白花蛇舌草；若脾胃失和，合用香橼、佛手以辛润开胃；若肾精不足，用龟甲、鹿角以通补任督而益精。临床中吕老师重视患者的疾病阶段及临床症状，灵活加减使用该方。

（张耀夫整理）

（三）IgA 肾病湿热内扰案

王某，女，22 岁，汉族，2017 年 9 月 12 日初诊。

主诉：发现肉眼血尿、尿蛋白 7 个月余。

病史：患者 2017 年 2 月因肉眼血尿就诊于当地医院，查尿蛋白（+++），尿潜血（+++）。诊断"急性肾盂肾炎"，予抗感染治疗后，肉眼血尿缓解，后查 24 小时尿蛋白定量 0.78g，于当地服中药治疗，效果不佳。遂进一步行肾脏穿刺示局灶增生型 IgA 肾病，Lee 分级Ⅲ级。予甲强龙每日 40mg，他克莫司每日 6mg；半个月后改为口服甲泼尼龙每日 32mg，1 个月后，每半个月减半片，甲泼尼龙减至 26mg 时，改为强的松龙每日 32.5mg；继续每半个月减半片。减至每日 25mg 时，患者手颤抖，他克莫司减为每日 2.5mg，后强的松龙减为每日 22.5mg，继服 1 个月。复查 24 小时尿蛋白定量 0.6g。刻下症：尿中带血，尿液中可见泡沫，腰酸，脱发，下肢乏力，无心慌，无双下肢水肿，咽痛，纳眠可，小便调，大便日 1～2 次，成形。

查体：舌红暗苔黄腻，脉沉弦滑。

西医诊断：IgA 肾病（Lee 分级Ⅲ级）。

中医诊断：慢肾风（湿热内扰证）。

治法：清化湿热，益气补肾。

处方：黄柏 10g，苍术 15g，川牛膝 30g，川芎 10g，丹参 30g，三七粉 6g（冲服），生黄芪 30g，当归 10g，红景天 10g，灵芝 30g，狗脊 10g，川续断 10g。28 剂，日 1 剂，水煎服，早晚分服。

调护：清淡饮食，少食肉类，忌食辛辣，心情愉快，轻巧运动。

二诊（2017 年 10 月 10 日）：腰酸、咽痛症状减轻，纳眠可，效不更方，28 剂，煎服法同前。

三诊（2018 年 1 月 11 日）：服上方加减 3 个月余，诸症消失。查尿 pH6.5，尿比重 1.015，红细胞 4.82×10^{12}/L，尿微量白蛋白 39.8mg/L，24 小时尿蛋白定量 168.25mg。现患者纳眠可，二便可，无明显不适。舌质略暗苔薄白稍腻，脉弦略弱。处方：生黄芪 30g，当归 10g，太子参 30g，丹参

30g，川芎 15g，泽兰 15g，蛇舌草 30g，猪苓 30g，灵芝 20g，红景天 10g。28 剂，煎服法同前。

后继以上方加减治疗 4 个月，24 小时尿蛋白定量维持在 90 ～ 140mg。强的松龙逐渐减量直至停药。随访患者 1 年，病情稳定未复发。

按：本案患者初诊有咽痛、舌苔黄腻、下肢乏力等湿热、气虚等多种表现，治当清热除湿以防滞气碍血，益气以达肾之气机。初诊患者虽有腰酸、脱发等症状，但尺脉不沉，综合判断，肾虚非其主因。审证求因，咽痛非为虚火上燔，实为湿热久羁，滞气耗气，肺肾气化不行，故而见肾虚之象。处方以三妙散加减。三妙散中苍术、黄柏、川牛膝配伍，入下焦为主，善祛下焦之湿热并通利关节，配狗脊、川续断亦可增强补肾强腰膝之效。湿邪易滞气碍血，故治疗除补肾及祛湿外，在方中加入川芎、三七粉理气活血、疏通经脉；黄芪、灵芝、红景天补气行气以助血行。二诊患者症状大减，湿热之象减退，故效不更方。三诊湿热渐去，肾虚之象已无，气虚渐显，故脉象转弦而略弱，舌红暗转为舌暗，治以益气活血祛湿之品善后固本。

吕老师常以三妙丸为基础进行加减，治疗风湿热邪化毒伤肾的肾病患者。此类患者湿热较重，常表现为身体壮实，食欲较差，下肢沉重无力，嗜食肥甘厚味等。若素体脾虚，湿热内蕴中焦兼有肝气不和者，吕老师常用经验方清化湿热汤（苍术、黄芩、黄连、甘草），即在三妙丸基础上去黄柏、牛膝加黄芩、黄连、甘草。若湿热愈重患者，吕老师常用经验方四妙清利汤（苍术、黄柏、牛膝、薏苡仁、葛根），该方在三妙丸基础上，加薏苡仁、葛根增强清热利湿之效。临床治疗中若见腰膝酸软，吕老师常用狗脊、川续断、川牛膝等益肾强腰膝；若湿邪阻滞气机，常用川芎、三七通活血脉并用灵芝、红景天等补气扶正以促进气血流动。

（王乐整理）

（四）IgA 肾病湿邪内阻、气虚血瘀案

刘某，男，72 岁，汉族，2018 年 5 月 24 日初诊。

主诉：间断尿中泡沫伴肉眼血尿 10 年，血肌酐升高 1 年。

病史：患者2008年感冒后出现尿中泡沫及肉眼血尿，就诊于当地医院。查尿常规示潜血及蛋白阳性，于当地服用中药后肉眼血尿消失，但尿潜血及蛋白仍阳性。2017年6月，患者因尿中泡沫较前明显增加就诊于当地医院，查尿潜血（＋），蛋白（＋＋＋＋），血肌酐125μmol/L，24小时尿蛋白定量：6.37g。行肾穿刺活检，诊断为"IgA肾病（Lee分级Ⅳ级）"。予泼尼松每日55mg，环磷酰胺每日100mg起始治疗。刻下症：尿中泡沫伴肉眼血尿，肌酐升高，眼睑浮肿，面色晦暗，周身关节酸胀沉重，疲乏倦怠，时有腰酸、腹胀，双眼干涩，口干口苦，纳可，眠差，入睡困难，多梦，大便1～2日1行，质干，小便可。

查体：舌暗红，舌体胖，苔腻有裂纹，脉细数，沉按弦滑。

西医诊断：IgA肾病（Lee分级Ⅳ级）。

中医诊断：慢肾风（湿邪内阻，气虚血瘀）。

治法：利湿补气，活血通脉。

处方：羌活30g，益智仁10g，灵芝30g，红景天15g，丹参30g，赤芍20g，牡丹皮20g，川芎10g，猪苓30g，生甘草10g。28剂，日1剂，水煎服，早晚分服。

调护：清淡饮食，少食肉类，忌食辛辣，心情愉快，轻缓运动。

二诊（2018年6月21日）：患者双眼干涩、晨起疲劳感、腰酸腹胀、眼睑浮肿、口干、口苦等症状已无，复查肌酐86μmol/L，24小时尿蛋白定量：1.02g。纳眠可，夜尿1次，小便正常，大便日1行，舌暗红而胖，苔薄腻脉沉。处方：生黄芪30g，当归10g，太子参20g，灵芝20g，丹参30g，红景天15g，猪苓30g，茯苓30g，玉米须30g。煎服法同上。

后继以上方加减治疗2个月，肌酐维持在60～80μmol/L，24小时尿蛋白定量维持在120mg上下。随访患者1年，病情稳定未复发。

按：本案患者有关节酸胀沉重、疲乏倦怠、舌暗苔腻等湿邪、血瘀、气虚多种表现，故当利湿以畅气机、布津液，通活血脉以散瘀结，补气以固护肾脏功能。综合四诊，患者口干、便干、脉细数、舌有裂纹等症状并非阴虚，实为湿邪内阻，津液不布。故重用羌活。羌活味辛、苦，《素问·脏气法时论》有"肾苦燥，急食辛以润之，开腠理，致津液，通气也"的表述，年老体衰，肾脏气化不行，津液不得布散，以辛味药通达气机，宣发腠理，布散津液。《金匮要略·水气病脉证并治》中言"腰以上肿，当发汗乃愈"，羌活可布散津液、通调气机，发汗疗眼睑之浮肿。益智仁性温，归脾、肾二经，有健脾、温肾、固摄之功，补中有收，现代药理证明其可降低尿蛋白含量。羌活与益智仁相配，一收一散，发汗而不伤正，固肾而不敛邪。同时加猪苓水血并治，活血利湿，调护肾脏功能。患者疲乏倦怠，故以灵芝、红景天补气培元，配伍川芎益气活血。二诊苔由腻转为薄腻，湿邪渐祛，故用补血二丹汤加太子参、灵芝、红景天调节免疫功能，猪苓、茯苓、玉米须等利水之品以善后固本。现代药理证明羌活有肾上腺皮质激素样作用，可以辅助激素药物减量，避免减药反应及肾上腺皮质功能衰退。吕老师借鉴现代药理成果总结临床经验，重用羌活、益智仁，保护垂体—肾上腺系统及神经系统。后长期对患者进行随访，取得了满意的疗效。

（王乐整理）

（五）IgA 肾病肾气亏虚、血瘀湿阻案

李某，男，62岁，汉族，2017年11月22日初诊。

主诉：发现尿中泡沫9个月余。

病史：患者于9个月前体检发现尿蛋白阳性，伴有疲乏倦怠，腰膝酸痛，血肌酐、尿素氮升高。在当地医院就诊，行肾穿活检，病理：增生硬化性IgA肾病（Lee分级Ⅲ级）。查肌酐210.5μmol/L，尿素氮10.8mmol/L，尿酸523μmol/L。予泼尼松每日50mg，环磷酰胺每日90mg，起始治疗。刻下症：尿中泡沫，精神尚可，面色不荣，腰膝酸痛，疲乏倦怠，畏寒肢冷，记忆力减退，眠差，入睡困难，多梦，大便1～2日1行，质干，五心烦热，小便有泡沫。

查体：舌暗红苔白，边有齿痕，脉细滑。

西医诊断：IgA肾病（Lee分级Ⅲ级）。

中医诊断：慢肾风（肾气亏虚，血瘀湿阻）。

治法：补肾通督，活血祛湿。

处方：狗脊 30g，川续断 30g，木瓜 20g，桑寄生 30g，川牛膝 30g，红花 10g，桃仁 10g，水红花子 10g，秦艽 15g，土茯苓 30g，生黄芪 30g，当归 10g，生甘草 10g。28 剂，日 1 剂，水煎服，早晚分服。

调护：清淡饮食，少食肉类，忌食辛辣，心情愉快，轻缓运动。

二诊（2017 年 12 月 20 日）：乏力减轻，查肌酐 149μmol/L，尿素氮 9.7mmol/L，尿酸 482 μmol/L。效不更方，28 剂，日 1 剂，水煎服，早晚分服。

三诊（2018 年 1 月 17 日）：查肌酐 108.2μmol/L，尿素氮 8.3mmol/L，尿酸 426 μmol/L。乏力，咽干咽痛，腰酸腿软症状消失。现尿中仍有少量泡沫，夜尿 1 次，大便日 1 行，成形，质可，纳眠可，舌淡红苔薄白，脉沉细。处方：太子参 30g，灵芝 30g，丹参 30g，沙参 30g，川芎 10g，赤芍 20g，牡丹皮 20g，猪苓 30g，枳实 10g，川牛膝 30g。28 剂，煎服法同前。

后继续以上方加减治疗 3 个月，肌酐波动在 70 ~ 90μmol/L，尿素氮维持在 5 ~ 6 mmol/L，尿蛋白（－）。泼尼松、环磷酰胺逐渐减量直至停药。继续随访 1 年，病情未再复发。

按：本案患者初诊时有腰膝酸痛、疲乏倦怠、眠差、舌暗红等奇经虚损、瘀血、湿邪内阻的表现，治当补肾通督、活血祛湿以畅经脉流通。初诊患者面色不荣，腰膝酸痛，显肾督虚损之象，眠差、大便干、五心烦热等似阴虚火旺的表现，综合四诊，实为湿邪阻滞日久，伤阴耗血，以验方脊瓜汤化裁。脊瓜汤中狗脊、木瓜、杜仲、牛膝、续断、桑寄生并用，补肾通督，共奏舒筋活络、祛湿行血之功。秦艽配合土茯苓可解肾络之毒；配桃仁既增活血化瘀之力，又气血同治，活血利水。水红花子味咸性寒，能破瘀消积，健脾利湿，数药共奏消肾络癥瘕之功。佐黄芪、当归，益气生血，使阳渐生，阴渐长。二诊时指标下降，症状减轻，疗效明显，故效不更方。三诊时诸症已无，综合患者表现，湿渐去，阴伤显。故仍以补血二丹汤为基础，加沙参养阴生津，加猪苓养阴利水渗湿以善后固本。吕老师认为，在奇经八脉中，尤以冲、任、督、带四脉与腰府关系最为密切，此四脉皆循于腰间。脊瓜汤方通补奇经，不同于传统的补益肝肾之法，其重点在恢复经脉的正常循行、流通，故以补肾填精养血药配合辛味之品恢复经脉功能。据《奇经药考》，狗脊可引药入督脉，配伍续断、牛膝可固冲任、通督脉、摄带脉；木瓜味辛，引药下行，补中有通，以此治疗经脉失养所致的腰膝疼痛。若兼血瘀之象，常加桃仁、水红花子增强活血祛瘀之力；若兼湿热阻滞，常以秦艽、土茯苓祛肾络之热毒、湿浊。

（王乐整理）

二、肾病综合征

（一）肾病综合征脾肾亏虚、瘀阻水泛案

童某，男，5岁6月，汉族，2016年3月4日初诊。

主诉：周身水肿3个月余。

现病史：患者3个月前外感后周身水肿，就诊于当地医院，查尿常规：尿蛋白（++++）。诊断为"肾病综合征"，予激素冲击治疗，后改为口服强的松片15mg，每日3次。效果不明显，仍周身水肿，伴大量腹水。查血常规：红细胞 2.46×10^{12}/L，白细胞 13.6×10^9/L，血红蛋白70g/L，血小板 426×10^9/L。尿常规：尿蛋白（++++），尿糖（+++）。24小时尿蛋白定量6.77g。生化全项：血尿素氮35.26mmol/L，肌酐5.6μmol/L，胆固醇7.75mmol/L，低密度脂蛋白4.52mmol/L，甘油三酯3.35mmol/L，总蛋白29.0g/L，白蛋白12.1g/L。刻下症：周身水肿、腹胀大如鼓，腹围69cm，下肢按之如泥，腿围：左腿腘窝处30.5cm，右腿腘窝处32.0cm。面色萎黄，肌肤甲错，疲乏无力，轮椅推入，汗出，饮食可，眠差易醒，大便日4～6次，质稀，小便量每日400～600mL，泡沫多。

查体：舌淡红有瘀斑，苔白腻，脉细数。

西医诊断：肾病综合征。

中医诊断：肾水（脾肾亏虚，瘀阻水泛）。

治法：固本培元，活血利水。

处方：①生黄芪60g，川芎10g，茯苓20g，猪苓30g，泽兰10g，生甘草6g。7剂，日1剂，水煎服，早晚分服。②西洋参1g，冬虫夏草1g。7剂，每剂煎50mL，分3～5次口服。

西药：激素由每日口服强的松片45mg调整为单日35mg，双日10mg；2周后改为单日35mg，双日5mg。继服抗凝、补钙等西药。

调护：①多晒太阳，室内通风。②保持孩子的情绪稳定。③每日食疗粥：花生、花豆、薏苡仁、大米、葡萄干、红枣煮粥；每天吃1个核桃，3～5粒腰果；蛋清2个，牛奶250～500mL，鲤鱼或瘦肉50g。

二诊（2016年3月23日）：患者周身水肿情况较前明显改善，乏力较前好转，腹胀减轻，饮食可，睡眠较前好转，大便日3～4次，小便量增多，每日1000～1100mL。面色萎黄，仍需轮椅辅助行走，腹胀大，腹围67.0cm；下肢水肿，左腿腘窝处腿围25.0cm，右腿腘窝处腿围27.0cm，肌肤甲错较前好转。舌淡红有瘀斑，苔白腻，脉细数。治疗以健脾利湿，活血化瘀为原则。处方：①生黄芪60g，当归10g，川芎10g，灵芝15g，红景天5g，太子参15g，猪苓30g。14剂，日1剂，水煎服，早晚分服。②西洋参1g，冬虫夏草1g，西红花1g。14剂，每剂煎50mL，分3～5次口服。

三诊（2016年4月30日）：患者乏力明显好转，可自主活动，腹胀消失，饮食、睡眠可，大便正常，小便每日1600～1800mL，尿中有泡沫较前明显减少。查体：腹围46cm，已无明显肌肤甲错。血常规：红细胞5.05×10^{12}/L，白细胞14.52×10^9/L，血红蛋白103g/L，血小板490×10^9/L。24小时尿蛋白定量1.51g。生化全项：肌酐20.5μmol/L，尿素氮4.05mmol/L，胆固醇5.16mmol/L，甘油三酯2.42mmol/L，总蛋白48.5g/L，白蛋白22.5g/L。激素用量为35mg/5mg，舌淡红有瘀斑，苔白腻，脉细数。方药调整如下：①生黄芪30g，当归10g，丹参20g，太子参20g，猪苓30g，茯苓20g，灵芝10g，红景天20g。14剂，日1剂，水煎服。②西洋参1g，西红花1g。14剂，每剂煎 50mL，分 3～5 次口服。

经用上方加减调理半年，患者目前病情稳定，尿中蛋白完全消失。

按：肾病综合征的临床表现以水肿、大量蛋白尿、低蛋白血症、高脂血症为主，与《金匮要略》中的"肾水病"类似。临床多采用肾上腺皮质激素和免疫抑制剂治疗。吕仁和教授在充分学习总结前贤临床经验的基础上，结合多年来的临床实践体会，提出了中医药"三段加减法"配合激素治疗的思路，即治疗肾病综合征分三段。第一段为患者应用激素或加利尿药后产生了副作用，针对阴伤、热毒、瘀血进行辨证论治；第二段为病情缓解后，针对脾肾气虚、血脉不活进行辨证论治；第三段为病情稳定，针对脾肾两虚进行辨证论治。不仅使不少单用西药无效的患者获效，而且减少了使用激素产生的副作用，对减少激素用量过程中出现的病情反跳以及停用激素后出现的不适症状也有很好的作用，受到了患者的欢迎。对于肾病综合征对激素不敏感或者存在激素免疫抑制剂禁忌证的患者，采用中医辨证论治的方法，临床上也取得了较好疗效。

该患儿单纯用西医治疗病情不断恶化，初诊时出现气虚、阳虚、瘀血内阻、水湿泛溢等多种表现。吕仁和教授认为，小儿脾胃虚弱，为"稚阴稚阳"之体，易寒易热，病情变化迅速，治疗中应顾护脾胃，以后天充养先天元阴元阳，兼祛邪气为原则。初诊方中黄芪健脾补中，益卫固表，利水退肿；茯苓配猪苓，健脾渗湿利水而不伤阴；泽兰能活血通经，利水消肿，取其血水并治之意，血行而水自解；川芎为血中之气药，既能活血化瘀，又能行气开郁；甘草调和诸药。另一个方中西洋参补气生津，虫草秘精益气。两方合奏化瘀血逐水湿，护后天养先天之功。二诊诸证悉减，病情向好，但仍体虚无力，舌淡红有瘀斑，此时正气渐复，而病邪未除，治疗正邪两顾，以当归补血汤为底加减。去茯苓加少量西红花、红景天以增活血化瘀通脉之功；加灵芝、太子参补气扶正，配合黄芪共补肺、脾、肾三脏之气；又加当归，芪、归同用，补气生血。三诊病情持续好转，加茯苓、丹参，以增其淡渗利湿、去瘀生新之功。

本案为应用"三段加减法"的代表病例。但中西医结合三段治疗肾病综合征的过程，往往并不是一帆风顺的。临床上常常会出现不少特殊证候，需要及时采取措施。总体来说，采取本虚辨证型、邪实辨证候的思路，根据患者标本缓急的具体情况选方用药以保护肾功能，阻止或延缓病情进展。其中本虚辨证为基础，又分为肺脾气虚、脾肾阳虚、肝肾阴虚、气阴两虚四证；应积极治疗包括外感风热、外感风寒、热毒侵袭、湿热蕴结、瘀血阻滞在内的五种兼夹证。

（郭志孔整理）

（二）肾病综合征肾失封藏、水湿内阻案

刘某，女，4 岁半，汉族，2017 年 6 月 15 日初诊。

主诉：发现蛋白尿 3 个月。

现病史：患儿 2017 年 3 月发现小便多泡沫，就诊于当地医院，查尿常规：尿蛋白（+++）。24 小时尿蛋白定量 1.62g。血生化：白蛋白 23.5g/L，胆固醇 8.62mmol/L，甘油三酯 1.25mmol/L，血肌酐 20.4μmol/L。糖化血红蛋白 6.5%。诊为"肾病综合征，原发性、单纯型、激素敏感"。予泼尼松治疗，住院治疗 2 周后尿蛋白较前减少，出院后逐渐减激素用量，减量过程中出现泡沫增加，查尿蛋白（++），24 小时尿蛋白定量 0.582g。既往 1 型糖尿病病史，规律皮下注射胰岛素控制血糖。刻下无明显不适。

查体：舌红苔白滑，脉滑。

西医诊断：肾病综合征。

中医诊断：肾水（肾失封藏，水湿内阻）。

治法：固本培元，利水除湿。

处方：羌活 10g，益智仁 6g，远志 6g，丹参 20g，灵芝 20g，猪苓 30g，生甘草 10g，薏苡仁 15g。14 剂，日 1 剂，水煎服，早晚分服。

2017 年 3—10 月多次复诊，于原方基础上随症加减，患儿症状持续减轻，病情好转。

复诊（2017 年 10 月 20 日）：患儿无明显不适，舌红苔薄白，脉滑。查尿蛋白（-），24 小时尿蛋白定量 0.034g。仍予初诊方加减，逐渐停用激

素，随访 1 年，病情稳定，患儿身高体重分别由治疗前 98cm 和 14kg 增长至 100cm 和 17kg。

按： 肾病综合征是临床常见病、多发病，吕仁和教授通过多年临床实践，认为该病以气血亏虚为本，血瘀、水湿、湿热等实邪为标，久而不愈者，则出现正气耗竭、浊毒内停之证。该患儿有消渴病痼疾，年幼起病及肾，提示肾脏本虚，先天不足。患儿无明显症状，病情相对稳定，针对这种情况，吕仁和教授多从"六对论治"中的"对病论治"和"对病分期辨证论治"入手，谨守病机，重视"活血祛风"，并结合患儿长期大量服用激素，有"三段加减法第 3 期"中伤阴耗液的临床特点；抓住舌苔白滑、脉滑这一痰湿偏重之征象，治以固本培元、利水除湿以正邪兼顾，用调补气血阴阳方加减。方中羌活、益智仁合用调肾化痰除湿，两药皆能入肾，羌活主升发，能通利五脏，通中有补；益智仁主收敛，温肾固精，用于肾病综合征，符合其虚实夹杂的病机。羌活用量偏重，益智仁用量偏小，散收兼施，以散为主，体现了注重祛除病理产物以补肾的用意。配伍远志、灵芝、猪苓、薏苡仁、甘草益气扶正，淡渗利湿；配伍丹参既可通络活血，祛瘀生新，也可减轻应用激素产生的郁火，而且对糖尿病也有改善作用。患儿先后就诊多次，在原方基础上调整用药，激素逐渐减量，病情趋于稳定。该病案中，患者初诊时已是分期论治中的"第 3 期"，用针对性、目标明确的利湿、健脾益气和补肾利水的辨证治疗方法，重用羌活、益智仁对药。羌活主动、主升，促进肾脏阳气升达，祛风湿，消水肿，抗炎、抗氧化、抗血栓形成；益智仁主温、主收，温暖脾肾以利湿，收敛精微以减少蛋白排出，抗氧化、调节免疫。两药合用，切合病机。患儿坚持治疗，长期随访，取得了满意的疗效。

（郭志芃整理）

（三）肾病综合征风热蕴毒、水停瘀阻案

徐某，女，22 岁，汉族，2012 年 6 月 5 日初诊。

主诉：双下肢浮肿半年。

现病史：患者半年前无明显诱因，出现双下肢水肿，继而水肿加重，就

诊于当地医院，确诊为"肾病综合征"，肾穿刺活检：肾小球膜性肾病 I 期。予口服泼尼松 60mg，日 1 次，尿蛋白仍（＋）至（＋＋），现用泼尼松 55mg，日 1 次。为求进一步中医中药治疗前来就诊。刻下症：双下肢水肿，劳累后尤甚，休息后可缓解，倦怠乏力，口干咽干，皮肤红疹，瘙痒，纳眠尚可，二便调。

查体：舌暗红，边有齿痕，苔黄腻，脉弦滑数。

西医诊断：肾病综合征、膜性肾病。

中医诊断：肾水（风热蕴毒，水停瘀阻）。

治法：祛风解毒，活血利水。

处方：桑叶 10g，菊花 10g，金银花 10g，连翘 10g，辛夷 10g，白芷 10g，猪苓 30g，茯苓 30g，白花蛇舌草 30g，泽兰 30g。14 剂，水煎服，日 1 剂，早晚分服。

医嘱：①泼尼松撤减方法：60mg 每日 1 次，服用 2 周后，测尿蛋白若持续阴性，则减量为 12/11 片（即 1 日 12 片、1 日 11 片交替服用，写作 12/11 片），若持续阴性，每周减量 1 次，依次为 12/10 片→12/9 片→12/8 片……12/0 片→11/0 片→10/0 片，减至 4/0 片时，维持半年。②阿法骨化醇：0.25μg，每日 1 次。

二诊（2012 年 9 月 10 日）：患者坚持服用上方，已无明显水肿，略觉皮肤瘙痒，无明显口苦咽干，自觉乏力。月经量较前减少，2 日即净。纳可，眠佳，大便日行 1 次，质地略稀，小便调。舌淡红，苔白略腻，脉沉滑。查尿蛋白（－）。目前泼尼松用量 7/0 片。辨证为气血不足，肝肾亏虚，瘀阻水停。治以益气养血，活血祛湿解毒。处方：生黄芪 30g，当归 10g，猪苓 30g，川芎 30g，茯苓 30g，白花蛇舌草 30g，刘寄奴 10g，羌活 30g，益智仁 10g，生地黄 30g，制首乌 10g。14 剂，水煎服，日 1 剂，早晚分服。

后渐停激素，随访 1 年，查尿蛋白（－），24 小时尿蛋白定量 0.028g，病情稳定。

按：肾病综合征相当于中医的"肾水"，责之肺、脾、肾功能失调，水液不归正化所致。该案患者肾穿刺活检提示肾小球膜性肾病，而对于此种病理类型，单用糖皮质激素治疗常常无效或疗效有限，故该患者服大剂量激素近半年，尿蛋白仍持续阳性。吕仁和教授治疗肾病综合征，在中医整体观的指导下，嘱患者在饮食方面，低盐、优质低蛋白饮食；在情志方面，开导患者追寻"智慧的沐浴，思辨的快乐"；活动量上，强调要适当，要量力而为，以不感到疲乏为度等。具体到辨证论治，许多患者常兼有风热毒邪、风湿热毒等证，所以治疗不能单纯补肾或健脾，常常需要兼用活血凉血、祛风清热解毒、祛风清利解毒等法。初诊为病程第一段、治疗初期，患者激素用量较大，辨证属风热蕴毒、湿瘀内阻，以标实为主，又有"疹为太阴风热"之论，故药以桑叶、菊花疏散风热；金银花、连翘相须为用，清热解毒，既能透热解表，又能清解里热毒邪，还能疏通气血，宣导十二经脉气滞血凝，以消肿散结；辛夷、白芷辛温宣散，疏脾升清，宣肺利湿，水肿得运，疲乏可解；白花蛇舌草清热、解毒、利湿；又有猪苓、茯苓、泽兰活血利水。诸药相合，寒温并用，以寒为主，兼有温热，寒而不遏，更有助于祛风解毒，活血利水。吕仁和教授选方用药切中病机，配合激素治疗，患者的理化检查指标持续下降，全身症状明显好转。复诊时，病程进入第二段，查尿蛋白（-），肾病病情基本缓解，热毒渐去，虚象渐显，此为热耗伤气血之故，故标本同治，益气养血利湿，兼以活血解毒。吕仁和教授临床用药最喜黄芪，该阶段常常选用当归补血汤加活血、清利之药。芪归同用，补气生血，归芎相合，活血、养血、行气三功并举，且润燥相济，使祛瘀而不耗伤气血，养血而不致血壅气滞；生地黄、制首乌滋阴养血；猪苓、茯苓同用，淡渗利湿而不伤阴；羌活、益智仁并用，散收兼施，以散为主；白花蛇舌草清热解毒；刘寄奴活血散瘀。病程第三段，激素逐渐减量至停用，患者病情稳定，最终取得了良好的疗效。总之，中西医结合应取长补短，应用中医药能起到减毒增效的作用。

（郭志芃整理）

三、继发性肾脏疾病

(一)高血压肾损害阴虚肝旺、湿浊伤肾案

李某,男,70岁,汉族,2016年10月11日初诊。

主诉:头晕、腰酸腿软7年,加重伴纳少恶心3个月余。

病史:患者7年前出现头晕、腰酸腿软,被诊断为高血压病,后长期服用降压药(具体不详),血压控制不佳。3个月前无明显诱因出现纳少、恶心欲吐,无腹胀腹痛,无呕血或黑便。查血压180/80mmHg。生化全项:肌酐255μmol/L,尿素氮11.27mmol/L,尿酸583.90μmol/L。腹部B超:右肾泥沙样结石。刻下症:头晕头痛,腰膝酸软无力,视物模糊,咽干,面色萎黄,乏力,纳少,恶心欲吐,眠差,大便干,小便正常。

查体:舌暗红,苔薄黄略腻,脉弦细滑。

西医诊断:高血压肾损害。

中医诊断:慢关格(阴虚肝旺,肾元虚衰,湿浊内停,气血受伤)。

治法:滋肾清肝,化湿泄浊,益气养血。

处方:枸杞子10g,菊花10g,茵陈30g,猪苓30g,丹参15g,牡丹皮15g,枳实10g,赤芍20g,陈皮10g,法半夏10g,生黄芪15g,当归10g。14剂,日1剂,水煎服,早晚分服。

西药:予氨氯地平片降压治疗。

调护:清淡饮食,忌食豆制品、醇酒厚味、动物内脏等。

二诊(2016年11月25日):患者服药14剂后,头晕、头痛消失,恶心欲呕好转,食欲转佳,乏力减轻,大便质黏、不成形,日1行,口苦。前方加藿香10g,黄芩10g。14剂,日1剂,水煎服。

三诊(2017年1月5日):乏力进一步好转,大便成形,口苦缓解,血压控制在(120~130)/(80~90)mmHg,仍以原方加减调治。

坚持服用中药半年余,2017年7月随访,患者无明显头晕不适,复查生化全项:肌酐226μmol/L,尿素氮5.16mmol/L,尿酸394.27μmol/L。嘱其坚

持服药。

按：高血压肾损害指血压升高导致肾小球内皮细胞或小管上皮细胞受损的疾病，可归属于"水肿""眩晕""虚劳""关格"等中医病症范畴。高血压病治不得法，肝肾渐亏，肾络瘀结，肾体受损、肾用失司，气化失常，水液停聚，浊毒内生，困阻脾胃，阻碍气机升降出入，清浊不分，又可进一步损伤脾、胃、肝、肾，故治疗需在补益肝、脾、肾的同时，泄浊化湿，和胃降逆。本案患者患高血压病多年，阴虚，肝阳上亢日久，长期血压控制不佳，耗伤正气，损伤肾元，络脉瘀结，肾主水功能失常，水液输布不利，停聚局部，化生湿浊，阻滞气机升降，故见恶心呕吐、纳呆不欲饮食；腰为肾之府，肾虚失用，即腰酸腰疼；肝阳上亢，可见头晕头痛；脾肾之气受损，水湿浊毒等实邪阻遏，清窍失养，不通则痛，不荣则痛，亦可见头晕头痛；脾主肌肉，脾虚肌肉失养，则腿软无力，总为"无虚不作眩"之意。结合舌脉，证属阴虚肝旺，肾元虚衰，湿浊内停，气血受伤。治当滋补肝肾，益气养血，化湿泄浊。吕教授以补血二丹汤为主方。药用黄芪、当归补益气血兼能活血；牡丹皮、丹参、赤芍凉血活血化瘀，以散肾络瘀血；枸杞子、菊花补益肝肾，清肝明目；茵陈、猪苓利水渗湿；陈皮、法半夏燥湿化痰和胃，以消中焦痰湿；枳实、赤芍行气活血降浊。诸药合用，既补益气血肝肾，又行气、活血、化痰、渗利，有分消湿热浊毒瘀血之功，补泻兼施，标本同治。二诊时诸症悉减，加藿香以助中焦之运化，用苦寒之黄芩以清热燥湿。后守原方加减治疗，病情平稳。临床上吕教授治疗肾气不足、瘀血阻络证，有乏力、腰痛、口唇紫暗、舌暗有瘀斑等表现的慢性肾衰患者，常用补血二丹汤加减治疗。肾病病程较长，病机复杂，多见虚实夹杂，常见肝、脾、肾多脏器虚损的同时，又有痰饮、水湿、瘀血、浊毒等病理产物蕴结，故补益脏腑气血阴阳的同时，还需以化痰、利水、活血等通法去除脏腑血脉的壅滞，恢复气机的升降出入，总以"通""补"二法为旨。

（唐莹整理）

（二）痛风性肾病肝经郁热、湿热下注案

李某，男，67岁。2019年9月15日初诊。

主诉：左足趾跖关节红肿疼痛反复发作2年，加重1天。

病史：患者2017年无明显诱因出现左脚跖趾关节红肿疼痛，于当地医院诊断为"高尿酸血症，痛风性关节炎"，未规律服用西药，此后关节疼痛时有发作。1天前出现左足跖趾关节红肿疼痛。既往高血压病病史，具体用药及血压控制情况不详。生化全项：空腹血糖6.9mmol/L，总胆固醇5.75mmol/L，低密度脂蛋白3.8mmol/L，尿酸596μmol/L，肌酐157μmol/L。尿常规：尿蛋白（±）。肝胆胰脾B超示脂肪肝、胆囊炎。刻下症：左足第一跖趾关节红肿疼痛，不能行走，口苦，咽干，头晕，胸胁胀满，腰痛酸困，小便色黄，大便不爽，体型肥胖，喜食辛辣油腻，性情急躁。

查体：舌体胖，舌暗红，苔薄腻略黄，脉弦滑。

西医诊断：痛风性肾病。

中医诊断：痛风（肝经郁热，湿热下注，瘀血阻络）。

治法：疏肝理气，清热除湿，活血通络。

处方：柴胡10g，赤芍60g，枳实10g，甘草15g，苍术20g，黄柏10g，生薏苡仁30g，土茯苓30g，秦艽15g，川牛膝15g。14剂，日1剂，水煎服。

调护：嘱患者清淡饮食，忌食海鲜、牛肉、羊肉、啤酒等，保持情志舒畅。同时予氨氯地平控制血压。

二诊（2019年10月8日）：服药后，患者诉关节红肿疼痛明显改善，大便较前通畅，口苦、咽干等均有减轻，双目干涩，舌体胖，舌暗红，苔腻略黄，脉弦。原方加决明子10g。14剂，日1剂，水煎服。

三诊（2019年12月10日）：复查生化全项示尿酸406μmol/L，空腹血糖5.4mmol/L，肌酐102μmol/L。尿常规：尿蛋白（－）。继予前方加减。

后随访1年，患者规律服药，病情持续平稳，关节疼痛未再复发。

按：痛风性肾病是由嘌呤代谢障碍，尿酸生成过多或排泄减少，导致血液中尿酸水平升高而形成尿酸盐结晶，沉积在肾组织引起损害导致的。本病

归属于中医痛风、关格等病，多由饮食不节，损伤脾胃，痰湿内生，阻滞气血经络，日久气滞、血瘀、痰湿相互胶结，痹阻关节，损伤肾络，从而出现关节红肿疼痛、血尿、蛋白尿、夜尿频多等。本案患者形体肥胖，饮食失宜，痰湿内蕴，加之平素情志不畅，郁而化热，湿热痹阻关节，不通则痛，故见关节红肿热痛、胸胁胀满、腰痛酸困；湿热上蒸，则口苦、咽干、双目干涩；湿热下注，则小便黄赤；热结肠腑，通降不行，则大便欠畅；湿热伤肾，肾失开阖，故见蛋白尿。治以疏肝理气，清热除湿，活血通络。予四逆散合四妙散加味。四逆散为疏肝理气之名方，赤芍有凉血活血止痛之效，既契合病机，又针对症状；四妙散为清利下焦湿热的代表方剂。二者相合，气行则湿易去，湿去则气亦畅，共奏疏肝理气、清热化湿之功。然而患者长期失治，气病及血，久病及肾，气滞、血瘀、痰湿之标实难解，脾、肾之本虚难安，故加土茯苓、秦艽化瘀利湿解毒，虽有大便不爽，但吕教授并未用攻下之大黄、芒硝，而是重用赤芍，清热、活血、利湿、止痛多效兼备，又可改善大便不爽。诸药合用，功专而效彰。二诊时诸症悉减，在原方基础上加决明子以提高疏肝清热利湿之效，患者后续病情持续稳定。吕教授临床擅用"六对论治"思想辨治肾脏病，即对病论治、对病辨证论治、对病分期辨证论治、对症论治、对症辨证论治、对症辨病与辨证相结合论治。针对痛风性肾病，结合西医及药理学，有针对性地选用一些具有改善高尿酸血症的药物即是对病论治，如土茯苓、草薢可降低血尿酸，秦艽、威灵仙可溶解尿酸盐结晶而改善疼痛，生薏苡仁可促进尿酸排泄等。对病辨证论治即谨守痛风性肾病湿热内伤的基本病机，治疗不离清热利湿的基本治法。对病分期辨证论治即以理化指标为依据，对痛风性肾病进行分期，Ⅰ期为高尿酸血症期，Ⅱ期为肾功能代偿期，Ⅲ期为肾功能失代偿期即尿毒症期。Ⅰ期病情轻浅，预后较好；Ⅱ期由Ⅰ期迁延不愈而来，病机相对复杂；Ⅲ期常以气血阴阳亏虚为本，浊毒内留为标，治疗最为棘手。对症论治即根据症状直接选用有针对性的药物，快速减轻痛苦，如本案患者大便不爽，重用赤芍治疗。对症辨证论治指对于复杂的、难以消除的顽固症状，在对症论治的基础上进一步辨证论治。如本案患者二诊时，大便不爽明显改善，除了赤芍的作用外，亦离不开方中其他药物的相辅相成。对症辨病与辨证相结合论治是中医"同病异治"思想的具体体现。强调要先辨病后辨证，在辨病的基础上辨证选方用药。因为不同疾病的核心病机不同，发展和预后也存在明显差异，如本案患者以左足关节红肿疼痛为主症，此症还可见于类风湿关节炎、红斑狼疮等疾病。类风湿关节炎关节痛多为风寒湿热痹阻经络，病情可持续进展至肝肾亏虚、痰瘀互结而见关节畸形，预后不佳；红斑狼疮关节痛多为阴虚血热毒痹阻血脉，以游走性疼痛为主，一般不会导致糜烂或畸形，预后尚可；而痛风性肾病关节痛则多为湿热下注，以突发、反复发作、剧烈疼痛、关节结构破坏为特点，预后一般。本病在辨病基础上辨证为湿热下注、瘀血阻络，故治疗以清热利湿、活血通络为法。

（唐莹整理）

（三）紫癜性肾炎风热夹瘀案

齐某，女，32岁，汉族，2018年10月6日初诊。

主诉：双下肢皮肤出现散在出血点2年余。

病史：患者于2016年9月因感冒诱发双下肢散在出血点，咽痛，于外院诊断为过敏性紫癜，未重视。2017年1月尿常规检查发现尿蛋白升高。2017年10月于北京大学第一医院行肾活检术，病理诊断为局灶增生性紫癜性肾炎。后服氯雷他定抗过敏，雷米普利、阿魏酸哌嗪降蛋白，黄葵胶囊、百令胶囊保护肾功能治疗，未见明显好转。查尿蛋白（±），尿潜血（+++），红细胞155/μL，24小时尿蛋白定量1069.2mg。刻下症：双下肢间断出现出血点，每于劳累或行走后加重，平素易感冒，胸闷，咳嗽，口干口苦，口渴多饮，腰部僵紧酸痛，纳可，睡眠可，小便色淡黄，有泡沫，大便成形，日1行。

查体：舌暗红，苔薄白，脉浮弦。

西医诊断：紫癜性肾炎。

中医诊断：葡萄疫（风热夹瘀证）。

治则：祛风清热，活血化瘀。

处方：荆芥10g，防风10g，蝉蜕6g，川牛膝20g，升麻6g，丹参30g，炒枳实 10g，茯苓 30g，猪苓 10g，芡实 15g，泽兰 10g，三七粉 3g，川芎 15g。28 剂，水煎，日 1 剂，早晚分服。

二诊（2018 年 11 月 3 日）：查尿蛋白（±），尿潜血（+），红细胞 50/μL。患者自诉双下肢出血点明显减轻，纳眠可，大便日 1 行。已无明显口干口苦，腰僵紧酸痛较前明显缓解，舌淡红，苔薄白，脉弦。前方基础上去川芎，加白茅根 30g。28 剂，煎服法同前。

三诊（2018 年 12 月 1 日）：患者双下肢出血点消退明显，下肢略水肿，纳眠可，大便日 1 行。前方猪苓增至 15g，泽兰 15g，芡实 20g，巴戟天 15g。28 剂，煎服法同前。

后患者继续以上方加减治疗 3 个月，复查尿蛋白阴性，尿中无红细胞，24 小时尿蛋白定量 120.8mg。

继续随访患者 1 年，未再出现皮肤出血点，后停药。

按：紫癜性肾炎的临床表现具有多样性，可见出血性斑点，常出现于四肢、臀部及下腹部，也可有血尿、蛋白尿，晚期也可出现肾衰竭的表现，属于中医血证的范畴。紫癜性肾炎多由肾脏中免疫复合物沉积形成，造成肾体受损，肾用失司，免疫复合物沉积损伤肾络，则络破血溢而成血尿，肾失封藏，精微下流则蛋白尿产生。本案患者为青年女性，有双下肢出血点、腰部僵紧酸痛、舌暗红等风热、瘀血的表现。故治当祛风清热，活血化瘀。患者虽有腰痛，但脉不沉，无脱发，此非肾虚之象，而是太阳膀胱经经气不利的表现，用风药疏之即可，故以荆芥、防风、蝉蜕三药配伍，宣达透表、祛风清热散邪，通利太阳膀胱之经气。升麻清热解毒，凉血消斑以助紫斑退散。川牛膝引血下行、导热下泄，配合丹参、川芎活血行气化瘀，加三七化瘀止血而不伤正。患者小便不利，方中茯苓、猪苓同用，配伍泽兰增强利水渗湿的作用，水血并治，行而不峻。风热伤及太阳膀胱经，恐其入里伤肾，故加芡实，以固肾健脾，收涩精微，减少蛋白尿。二诊患者皮肤出血点症状明显减轻，脉已不浮，故停用祛风活血之川芎，加用白茅根，徐灵胎谓之有通行之效，可清肃肺气，凉血止血而不留瘀。三诊症状大减，浮肿仍有，故增大猪苓、泽兰的剂量以增强活血利水之功，加巴戟天促进肾脏气化功能的恢复。本案吕老师治疗紫癜性肾炎，并不是一味地清热凉血，而是强调调畅肺、脾、肝、肾的气机，以恢复脏腑功能为出发点，重视止血而不留瘀、化瘀而不伤正。用荆芥、防风、蝉蜕透表疏风，亦可顺应肝肺气机升降，理顺太阳膀胱经经气。

（张婧、王乐整理）

（四）紫癜性肾炎邪毒内陷，血脉不通证

安某，男，26岁，山西大同人。2018年8月5日，初诊。

主诉：双下肢出现紫癜，尿中发现蛋白1个月余。

病史：1个月前，无明显诱因出现双下肢紫癜。无腹痛、水肿、发热、关节痛，于当地县医院就诊，诊断为"过敏性紫癜"。查：尿蛋白（+），酸碱度（pH）7.0。输液、抗感染及服中药治疗后缓解。2018年8月3日复查：尿蛋白（++），红细胞计数44/μL，白细胞计数101/μL，pH 7.0。在此期间病情反复发作。刻下症：双足散在紫癜、瘙痒。腰痛。无腹痛、水肿、发热，无肢节重着酸痛。口不渴，畏风寒。纳可，眠安。大便日1次，成形，尿浊短赤。

查体：舌暗边尖红，苔薄白，脉弦而数。

西医诊断：紫癜性肾炎。

中医诊断：肾风（邪毒内陷、血脉不通）。

治法：疏风散邪，活血通脉。

处方：羌活20g，益智仁10g，白蒺藜10g，丹参20g，川芎10g，白鲜皮20g，生甘草10g。28剂，日1剂，水煎服。醋酸泼尼松8片，隔日口服1次；α-D3 1片，日1次。

二诊（2018年9月1日）：服前方20余剂后，现双下肢紫癜全部消退，瘙痒减轻。困倦。纳眠可，二便调，余无明显不适。西药已停用2天。舌暗红，苔薄白，脉细。当日复查尿常规未见异常。效不更方。

三诊（2018年9月30日）：服上方至今，双下肢紫癜未新发。乏力。大便偏干，2日1行，小便黄。目前口服醋酸泼尼松6片，隔日口服1次；α-D3 1片，日1次。舌暗红边尖红，边有齿痕，苔薄黄略腻，脉细数。处

方：羌活 20g，益智仁 10g，猪苓 30g，丹参 30g，川芎 15g，红花 10g，桃仁 10g，灵芝 20g，红景天 15g。14 剂，日 1 剂，水煎服。

四诊（2018 年 10 月 14 日）：服上方 14 剂至今，自觉良好，双下肢紫癜未新发。腰痛，搬重物则觉下肢乏力，余无特殊不适。平素怕冷，汗出少。大便干，日 1～2 次，小便可。纳眠可。醋酸泼尼松 5 片，隔日 1 次；α–D3 1 片，日 1 次。舌胖边尖红，有齿痕，苔薄黄，脉沉滑。处方：羌活 20g，益智仁 10g，猪苓 30g，丹参 30g，川芎 15g，红花 10g，桃仁 10g，灵芝 20g，红景天 15g，芡实 15g，生薏苡仁 30g。14 剂，日 1 剂，水煎服。

后续随诊维持上方加减，激素逐渐减量至停用，病情稳定。

按：紫癜性肾炎，全称过敏性紫癜性肾炎，是过敏性紫癜伴发的肾脏损害，以坏死性小血管炎为基本病变。其临床症状急性期可见皮疹、关节痛、腹痛、肾损害，腹痛常表现为绞痛，伴黑斑、稀便，严重者可以发生肠穿孔和肠套叠。肾脏最常见的表现为血尿，可同时伴有蛋白尿，也有表现为肾病综合征甚至逐渐走向肾衰竭者。本病概属于中医斑毒、肾风、血尿、水肿等病的范畴。急性期，多风湿热诸邪内陷伤肾，灼伤血络，络破血溢，肾气不固，精微下泄所致，以实证为主。慢性期，风湿热邪留恋不去，肾气受伤，或累及肝脾，证候则多为虚实夹杂。所以吕仁和教授治疗该病，主张明确分期，明辨标本虚实。本例患者初诊正值 8 月，外感风湿热邪，或饮食药物失宜，内生湿热，临床特征为下肢紫斑，可见瘙痒，是典型的热灼血络、内陷伤肾之证。灼伤血络，络破血溢，故见皮肤紫斑，尿浊短赤。肾精不固，精微下泄，故见蛋白尿。方药方面，羌活辛苦，燥湿祛风、通利关节，益智仁和中益气、暖肾涩精，吕老师认为此药对可以缓解症状，减轻激素的某些副作用，起到减毒增效的作用，降低疾病反复的概率。紫癜性肾炎其皮肤紫斑、尿血乃离经之血，血脉瘀阻普遍存在，所以活血化瘀治法是吕老师临床最常用的，故选用丹参、川芎活血通脉。风邪善行数变，风邪突出，瘙痒剧烈，酌加白鲜皮、白蒺藜祛风除湿止痒，清热解毒。二诊患者诸症悉减，舌脉亦见复正，效不更方。三诊按照吕老师分期原则，患者较初诊标实证减轻，故去白鲜皮、白蒺藜。同时考虑患者服用激素类药物，可能出现气虚之证，此时着重益气健脾补肾，同时继续给予活血化瘀、解毒之法。患者乏力明显，遂加灵芝、红景天调和阴阳，以增益气培元之用，益气养血。桃仁、红花温通血脉。边有齿痕，苔薄黄略腻，脉细数，加猪苓清热利水渗湿，同时提高免疫力，保护肾脏。四诊患者腰痛，搬重物则觉下肢乏力，故加水陆二仙丹和生薏苡仁健脾补肾。五诊患者病情逐渐稳定，故守方基础上再添人参健脾丸以益气健脾补肾。六诊时患者自觉无特殊不适，续服 28 剂以巩固疗效。吕老师强调在用药时必须严格遵守中医临床辨证。根据吕老师的临床经验，羌活需大剂量使用，用量为 20～30g。值得注意的是，羌活性辛温，对于温热证的患者需考虑辛温太过之弊。益智仁虽味辛性温但偏于平性，用量一般为 10g。当患者进入相对平稳的时期，此药仍可长期使用，以减少疾病复发率，增强记忆力，使病情平稳。

（王義文整理）

四、尿路感染

（一）难治性尿路感染气血亏虚、风热伤肾案

张某，女，38 岁，汉族，2015 年 12 月 28 日初诊。

主诉：尿频、尿急、尿痛反复发作 8 年。

病史：患者 8 年前无明显诱因出现尿频、尿急、尿痛，无发热，未见肉眼血尿，尿隐血阳性，血常规提示白细胞、中性粒细胞计数升高，于外院诊断为"急性尿路感染"，经抗感染治疗后上述症状消失。后患者反复出现尿频、尿急、尿痛，尿隐血阳性，发作时需口服抗生素治疗方能略有缓解。查尿常规：潜血（+），红细胞 3～5/HP，白细胞 2～3/HP。血常规：白细胞 10.5×10^9/L，中性粒细胞百分比 75%。刻下症：小便涩痛难耐，颜色黄，尿频、小便淋漓不尽，腰膝酸软，乏力，纳差，大便稀。

查体：舌红，苔白，脉滑数。

西医诊断：难治性尿路感染。

中医诊断：淋证（气血亏虚，风热伤肾）。

治法：清热解毒，祛风利湿，益气养血。

处方：荆芥炭 10g，炒栀子 10g，防风 10g，蝉蜕 10g，生黄芪 15g，当归 10g，川芎 10g，白芷 10g，金银花 15g，连翘 15g，蒲公英 6g，生甘草 6g，猪苓 30g，白花蛇舌草 30g。28 剂，日 1 剂，水煎温服，早晚各 1 次。

调护：少食肉类海鲜，宜轻缓运动，舒畅情志，平稳情绪。

二诊（2015 年 1 月 26 日）：患者服药后尿频、尿急消失，腰痛减轻，排尿顺畅，无明显小便涩痛，仍觉疲乏，大便稀。舌淡红，苔薄白，脉滑。尿常规：潜血（±），红细胞 1～3/HP，白细胞 1～2/HP。疗效明显，于前方加入炒薏苡仁 30g，狗脊 10g，车前子 20g。14 剂，水煎温服，早晚分服。

守方加减调治 2 个月余，尿频、尿急、尿痛等症状完全消失，腰酸、乏力明显缓解，饮食、大便调。随访 1 年，患者诉尿路感染复发频率明显降低，偶因饮食不节、阴部清洁不当、劳累等因素诱发，出现小便涩痛或尿道口热感，自行调节生活方式、多饮水、及时排尿、注意阴部清洁后可改善。

按：尿路感染是指致病菌侵袭肾脏、输尿管、膀胱和尿道等泌尿系统部位而引起的感染性疾病，包括尿道炎、膀胱炎、肾盂肾炎等，以尿频、尿急、尿痛，或尿血、腰痛、发热、寒战等为主要临床表现。本病属于中医"淋证""肾热"范畴，由湿热、风热、热毒、郁热等热邪外袭肾脏或膀胱，导致肾用失司、膀胱气化不利，热邪迫津外泄故见尿频、尿急；热伤血络，络破血溢，故见小便涩痛、尿血；热邪久羁，损伤肾元，则病情迁延不愈，反复发作。临床诊治过程中应首先辨别标本缓急。急性发作期的主要表现是热结膀胱、肾脏所引起的实热证候，治疗以清热解毒、清利湿热为主；转为慢性后，热邪留连，进一步损伤肾元，故可导致气阴虚、气阳虚、阴阳俱虚等虚实夹杂证候，治疗应扶正祛邪并重，同时积极清除热邪的来源，解除继发证因等。本案患者反复发作尿路感染，正气已有不足，卫气不能固表，初诊时小便涩痛难耐、色黄，尿频、小便淋漓不尽，伴有腰部疼痛，乃热邪炽盛于下焦，膀胱气化不利，气血运行不畅所致。邪气虽盛，正气已虚，故治疗应以清热解毒为主，兼以扶正固本。卫气根于下焦而经上焦宣发布散周身，且肺为水之上源，肺气清肃则水道通利，正如李用粹《证治汇补》所言："一身之气关于肺，肺清则气行，肺浊则气壅，故小便不利者，有肺气不能宣布者居多。"本案病位虽在下焦，然因肺肾气虚，风热邪毒外犯，影响水液输布，膀胱开阖不利，湿热内蕴，故屡屡复发。因此，药用栀子、连翘、金银花、蒲公英、白花蛇舌草等清热解毒、疏风散热，配伍防风、蝉蜕、白芷等祛风行气之品，既清下焦膀胱之热毒，又散上焦肺气之壅滞；荆芥炭可引药入血分兼能祛风，猪苓利水湿以泄热，导热下行；更以当归补血汤合川芎，益气活血，补而不滞，补益肺肾以固本。二诊时，患者小便不适诸症明显减轻，舌象改善，仍有乏力、大便稀等，说明热毒之势已经消减，肺气清肃下行而水道畅通，但气血亏虚，湿热尤存，故加用车前子清热利湿，炒薏苡仁健脾渗湿；狗脊温肾助阳，与黄芪合用，有温阳化饮之功，以助肾脏、膀胱之气化，且能通补奇经，经络活泛，气血畅达，湿热不得内滞，则正气易于恢复。本案治疗过程中，吕老根据患者反复发作、频繁尿血、小便涩痛明显、排尿淋漓不尽等症，辨证风热邪毒外袭伤肾为标，肾元不足、气血亏虚为本，从人体水液运行的整体角度进行调治，重视肺气"通调水道，下输膀胱"的作用，下病上治，肺肾同调，攻补兼施，使热邪得以外散、下行，再缓治以固本。

（唐莹整理）

（二）慢性肾盂肾炎湿热下注、血脉瘀阻案

于某，女，57岁，汉族，2019年5月7日初诊。

主诉：尿频、尿急、尿痛反复发作20年。

病史：患者20年前无明显诱因出现尿频、尿急、尿痛，伴发热、呕吐等，于当地医院诊断为"急性肾盂肾炎"，予静脉输抗生素后好转。后患者反复出现尿频、尿急、尿痛等症状，多因情志刺激或劳累后发作。16年前于外院诊断为"慢性肾盂肾炎"。患者2009年至今间断就诊于北京中医药大学东直门医院，服中药治疗，病情仍反复发作。既往有湿疹病史，现口服氯雷他定片配合中药外洗、药膏外敷等治疗，效果不明显。查肾功能：尿素氮5.25mmol/L，肌酐90.1μmol/L，视黄醇结合蛋白57.2mg/L，胱抑素C

1.35mg/L。尿常规：白细胞计数 71/μL，白细胞 11.8/HP。双肾 B 超：双肾稍减小，双肾弥漫性病变；双肾结石；双肾囊肿。刻下症：小便频数，偶有小便涩痛，夜尿 1～2 次，腰痛，乏力，口干，纳可，眠差，大便调，腰部及双下肢皮疹，色淡红，无渗出、脱屑，瘙痒明显，对称分布。

查体：舌红，苔黄腻，脉弦细滑。

西医诊断：慢性肾盂肾炎、肾结石。

中医诊断：肾热（湿热下注，血脉瘀阻）。

治法：清热利湿，活血通络，祛风止痒。

处方：鸡内金 10g，金钱草 30g，海金沙 20g，百合 20g，猪苓 30g，车前草 20g，丹参 30g，川芎 15g，白鲜皮 30g，白蒺藜 20g。14 剂，日 1 剂，水煎温服，早晚各 1 次。

调护：少食肉类、海鲜、辛辣、肥腻之品，每日可饮 2 袋牛奶，进行适量轻缓运动，不熬夜，保持情绪稳定。

二诊（2019 年 5 月 30 日）：服药后尿频、尿痛、皮肤瘙痒明显减轻，仍觉纳差，腹胀，时多梦。舌淡红，苔黄略腻，脉沉弦。尿常规：白细胞 6/HP。在前方的基础上加入枳壳 10g，佛手 10g，香附 10g。14 剂，水煎温服，早晚各 1 次。

三诊（2019 年 6 月 19 日）：服药后尿频、尿痛、皮肤瘙痒、腹胀完全缓解，腰痛减轻，仍觉乏力、纳差，守方加减调治半年，症状完全消失，食欲转佳。随访 1 年，患者诉尿路感染复发频率明显降低，B 超示双肾结石缩小。

按： 本案患者有慢性肾盂肾炎病史多年，且合并肾结石，肾元已虚，肾主水失司，水湿易于内停，若复感湿热邪毒，湿性趋下，且湿热凝结气血而成结石，损伤肾脏、膀胱而致病情反复发作。初诊时，湿热入里，困阻下焦，热迫津泄而尿频，湿热阻滞气血而小便涩痛；腰为肾之府，湿热痹阻经络气血故见腰痛；湿热影响膀胱气化，开阖不能，故见夜尿频多。患者乏力，脉虽细而弦滑，乃湿热弥漫，阻滞气机所致，并非虚象，整体仍以湿热蕴结膀胱，伤及血脉为主，故治疗当以清热利湿为法，兼以活血通络。药用车前草、金钱草、猪苓、海金沙清热利湿以祛邪实，双肾均有结石，乃湿热煎熬气血所成，海金沙、金钱草均有化石止痛之功，车前草兼有凉血解毒之效，用之尤为适宜；且患者既往有湿疹病史，湿热留滞肌肤，在表之营卫失和，故用白蒺藜活血祛风止痒，白鲜皮清热燥湿止痒；丹参、川芎活血散瘀，湿热伤及血络，此二者入血分除瘀滞而止疼痛、瘙痒；一味百合，养肺胃之阴，下病上治，使肺胃之气下行清肃，则水道通畅，津液藏泄得当，又能安神助眠，兼顾失眠之苦。二诊时，患者诸症明显减轻，但仍有纳差、腹胀等，说明中焦仍有湿热困阻，气机不畅，故加用枳壳、香附、佛手行气消胀，宣通气滞。本案患者肾盂肾炎病程日久，兼有肾囊肿、肾结石，肾元已有损伤，但是急性发作时尿频、尿痛症状明显，尿常规提示尿路感染，血生化及 B 超均提示肾脏损伤不甚，虽有夜尿频多、乏力、腰痛、口干等表现，但脉细弦滑、舌质红，苔黄腻，仍是一派下焦湿热壅盛的表现。吕老师精研四诊，认为本案的核心病机为湿热下注、血脉瘀阻，故治疗以清热利湿解毒、活血化瘀为法，并未予补肾之品，湿热得清利，则肾脏、膀胱气化得以复健，气血和畅，脉络通利则肾体得养，肾元得护，此即祛邪以扶正之理。

（唐莹整理）

（三）尿路感染气滞血瘀，湿热下注证

刘某，女，37 岁，汉族。2018 年 3 月 20 日初诊。

主诉：尿频、尿急、小便涩痛半个月。

病史：患者半月前情绪激动后出现尿频、尿急、尿痛，伴腰痛，尿常规示隐血 2+，白细胞 2+，白细胞 20/HP，于外院诊断为"尿路感染"，予口服左氧氟沙星治疗 1 周后症状尚未完全缓解。刻下症：小便涩痛，尿道口灼热感，小便黄赤，小便次数尚可，腰酸痛，口苦，纳差，腹胀，大便稀，善太息，平素性急易怒，眠差。适逢月经来潮，月经色暗，有血块。

查体：舌暗红，苔薄黄，脉弦。

西医诊断：尿路感染。

中医诊断：淋证（气滞血瘀，湿热下注）。

治法：行气活血，清热利湿。

处方：柴胡 10g，白芍 15g，赤芍 15g，炒枳实 10g，生甘草 10g，茯苓 15g，泽兰 30g，丹参 15g，川芎 15g，香附 10g，乌药 6g，生薏苡仁 30g。14 剂，水煎温服，日 1 剂，早晚各 1 次。

调护：禁食辛辣，减少熬夜，避免劳累，注意阴部清洁，保持心情愉悦。

二诊（2018 年 4 月 14 日）：服药后，患者自觉小便涩痛、口苦、腹胀减轻，睡眠好转。尿常规：潜血（−），白细胞（−）。仍有腰酸痛、大便黏滞。舌质红，苔薄黄，脉弦滑。上方加用狗脊 10g，续断 10g，川牛膝 30g。14 剂，水煎温服，日 1 剂，早晚各 1 次。

6 个月后随访，患者诉尿路感染未再发作。

按：本案患者平素性急易怒，半个月前因情绪激动而发病。肝主一身气机之疏泄，情志不调，导致肝气不舒，气郁化火，郁火下扰膀胱，膀胱气化失司，伤及血络，发为尿路感染。初诊时患者已经过抗感染治疗，热势已减，故无尿频、尿急，然余热仍在，膀胱气化不利，湿热内生，且灼伤络脉，故见小便涩痛；郁热上扰，故见口苦、眠差；气机郁滞，最易克伐脾土，脾胃气滞而见纳差、腹胀；女子以肝为先天，肝气郁滞，气血不和，瘀血内阻于胞宫，故见月经色暗、血块增多。故治疗以四逆散加味，四逆散为疏肝解郁、调畅气机之名方，赤、白芍同用，既能养血柔肝，缓急止痛，又可活血通络，祛瘀止痛；香附、乌药疏肝理气和胃，调畅肝脾气机；茯苓、泽兰、生薏苡仁利水渗湿，清利湿热；气、血、水密切相关，气郁则水停、血瘀，祛瘀则气行水布，故用丹参、川芎、泽兰活血化瘀止痛。诸药合用，共奏行气活血、清热利湿之功。药后症状改善明显，仍有腰酸痛、大便黏滞，说明热邪已去，肾精不足，故在前方基础上加用狗脊、续断、川牛膝温补肝肾以固本，且牛膝有引血下行之功，瘀血祛除，气机通畅，湿热不复，后病情稳定，未再复发。

（唐莹整理）

五、慢性肾衰竭

（一）慢性肾衰竭气血虚衰、血瘀水停案

王某，男，60岁，汉族，2020年4月21日初诊。

主诉：间断水肿20年，血肌酐升高4年余。

病史：患者于20年前外感后出现双下肢水肿，查尿常规示尿蛋白（++），肾功能正常，予利尿治疗后好转。2016年体检时发现血肌酐轻微升高160μmol/L，于当地住院治疗，后长期服用中药，后间断复查，血肌酐、血尿酸不断升高。2019年10月查尿蛋白（++++），血肌酐572μmol/L，尿素32.2μmol/L，于当地医院住院治疗，出院后复查血肌酐608μmol/L。既往有高血压病史。刻下症：双下肢水肿，全身乏力明显，尿中有泡沫，夜尿1～2次，现疲乏少力，大便日1行，质偏稀，排尿无力、畏寒，无头晕、头痛、心慌、胸闷、气短，时有嗳气、反酸，无恶心呕吐，纳可，眠可，口干，面色黧黑。

查体：舌胖暗苔黄腻，脉滑数。

西医诊断：慢性肾脏病5期，肾性贫血，代谢性酸中毒，继发性甲旁亢。

中医诊断：慢关格（气血虚衰，血瘀水停）。

治法：益气活血，化瘀利水。

处方：生黄芪30g，当归10g，猪苓30g，灵芝30g，红景天15g，丹参30g，川芎15g，人参5g，生甘草10g。14剂，日1剂，水煎服，早晚分服。

二诊（2020年5月7日）：患者双下肢水肿较前改善，仍有乏力，尿中泡沫多，夜尿1～2次，小便色黄，小便无力感，大便量少，矢气多，畏寒，仍嗳气，已无反酸，易饥饿，眠可，口干较前改善。面色黧黑，舌胖暗苔黄腻，脉沉弦。处方：前方加炒枳实10g，番泻叶6g（后下）。21剂，日1剂，水煎服，早晚分服。

三诊（2020年6月12日）：患者服上方加减治疗1个月余，疲乏无力

较前改善，已无明显浮肿，大便量可，质稍稀。已无恶心呕吐。近日因情绪波动而胸闷，口苦。夜尿 2 次，小便泡沫，纳眠可。查生化全项：尿素 16.3mmol/L，肌酐 466.3μmol/L。尿常规：潜血（＋），蛋白（＋＋）。舌胖暗苔黄腻，脉弦滑数。处方：生黄芪 30g，当归 10g，炒栀子 10g，黄芩 10g，茵陈 30，猪苓 30g，赤芍 30g。60 剂。

坚持服用中药半年余，2021 年 2 月复查血肌酐 274.2μmol/L，血尿素氮 7.16mmol/L，尿酸 394.27mmol/L，无明显乏力不适，病情平稳。

按：慢性肾脏病指肾脏的结构或功能异常大于 3 个月，主要包括肾小球滤过率下降和肾脏损伤，是多种肾脏疾病的统称。慢性肾衰竭是肾脏疾病发展至中晚期形成的一种临床综合征，包括代谢产物潴留，水、电解质、酸碱平衡失调，全身多个系统的生理功能受累等表现，临床可见血尿、蛋白尿、高血压、水肿等症状。包括原发性及继发性肾小球疾病、糖尿病肾病、高血压肾病等，属于中医"关格""水肿""肾劳"等范围。慢性肾衰竭的发病率逐年上升，但治疗仍存在一定局限性，中医药在防治慢性肾脏病方面具有独特优势。吕老师长期从事中医药防治慢性肾脏病的临床研究，提出"六对论治"诊疗思路，以及分期分型辨证论治，将慢性肾脏病按照虚、损、劳、衰的病情变化趋势分为早、中、晚三期。虚损期指的是脏腑精气久虚，进展为脏腑的损伤；若久损不复，机体难以恢复正常的生理功能，则进展为虚劳期；再进一步发展，脏腑本真衰败，进入虚衰期。慢性肾脏病发展至晚期，患者常以气血阴阳虚衰及湿浊泛溢为主，表现为乏力、水肿，兼夹脾胃不和或湿浊郁积化毒等多种表现，重者可有动风、动血、伤神等表现。肾络微型癥瘕形成，导致肾体受损、肾用失司、浊毒内停。宜通过益气扶元以补肾体而畅肾用，活血利湿以祛湿浊而调气机，和胃理气以护中焦而保生机。患者病史日久，元气虚衰，故以补血二丹汤加人参以培元扶土，猪苓以利水泄浊，红景天以益气活血，灵芝以补益脾肺。二诊患者水肿较前缓解，因大便量少，加炒枳实、番泻叶行气通便。三诊患者乏力较前改善，去灵芝、红景天、人参，因情绪不畅致胸闷、口苦，加炒栀子以清心除烦，黄芩清热利湿。黄芪、当归、川芎、赤芍等药，更有补阳还五汤之意，有益气行血、通活血脉、活血散结之效，有助微型癥瘕之消除。

（张楷童整理）

（二）慢性肾衰竭脾肾虚衰、血脉失活案

张某，男，40岁，汉族，2019年3月9日初诊。

主诉：镜下血尿24年，血肌酐升高2年。

病史：1995年体检发现镜下血尿，服用中药治疗效果不显，未予重视。2017年于同仁医院体检发现血肌酐260μmol/L，无特殊不适，未予重视。2019年2月于同仁医院体检发现血肌酐600μmol/L，遂住院治疗。既往有高尿酸血症、高脂血症病史。父亲患高血压，母亲患糖尿病。否认食物、药物过敏史。血常规：红细胞3.91×10^{12}/L，血红蛋白117g/L。生化全项：尿素氮15.9mmol/L，血肌酐557μmol/L。刻下症：小便有泡沫，夜尿1次，无尿频、尿急，偶有头晕，视物模糊，纳眠可，无头痛，偶有耳鸣，疲乏无力，畏寒肢冷，劳累后腰腿酸困，大便日2～3行，质稀。

查体：舌胖暗苔白腻，脉弦滑。

西医诊断：慢性肾脏病5期，肾性贫血。

中医诊断：慢关格（脾肾虚衰，血脉失活）。

治法：补脾益肾，益气活血。

处方：生黄芪30g，当归10g，丹参30g，川芎15g，猪苓30g，水红花子10g，人参10g，生甘草10g。14剂，日1剂，水煎服，早晚分服。

二诊（2019年3月23日）：乏力较前好转，已无明显腰酸困，服药期间未出现头晕及耳鸣，畏寒肢冷较前明显好转，小便泡沫较前减少，纳眠可，夜尿1次，大便日1次，质稀，矢气频。血常规：红细胞3.66×10^{12}/L，血红蛋白107g/L。生化全项：尿素氮19.26mmol/L，血肌酐436.5μmol/L。舌胖暗淡，脉沉滑，尺脉不足。处方：生黄芪50g，当归10g，人参10g，猪苓30g，丹参30g，川芎15g，狗脊10g，灵芝30g，红景天20g，生甘草10g。14剂，日1剂，水煎服，早晚分服。

三诊（2019年4月6日）：小便泡沫较前减少，乏力较前好转，纳呆，

眠可，小便色可，夜尿 1 次，大便日 1 次，偶不成形。舌胖暗淡苔白，边有齿痕，脉弦。处方：生黄芪 50g，当归 10g，川芎 15g，猪苓 30g，茯苓 30g，百合 20g，丹参 30g，玉米须 30g，泽兰 15g，生甘草 10g。21 剂。

2019 年 7 月复查血肌酐 315.2μmol/L，尿素氮 13.25mmol/L，无明显不适症状，随访至今，患者病情稳定。

按：慢性肾功能衰竭包括各种原因造成的慢性进行性肾实质损害，导致肾脏明显萎缩，无法维持基本生理功能。临床表现常见乏力、腰酸、夜尿增多，甚至恶心呕吐、排尿障碍等多种症状。吕老师认为，慢性肾衰竭的病机为肾气不足，封藏不固，精微物质外泄，耗伤气血，肾气化不行，湿浊瘀血内停，邪毒血瘀结聚于肾，虚实错杂，终致肾体受损、肾用失司，气血阴阳俱虚，最终累及五脏，导致多种临床症状，甚至出现关格危候。治疗当通补兼施，以通助补，注重气血同治，通过活血、利水、泄浊等方法，使全身气机通畅。黄芪、当归源自李东垣的当归补血汤，可以益气养血。川芎为血中气药，味辛而性温，祛风邪以御外邪，行气血以畅气机。丹参有凉血活血、养血补血之功。猪苓、水红花子以利水渗湿，配伍丹参共起活血利水之效。二诊患者乏力、畏寒较前好转，因久病正气不足，加灵芝、红景天以增强固本培元之力。三诊患者小便泡沫减少，猪苓、茯苓同用，共起利水之功，猪苓偏于渗湿，茯苓则兼以健脾，加玉米须、泽兰以利水渗湿活血。吕老师还注重补肾通督，以狗脊等药物调补督脉、强壮腰膝。临床上可见，督脉、带脉与肾、肝等脏腑联系紧密，若肝肾不足则影响督脉、带脉，表现为倦怠乏力、腰部酸痛、下肢沉重等，可结合奇经八脉特点进行辨证论治，应用狗脊、续断、牛膝等药物壮督益肾。

（张楷童整理）

（三）慢性肾衰竭心肾虚衰、血脉欠活案

刘某，男，33 岁，汉族，2020 年 5 月 18 日初诊。

主诉：发现肾功能异常 4 个月余。

病史：患者 4 个月前因头晕于当地医院查血压 190/120mmHg，肾功

能：血肌酐 211μmol/L，尿素 10.51mmol/L，予降压处理。1 个月前查肾功能：血肌酐 408.5μmol/L，尿素 11.62mmol/L。尿常规：尿蛋白（+++），潜血（+++），住院予保肾、降压、降尿蛋白治疗，出院查肾功能：血肌酐298μmol/L，尿素 9.9mmol/L，白蛋白 55.3g/L。后未重视，未规律服用药物，加之工作劳累，双下肢出现水肿，小便泡沫增多，遂于北京中药大学东直门医院就诊。既往高血压病史、缺血性心肌病史。母亲患高血压、冠心病。生化全项：尿素氮 17.52mmol/L，血肌酐 804.4μmol/L，尿酸 444μmol/L，胱抑素 C 5.38mg/L。尿常规：尿蛋白（+++），潜血（+++）。刻下症：双下肢水肿，下肢乏力酸胀，头晕纳差，脘腹胀满，眠可，小便泡沫多，大便日 1次，胸闷心慌。

查体：舌胖暗红，苔薄黄，脉沉弦细数。

西医诊断：慢性肾脏病 5 期。

中医诊断：慢关格（心肾虚衰，血脉瘀滞）。

治法：补益心肾，行气活血。

处方：人参 5g，麦冬 10g，五味子 10g，山萸肉 15g，丹参 20g，川芎10g，生甘草 10g，苏梗 10g，荔枝核 10g，佛手 10g。28 剂，日 1 剂，水煎服，早晚分服。

二诊（2020 年 6 月 15 日）：患者服上方 28 剂后，下肢乏力较前明显减轻，已无胸闷、心悸及头晕，纳眠可，大便日 1～2 次，质稀。舌胖暗红，苔薄黄略腻，脉沉弦。处方：前方加猪苓 30g。28 剂，日 1 剂，水煎服，早晚分服。

三诊（2020 年 7 月 13 日）：患者小便泡沫较前减少，已无明显水肿，纳可，无头晕头痛，无胸闷心慌，无口干口苦，大便日 1 次，质稍稀。生化全项：尿素氮 13.8mmol/L，血肌酐 431μmol/L，尿酸 471μmol/L，胱抑素 C2.03mg/L。尿常规：尿蛋白（+），潜血（+）。舌胖暗淡，苔薄黄，脉沉细数，尺脉弱。处方：生黄芪 30g，当归 10g，灵芝 30g，红景天 20g，猪苓30g，人参 10g，丹参 30g，川芎 15g，生甘草 10g。28 剂，日 1 剂，水煎服，早晚分服。

2021 年 3 月复查血肌酐 267μmol/L，尿素氮 7.6mmol/L，无明显不适症状，病情相对平稳。

按：本案患者的慢性肾脏病进展速度较快。初诊时虚实夹杂，有气虚、血瘀、水湿、湿浊等多种表现，且胃气已经开始虚衰，表现为纳差、腹满等症状，急则治其标，以苏梗、佛手、荔枝核等和胃理气以保护中焦脾胃之气；且患者胸闷心慌、心脉失养，以生脉散加山萸肉益气养阴。而脾胃之气虚衰的原因为肾络微型癥瘕形成，所以兼以益气活血，以补益肾体调畅气机。后患者症状好转，缓则治其本，以补血二丹汤加减气血同调、标本同治，共起益气扶正、通活血脉、化瘀散结之效。此方以后天养先天，以当归补血汤为基础，在补益气血的同时，活血而不留瘀滞。对于不同原发疾病的患者，由于其不同的发生发展过程，吕老师的诊疗思路也有所变化，提出了"六对论治"的临床诊疗思路，包括对症论治、对症辨证论治、对症辨病与辨证论治相结合、对病论治、对病辨证论治、对病分期辨证论治。本案患者因已表现出脘腹胀满、头晕纳差等临床症状，应先针对此类症状，选取具有直接治疗作用的药物，通过对症治疗解决当前症状，再进一步应用对症辨病与辨证论治相结合等治疗方法。

（张楷童整理）

第三节　杂　病

一、睡眠障碍痰湿瘀互结、血脉不活案

姜某，女，72 岁，汉族，2021 年 3 月 16 日初诊。

主诉：入睡困难 2 年余。

病史：患者 2 年前因情志不畅，出现入睡困难，严重时彻夜难眠，需服用氯硝西泮半片方可入睡。现反复出现入睡困难，为求进一步治疗遂来就诊。超声心动图：左房饱满，升主动脉轻宽，主动脉瓣钙化，二尖瓣少－中

量反流，左室舒张功能减低。既往有高脂血症、脂肪肝病史。吸烟 31 年，20 支 / 日。刻下症：入睡困难，躺下 1 小时方可入睡，严重时彻夜不眠，需服用氯硝西泮半片方可入睡，无法入睡时伴心慌，无明显胸闷。平素心烦，头晕，两侧头痛。右眼干涩，口干不苦。无耳鸣，偶有烧心。双腿乏力。汗出不明显。大便日 1 行，小便色淡黄，夜尿 1 次。

查体：舌质暗胖，舌苔薄黄，脉弦滑数。

西医诊断：睡眠障碍。

中医诊断：不寐（痰湿瘀互结，血脉不活）。

治法：燥湿化痰，活血通脉。

处方：葛根 10g，陈皮 10g，姜半夏 10g，茯苓 30g，生姜 10g，猪苓 30g，鬼箭羽 20g，丹参 20g。14 剂，日 1 剂，水煎服，早晚饭后温服。

调护：清淡饮食，避免熬夜，保证心情舒畅。

二诊（2021 年 5 月 7 日）：患者入睡困难好转，现半小时内可入睡，偶因情志不畅入睡困难，服半片氯硝西泮可入睡。仍有心慌，无胸闷。偶有右侧头痛，耳鸣。右眼干涩。纳可，二便调，夜尿 1 次。舌质胖苔薄黄，脉弦滑数。处方：葛根 10g，陈皮 10g，姜半夏 10g，茯苓 30g，生姜 10g，猪苓 30g，鬼箭羽 20g，丹参 20g，石菖蒲 15g，远志 15g。14 剂，日 1 剂，水煎服，早晚饭后温服。

三诊（2021 年 5 月 25 日）：患者服上方后入睡困难好转，受情绪影响明显，无法入睡时心慌心悸。头痛。耳鸣好转。右眼干涩不适。纳可。夜尿 1 ～ 2 次，大便日 1 行，成形。舌胖苔薄白，脉滑数。方药：葛根 10g，陈皮 10g，姜半夏 10g，茯苓 30g，生姜 10g，猪苓 30g，鬼箭羽 20g，丹参 20g，菊花 10g，桑叶 10g，炒栀子 10g。14 剂，日 1 剂，水煎服，早晚饭后温服。

四诊（2021 年 6 月 8 日）：失眠略有好转，受情绪影响明显。头沉。偶有心慌。耳鸣消失。右眼干涩不适。纳可，大便 1 ～ 2 日 1 行，夜尿 1 次。舌胖暗，脉弦滑。方药：桑叶 10g，菊花 10g，枸杞子 10g，泽兰 10g，川芎 15g，黄芩 10g，炒栀子 10g，龙胆草 5g，生甘草 10g，川牛膝 30g。14 剂，日 1 剂，水煎服，早晚饭后温服。

按：失眠指患者对睡眠时间和（或）质量不满足并影响日间社会功能的一种主观体验，表现为入睡困难（入睡时间大于 30 分钟）、睡眠维持障碍（夜间觉醒次数 ≥ 2 次）、总睡眠时间减少（少于 6 小时）以及日间功能障碍如疲劳、注意力下降、记忆力减退等。本例患者忧思过多，"思则气结"，情志不畅，肝气郁滞；气行则水行，气滞则水停，气机不得调畅则水湿不化而为痰湿之邪；"气为血之帅"，日久气郁及血，血行亦不畅，留而成瘀；痰瘀化火，上扰心神则心烦、失眠；上犯头目则见头晕、头痛、眼干等症。治疗宜燥湿化痰，活血通脉，痰、湿、瘀一解，痰火瘀热之邪自消。方药方面，吕老师以葛根为君，升阳，活血，通络；现代药理研究表明，葛根素能够调节血脂，改善微循环及血液流变学，从而治疗失眠、头晕。选用二陈汤化裁，半夏辛苦温燥，长于燥湿化痰，陈皮燥湿化痰兼有理气之功，二药相须为用，共奏燥湿化痰之效。"脾为生痰之源"，茯苓利水渗湿兼可健脾，以绝生痰之源；生姜温化痰饮，兼制半夏毒性；猪苓利水消肿，取其力专，加强利水渗湿之功。再配伍丹参、葛根、鬼箭羽以活血通脉。丹参凉血活血，祛瘀通经，有"一味丹参散，功同四物汤"之称，祛瘀不伤正；葛根通经活络，鬼箭羽行血通经，三药皆是吕老师临床活血化瘀的常用药。诸药合用，共奏燥湿化痰健脾、活血化瘀通经之用。二诊患者仍有失眠，偶有头痛、耳鸣，右眼干涩，考虑为痰湿上蒙清窍，加菖蒲、远志豁痰开窍，远志还可交通心肾，安神定志。三诊患者自述症状受情绪影响明显，仍有头痛、目干、耳鸣。肝主疏泄，主调畅情志，且肝开窍于目，肝经循行于耳，故考虑为肝气疏泄不及，肝火上炎。于前方加桑叶、菊花、栀子清肝泻火。四诊患者仍诉症状受情绪影响明显，眼干，故易方加强清肝之功。以桑、菊为君，清肝明目，配伍黄芩、栀子、龙胆草，加强清肝泻火；肝体阴而用阳，清肝火的同时亦需顾肝体，防止苦寒伤阴，故配枸杞子滋补肝肾兼益精明目；患者舌暗、脉滑，为痰瘀之象，故用川芎、泽兰、川牛膝活血利水，川牛膝亦可补益肝肾。吕老师治疗消渴病重视气血通畅，消除痰热瘀郁，治杂病亦然。

（王義文整理）

二、代谢综合征胃肠湿热、气阴亏虚案

刘某，男，46 岁，2005 年 12 月 9 日初诊。

主诉：腰痛伴双下肢水肿半年余。

病史：近半年来无明显诱因自觉腰痛，全身乏力，伴口干多饮，小便短少，双下肢轻度浮肿。理化检查：空腹血糖 16.8mmol/L，血尿酸 416μmol/L，尿常规无异常。谷丙转氨酶 69 U/L，甘油三酯 3.25mmol/L，低密度脂蛋白 4.3mmol/L。肾动态显像：左肾 18mL/min，右肾 30.7mL/min。刻下症：腰酸乏力，下肢浮肿，纳呆，口干多饮，尿频色黄，大便不爽，2～3 日 1 行。既往有高血压、高脂血症病史。BMI 37.7kg/m²。血压 140/90mmHg。腹部膨隆。双下肢轻度浮肿。

查体：舌质红，舌苔黄腻，脉象滑数。

西医诊断：代谢综合征。

中医诊断：脾瘅（胃肠湿热，气阴亏虚）。

治法：清热利湿，益气养阴。

处方：生石膏 50g，寒水石 50g，泽泻 30g，知母 15g，党参 30g，泽兰 30g，葛根 30g，天花粉 30g，车前子 30g（包煎），女贞子 30g，茵陈 30g，生甘草 15g。14 剂，日 1 剂，水煎服。

调护：畅情志，戒烟酒，严格控制饮食，少食肉。密切监测血糖。

二诊（2005 年 12 月 23 日）：服药后腰酸乏力减轻，大便畅行，舌质淡红，舌苔薄白腻，脉细。查空腹血糖 12.5mmol/L，血尿酸 491μmol/L，谷丙转氨酶 72IU/L，甘油三酯 1.93mmol/L，低密度脂蛋白 4.0mmol/L。前方效果明显，调整治法为滋阴清热、活血通络散结，以保肾元。处方：桑叶 10g，桑枝 30g，桑寄生 30g，夏枯草 10g，牛蒡子 20g，女贞子 20g，车前子 30g（包煎），生甘草 10g，川芎 30g，红花 10g，桃仁 10g，水红花子 10g，丝瓜络 10g，川牛膝 20g，炒苍术 10g，玄参 15g。

后患者症状悉减轻，继续守方治疗。

按：代谢综合征指人体的蛋白质、脂肪、碳水化合物等物质发生代谢紊

乱的病理状态。临床常表现为大体重、高血压、高脂血症、高血糖、冠心病、脂肪肝、尿微量白蛋白阳性、高尿酸血症等，实际以肥胖尤其是中心性肥胖造成的胰岛素抵抗和高胰岛素血症为病理基础，中医病位以肝、肾、脾胃为主。此例患者表现为高体重、高血糖、高血压、高脂血症、高尿酸血症，而且已损及肾脏，症见腰酸乏力、下肢浮肿、口干多饮、尿频色黄、大便不爽，乃胃肠湿热伤及脾肾气阴，治以清热利湿、益气养阴为法。三石汤出自《温病条辨》，治暑温蔓延三焦，舌滑微黄，邪在气分者。方中以三石为君药。滑石具有清热利湿、利尿通淋之功效，使热邪自小便而解；石膏清热泻火，除烦止渴；寒水石能清热降火。患者苔黄腻，脉滑数，湿热之象较重，故吕老师配伍泽泻、泽兰、车前子、茵陈加强清利湿热、利尿通淋之效；知母、花粉、葛根清热之余兼顾保津液，党参、女贞子补益气阴，防止大量淡渗之品伤阴耗气。二诊患者血糖、血脂指标明显下降，舌质淡红，苔薄白腻，脉细，湿热之象不如初诊时明显，反而脉细，考虑标实缓解。下肢浮肿考虑微型癥瘕形成，肾络受损，故易方而治。滋阴清热、活血通络散结，以保肾元。桑叶、桑枝、桑寄生为吕老师治疗糖尿病的常用药，三者同出桑树，分别为桑树的干燥树叶、嫩枝及寄生物，研究表明皆有降低血糖的作用。桑叶轻清宣气，可清热除烦；桑寄生补益肝肾；桑枝祛风湿，且能活血通络。夏枯草、牛蒡子助桑叶清热利咽；川芎、桃仁、红花活血化瘀；丝瓜络增强桑枝活血通络；水红花子、川牛膝活血利水；苍术健脾燥湿；女贞子、玄参滋阴保津液。吕老师认为，各种代谢性疾病均应归属于脾瘅，过食肥甘厚味是其病因，共同病机为脾热，病理基础是脾输布不及、蓄积化浊。此时，人体尚处于生理代偿阶段，具有高度可逆性，因此是及时干预的关键阶段；且脾瘅状态下的临床表现并不典型，易被忽视，致使脾热产生的病理机制未能被及时干预或清除，从而发展为肥胖、高血压、糖尿病、高脂血症、高尿酸血症等一系列相关的代谢性疾病。故治疗应以清热为主，同时兼顾整体。

（王義文整理）

三、高血压头痛肝火夹瘀案

秦某，女，73 岁，汉族，2019 年 10 月 13 日，初诊。

主诉：头痛 3 年余，加重 5 日。

病史：患者于 2016 年无明显诱因出现头痛，未服用药物治疗，自行贴敷止痛膏治疗（具体药物不详），症状略有缓解。既往高血压 30 余年，最高 160/100mmHg。现口服硝苯地平缓释片，每日 20mg，血压控制在 150/70mmHg。刻下症：头痛，颞侧胀痛为主，腰部酸痛，腰背发凉，腰以上汗出，常有劳累及远行后双下肢浮肿。腹胀不适，口干口苦。无烧心反酸，无恶心呕吐。眠差易醒，纳一般，夜尿多，近期每日尿量约 1000mL，大便黏。

查体：舌淡红，苔黄厚，舌质老，脉细弦。

西医诊断：高血压。

中医诊断：头痛（肝火夹瘀）。

治法：清肝泻火，化瘀止痛。

处方：桑叶 10g，菊花 10g，枸杞子 10g，砂仁 10g，川芎 10g，猪苓 30g。14 剂，日 1 剂，水煎服，早晚饭后温服。

调护：少吃肉类，少吃煎炸油腻，多活动，少生气。

二诊（2019 年 10 月 27 日）：患者服上方后，头痛较前减轻。仍有上半身汗出，腰部发凉较前减轻。近日因劳累致睡眠不佳，入睡困难，夜间易醒。夜间双脚有指凹性水肿。口干无口苦，晨起明显。夜尿 2 次，大便日 1 行，成形。舌暗红，苔黄厚，脉弦滑。血压控制在（130 ～ 147）/（55 ～ 70）mmHg。处方：羌活 20g，川芎 10g，桑叶 10g，菊花 10g，枸杞子 10g，乌蛇 10g，赤芍 30g，白芍 30g，牡丹皮 30g。14 剂，日 1 剂，水煎服，早晚饭后温服。

三诊（2019 年 11 月 10 日）：服上方后，头痛继减，偶有隐痛。纳可。下肢仍有轻度水肿，夜间明显。舌暗，苔薄黄，脉弦滑稍减。睡眠明显改善。血压（130 ～ 145）/（55 ～ 65）mmHg。处方：菊花 10g，桑叶 10g，川芎 15g，栀子 10g，当归 10g，泽兰 15g，白芷 10g，白芍 30g，生甘草 10g。28 剂，日 1 剂，水煎服，早晚饭后温服。

后患者症状悉减轻，继续守方治疗。

按：头痛作为临床常见症状，可见于多种急慢性疾病。本例患者高血压病 30 余年，出现肝火上炎之头痛，故初诊以清肝泻火药物为主，辅以活血化瘀、利水渗湿之品。桑叶味甘、苦，性寒，归肺、肝经；菊花味甘、苦，性微寒，归肺、肝经。二者常并用于清肝泻火，清利头目。枸杞子滋补肝肾，益精明目；砂仁化湿行气，温中止泻；猪苓利水消肿渗湿，利水渗湿之品独选猪苓，以其功效专一也。恐其久病成瘀，活血通络之品选用川芎，川芎"能散肝经之风，治少阳、厥阴经头痛及血虚头痛之圣药也"。川芎上行头目，下调经水，中开郁结，为血中气药，用于此取其上行之意，又兼具风药之特性，又有胜湿、散结之功。患者服药后诸症悉减，足见辨证用药之精确。二诊时于原方加羌活，与川芎伍用，既能发散卫气之郁结，又能疏通经络营阴之壅滞，使营卫调和、邪去痛止；加乌蛇搜风通络；赤芍、白芍、牡丹皮同用，祛瘀生新，柔肝养血。药后症状缓解，偶有不适，于前方基础上加大利水、散风之功效，少与养血之当归。三诊患者头痛继减。下肢轻度水肿，遂加泽兰活血利水。吕老师在临床上先鉴别头痛与真头痛，分其轻重缓急；后辨外感内伤与体质，以确定治疗方向；再辨疼痛性质与部位以辅助诊疗。从患者的治疗过程可以看出，吕老师临证时对疾病、证候、症状三者并重，抓病机选效药，用药方能取得良好的疗效。吕老师谨守病机，将整体观和个体化治疗结合，对疾病有宏观的理解与掌控，根据患者在不同阶段选取不同方药。同时，嘱患者在生活中的其他方面调摄，减少复发的可能，防止药后功亏一篑，稳定患者情绪，对疾病的恢复有较好的促进作用。

（王宣权整理）

四、脑发育不全肾精不足、肝风内动、瘀浊阻滞案

郑某，男，9 岁，2018 年 10 月 16 日，初诊。

主诉：发现语迟 7 年余。

病史：足月剖宫产，生后无缺氧、窒息，1岁半会走，2岁时语言表达只能说一些简单的叠词，至8岁才能简单交流。2016年夏天（约5月），无明显诱因出现呕吐，呕吐后第一次出现抽搐，持续时间短，家长诉为数秒（具体不详）。2018年3月无明显诱因再次出现抽搐，表现为恶心、双眼上翻，无发热、无口唇发绀，无口吐沫，无双手握拳，无四肢强直-阵挛，持续10分钟后缓解。曾请中医诊治，予口服牛黄清心丸及中药汤剂治疗，无明显缓解，建议至儿童医院检查。查脑电图未见异常。肝功能：白蛋白39.4g/L，碱性磷酸酶18.3U/L，乳酸脱氢酶23.1 U/L，肌酸激酶同工酶28U/L。血常规：中性粒细胞$6.48×10^9$/L。2018年5月10日行染色体检查：10pll,21(3470001–35360000)×3，即10号染色体短臂存在大小约0.66mb的转贝数重复。经查未找到与该片段相关的明确致病信息。血铜蓝蛋白：0.368g/L。建议进行语言功能训练。既往无早产、产伤、外伤、惊吓等病史。刻下症：语言表达能力较差，能简单交流，理解力差，注意力分散，多动，常抖肩、吼叫、躁动。纳差，易呕吐，眠差，无异常汗出，二便调。

查体：舌淡红有津，脉细略滑。

西医诊断：脑发育不全。

中医诊断：五迟（肾精不足，肝风内动）。

治法：补肾填精，清肝疏风。

处方：龟甲30g，玫瑰花10g，鹿角霜30g，灵芝30g，红景天20g，炒栀子10g，白蒺藜10g，刺猬皮10g。28剂，日1剂，水煎服，早晚分服。

二诊（2018年11月20日）：服上方后，呕吐症状较前好转，语言表达不清，偶有抖肩、吼叫、躁动，眠差。小便可，大便日行1次，偏干。舌淡红，苔薄略黄，脉弦数。处方：龟甲30g，玫瑰花10g，鹿角霜30g，灵芝30g，红景天20g，炒栀子10g，白蒺藜10g，全蝎10g，蝉蜕10g，白芍60g，甘草10g，龙胆10g。14剂，日1剂，水煎服，早晚分服。

后随访，多动已较前好转，语言表达略有改善，但由于患者个人原因未继续诊治。

按：脑发育不全指大脑皮质发育不良，皮质出现了畸形，如无脑回、巨

脑回、巨小脑回。其临床表现主要为癫痫发作、认知障碍、智力发育落后等一系列症状。中医认为本病属五迟、五软范畴，属小儿生长发育障碍的疾病。五迟以发育迟缓为特征，表现为立迟、行迟、齿迟、发迟、语迟；五软表现为头项软、手软、足软、口软、肌肉软。两种病既可单独出现，也可同时存在。《医宗金鉴·杂证门》云："小儿五迟之证，多因父母气血虚弱，先天有亏，致儿生下筋骨软弱，行步艰难，齿不速长，坐不能稳，要皆肾气不足之故。"《张氏医通·婴儿门》云："皆胎弱也，良由父母精血不足，肾气虚弱，不能荣养而然。"本例患者先天肾精不足，精气未充，脑髓未满所致，肾主骨，生髓，脑为髓海；肝主筋，主藏血；脾主肌肉，开窍于口。脑髓未满，筋骨失养，故1岁半才会行走，8岁才能言，发育较同龄儿童缓慢，为语迟、行迟的表现。筋肉骨失养，可见立迟、语迟。乙癸同源，肝气未实，经筋刚柔未济，肝血不足，血虚风动，则见好动、注意力不集中。先天为后天之根，脾气不足，清阳不升，胃失和降，则纳差；气逆于上，则见呕吐。胃不和则卧不安，故眠差。结合舌脉，辨证为肾精不足、肝风内动。药用龟甲、鹿角霜，以血肉有情之品培补先天不足，取龟鹿二仙胶之义。《本草纲目》云："龟、鹿皆灵而有寿。龟首常藏向腹，能通任脉，故取其甲以补心、补肾、补血，皆以养阴也。鹿鼻常反向尾，能通督脉，故取其角以补命、补精、补气，皆以养阳也。"一静一动，阴阳双补，通补任督二脉。配伍玫瑰花理气活血，避免补滞。灵芝补气养血、养心安神，红景天益气活血、散瘀通脉，亦有"血行风灭"之意。《本草经解要》言："白蒺藜一名旱草，秉火气而生，形如火而有刺，久服心火独明，火能生土，则饮食倍而肌肉长。肝木条畅，肝开窍于目，故目明，木火通明，元阳舒畅，所以身轻也。"白蒺藜可实脾土，调肝木。炒栀子可清泻三焦之火，其性轻清上行，善治虚烦不得眠。刺猬皮入胃，善治反胃，且有活血之功。二诊患儿呕吐症状好转，眠仍欠安，偶有抖肩、吼叫、躁动，如小儿多动之势，结合舌脉，有化热之迹，且风动更盛。拟上方去刺猬皮，加全蝎、蝉蜕息风止痉；白芍滋阴敛肝、甘草和中，两者合用取芍药甘草汤柔肝解痉之效；龙胆泻肝胆火，栀子清肝胆热，两者合用清泻肝胆实火。吕老师治疗患儿时，注重拉近与孩童之间的关系，善于鼓励和指导患儿，尤其在儿童启智方面，时常与患儿哼唱儿歌互动，吟唱："一只青蛙四条腿，两只青蛙几条腿，三只青蛙几条腿。"孩童能随着吕老师正确回答数学问题。此种互动不仅有益智学习的作用，对于训练孩童专注力也是非常有效的方式。对于睡眠较差的患儿，会在切脉、审指纹后，按摩小儿手少阴心经的神门穴，安定心神，促进睡眠。本案虽有疗效，但患者后续因个人原因未坚持治疗，由于此类病案较为稀少，故在此记录。

（王宣权整理）

五、原发性三叉神经痛少阳火郁、阳明实热案

患者，女，76 岁，2015 年 9 月 10 日初诊。

主诉：右上颌及右上磨牙阵发性刺痛反复发作 2 年余。

病史：患者于 2013 年 10 月初外出活动后回家吃饭时，感觉右侧头面发紧，次日晨起刷牙时自觉右侧上颌及磨牙酸痛，吃饭、冷水洗脸时明显，当时未在意。之后每刷牙、洗脸出现阵发性右侧上颌及磨牙刺痛，曾在口腔科诊治，症状未缓解。经针灸科治疗暂时略有减轻，后逐渐加重。2014 年 7 月初，诊断为原发性三叉神经痛，予封闭治疗 9 次，每周 1 次。无效之后口服卡马西平，症状稍缓解，有时夜间痛醒，影响吃饭、睡眠，患者逐渐焦虑，口干不敢喝水，饥饿不敢吃饭，饥渴难忍时只得忍痛进食，情绪低落。刻下症：右上颌及右上磨牙阵发性刺痛。大便常干，2～3 日 1 行。

查体：舌红，苔薄黄，脉弦数。

西医诊断：原发性三叉神经痛。

中医诊断：头风（少阳火郁，阳明实热）。

治法：清泻实热，调和三阳，搜风疏风。

处方：柴胡 10g，赤芍 30g，牡丹皮 30g，白芍 60g，枳实 15g，川芎 10g，丹参 60g，甘草 10g，全蝎 10g，僵蚕 10g，蝉蜕 10g，刺猬皮 10g。5 剂，水煎服，日 1 剂，早晚分服。

二诊（2015年9月20日）：服药1剂后，即感觉轻松，次日晨起大便通，牙、上颌部疼痛大减，早晨洗漱、吃饭好转，但性情急躁时偶发。再进初诊方5剂，煎服法同前。

三诊（2015年10月11日）：疼痛缓解，刷牙、洗脸、吃饭都已正常，但下腹轻胀，大便欠畅。舌苔转薄，脉仍弦数。原方加厚朴10g，7剂，煎服法同前。

四诊（2015年11月15日）：素有颈椎病，时有头晕，经按摩治疗好转，三叉神经痛未再发。继服上方7剂，煎服法同前。

2016年1月13日电话随访，病情稳定。

按：三叉神经痛是最常见的脑神经疾病，以一侧面部三叉神经分布区内反复发作的阵发性剧烈痛为主要表现，发病骤发、骤停，疼痛呈闪电样、刀割样、烧灼样，顽固且难以忍受。说话、洗脸、刷牙或微风拂面，甚至走路都会导致阵发性时的剧烈疼痛。疼痛历时数秒或数分钟，呈周期性发作，发作间歇期同正常人一样。三叉神经痛属于中医"头风""首风""头痛"等范畴。中医认为本病与外风引动内风上扰头面，游窜经络，蓄积作乱而发有关。本例患者大便干结，口干，考虑少阳火郁、阳明实热证。治以清泻实热，调和三阳，养肝平肝，搜风疏风。方中四逆散使枢机利，开阖常，三阳和，气血行，经络通；芍药甘草汤疏肝郁。牡丹皮、赤芍凉血活血、清肝；配白芍养肝、柔肝、平肝；合甘草以缓急；白芍加至60g，配伍赤芍、枳实，可行滞导便、理气活血，增强通腑泄热之力。全蝎、刺猬皮搜风、疏风；配僵蚕、蝉蜕清热散风；丹参、川芎活血，助散风邪，形成搜、祛、散、灭的综合祛风作用。二诊患者大便通，疼痛大减，效不更方。三诊患者下腹轻胀，遂于前方加厚朴消胀。四诊患者三叉神经痛未发，续服上方7剂巩固疗效。吕老师认为，三叉神经痛的疼痛性质与风邪为病的特征相似。外来之风可在三阳经作乱而致痛，而内生之风由肝郁化热所生，亦可作乱引起剧痛。本病为风邪内扰，引动肝风，少阳枢机不利，太阳、阳明开阖失常，经络阻滞不通而痛。治疗重视利枢机，助开阖，祛风邪，使三阳调，则邪祛正复。

（王羲文整理）

六、斑秃肝肾不足、气虚血瘀案

井某，男性，27岁。2018年7月6日初诊。

主诉：头发脱发2年余。

病史：2年前因失恋而精神受到刺激出现脱发，后逐渐严重，已形成斑秃。现为求进一步治疗来就诊。刻下症：头部脱发，成片状。面色㿠白，腰酸腿软，神疲乏力。纳可，大便偏溏，小便正常。

查体：舌质暗红苔薄白，脉沉细。

西医诊断：斑秃。

中医诊断：油风（肝肾不足，气虚血瘀）。

治法：补肝肾，益气血，活血通络。

处方：①内服方：刘寄奴10g，桑叶10g，桑枝15g，桑椹子10g，何首乌10g，生黄芪15g，当归10g，红花10g，桃仁10g，生地黄10g，路路通10g，王不留行10g。10剂，水煎服。②外洗方：刘寄奴15g，当归15g，生黄芪20g，红花10g，川芎15g，木香10g，细辛5g。10剂，外洗。

调护：嘱其常用指尖按摩局部。

二诊（2018年7月16日）：症状减轻，脱发改善尚不明显，外洗方继用，内服方随症加减。3个月后，头发长出。

按：斑秃，俗称"鬼剃头"，是一种常见的非瘢痕性脱发。西医认为，本病可能存在自身免疫的发病机制。遗传因素也是一个重要因素。此外，还可能和神经创伤、精神异常、感染病灶和内分泌失调有关。本病属中医"油风"等范畴，多与肝肾不足、气血亏虚有关，古今治之，多以补益肝肾、调理气血为法。本例患者受精神刺激而出现脱发，面色㿠白、腰膝酸软呈现气血亏虚、肝肾不足之象。方药方面，刘寄奴味辛，善走散，苦温通降，专入血分，李中梓谓之可"专疗血证"，既为破瘀通经之品，又具补血之功。《本草备要》亦言其可"温肝血"。桑叶、桑枝、桑椹分别来自桑树的干燥树叶、嫩枝、果穗，三药共奏清宣内热、通络血脉、滋阴补血之效；生黄芪、当归补气养血；红花、桃仁活血化瘀；路路通、王不留行通经活络；生地黄、何首乌填精生发。脑为髓海，发为血余，吕老师认为，脱发的发生固然与肝肾亏虚、气血不足有重要关系，但血脉瘀滞在脱发的发生与发展过程中也起重要作用，且本病与精神因素、过度劳累及营养不良等因素密切相关。刘寄奴破血补血，"专入血分"，具补肝血、调气机、行瘀滞的作用，可使气血达于头面清窍，血旺气行，则发得以荣。吕老师常以刘寄奴为主药针对脱发症状进行治疗。脱发轻者，单用刘寄奴 10～15g 即可；重者（如形成斑秃）则须内外治并用，除内服药中用刘寄奴外，还以刘寄奴与红花、川芎、细辛、木香等煎汤温洗，同时配合局部按摩以活血通络，以防毛囊坏死，促发生长。一般 20 日为 1 个疗程，即可获效。

（王羲文整理）

七、阳痿湿热内蕴、精关不固案

李某，男，31 岁，山西大同人，2006 年 1 月 27 日初诊。

主诉：腰臀酸困，阳痿，伴滑精近 6 年余。

病史：患者自述近 6 年来无明显原因出现腰臀酸困，性功能减退，阳痿不举，时有遗精，曾在当地请中医治疗，服用汤药，效果不佳。辅助检查：甘油三酯 2.126mmol/L，谷丙转氨酶略增高，尿隐血（＋）。考虑血脂异常，脂肪肝。刻下症：阳痿，滑精，口唇色暗，眼圈暗黑，腰臀酸困、沉重，疲乏少力，阴部潮湿，尿频有余沥，夜寐不实，记忆力差。

查体：体形肥胖，舌胖苔黄腻，脉沉细，尺寸无力，关脉弦滑。

西医诊断：勃起功能障碍。

中医诊断：阳痿（湿热内蕴，精关不固）。

治法：清化湿热，固肾摄精。

处方：炒苍术 20g，黄柏 10g，川牛膝 20g，炒薏苡仁 30g，芡实 15g，金樱子 15g，分心木 10g，莲须 10g，锁阳 15g，覆盆子 15g，巴戟天 10g，车前子 30g（包煎）。日 1 剂，水煎服。

二诊（2006 年 2 月 10 日）：服药 14 剂，患者自觉症状明显好转。述仍手冷、阴部潮湿，寐可，精神好，诊舌苔黄腻，脉沉细，尺寸无力，关弦滑。测血压 140/90mmHg。治法仍宗原法，于前方中加入鹿角霜 30g，刺猬皮 10g，蜈蚣 3 条，以加强通督壮阳、活血之力。处方：炒苍术 20g，黄柏 10g，川牛膝 20g，炒薏苡仁 30g，芡实 15g，金樱子 15g，分心木 10g，莲须 10g，锁阳 15g，覆盆子 15g，巴戟天 10g，车前子 30g（包煎），鹿角霜 30g，刺猬皮 10g，蜈蚣 3 条。日 1 剂，水煎服。14 剂后，患者自觉症状明显减轻，阳痿、遗精等症状逐渐消失。

按：阴茎勃起障碍，又称勃起功能障碍，指持续性的不能达到或不能维持充分的勃起而无法获得满意的性生活，病程在 3 个月以上。中医认为本病属"阳痿"范畴，应调畅情志，禁欲节精，少食醇酒厚味。古人多责之肾虚，其实更有肝郁、脾虚或湿热阻滞者。特别是时下竞争激励，生活方式节奏加快，生活水平不断提高，过食膏粱厚味，更增加了生湿化热的机会。该患者是个体工商户，体形肥胖，乃脾虚多湿之体，湿邪化热，湿热下注，不仅伤脾，也伤肾，不仅伤阴，也伤阳，脾失统摄，肾不固摄，精关不固，作强无能，故而出现滑精、阳痿等临床症状。此时单纯补肾必更助湿热，所以必须健脾固肾与清热化湿两法并举，方能取效。吕老师于此案，明辨标本，选用了四妙丸、水陆二仙丹加温肾固肾之药，更加分心木可以舒心宁神，有利于病情好转。取效后，于前方加刺猬皮性收涩善治滑精遗精；更加用鹿角霜、蜈蚣等，一方面血肉有情之品可以通督壮阳，另一方面更能活血通络，有助于恢复患者的宗筋之用。临床上，吕老师常应用此类药物治疗阳痿，有时还随方加用九香虫等，增强壮阳补肾之功。

（王宣权整理）